Weiterbildung Schmerzmedizin

H. Göbel
R. Sabatowski

Weiterbildung Schmerzmedizin

CME-Beiträge aus: Der Schmerz

2013–2014

Mit 49 größtenteils farbigen Abbildungen und 33 Tabellen

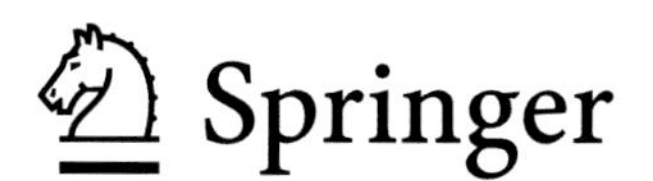

Prof. Dr. H. Göbel
Migräne- und Kopfschmerzzentrum
Neurologisch-verhaltensmedizinische
Schmerzklinik Kiel
Heikendorfer Weg 9–27
24149 Kiel

Prof. Dr. R. Sabatowski
Klinik und Poliklinik für Anästhesiologie
und Intensivtherapie
Universitätsklinikum Carl Gustav Carus
Fetscherstr. 74
01307 Dresden

ISBN 978-3-662-46516-5 ISBN 978-3-662-46517-2 (eBook)
DOI 10.1007/978-3-662-46517-2

Auszug aus: Der Schmerz, Springer 2013, 2014

Die Deutsche Nationalbibliothek verzeichnet diese Publikation in der Deutschen Nationalbibliografie;
detaillierte bibliografische Daten sind im Internet über http://dnb.d-nb.de abrufbar.

Umschlaggestaltung: deblik Berlin

Gedruckt auf säurefreiem und chlorfrei gebleichtem Papier

Springer-Verlag ist Teil der Fachverlagsgruppe Springer Science+Business Media
www.springer.com

Inhaltsverzeichnis

Korrespondierende Autoren

Brühlmann, T., Dr.
Privatklinik Hohenegg
Hohenegg 4
CH-8706 Meilen

Göbel, H., Prof. Dr.
Migräne- und Kopfschmerzzentrum
Neurologisch-verhaltensmedizinische Schmerzklinik Kiel
Heikendorfer Weg 9–27
24149 Kiel

Großrau, G., Dr.
UniversitätsSchmerzCentrum
Universitätsklinikum Dresden
Fetscherstraße 74
01307 Dresden

Hausteiner-Wiehle, C., PD Dr.
Klinik und Poliklinik für Psychosomatische Medizin und Psychotherapie
Klinikum rechts der Isar
Technische Universität München
Langerstraße 3
81675 München

Kröner-Herwig, B., Prof. Dr.
Abteilung Klinische Psychologie und Psychotherapie
Georg-Elias-Müller-Institut für Psychologie
Goßlerstraße 14
37073 Göttingen

Maihöfner, C., Prof. Dr., MHBA
Klinik für Neurologie
Klinikum Fürth
Jakob-Henle-Straße 1
90766 Fürth

Mücke, M.
Klinik für Palliativmedizin
Universitätsklinikum Bonn
Sigmund-Freud-Straße 25
53127 Bonn

Sommer, C., Prof. Dr.
Neurologische Klinik
Universitätsklinikum Würzburg
Josef-Schneider-Straße 11
97080 Würzburg

Tronnier, V., Prof. Dr.
Neurochirurgische Universitätsklinik Lübeck
Ratzeburger Allee 160
23538 Lübeck

Schmerz 2013 · 27:419–429
DOI 10.1007/s00482-012-1291-9
Online publiziert: 1. August 2013

Redaktion
H. Göbel, Kiel
R. Sabatowski, Dresden

C. Hausteiner-Wiehle[1,2] · R. Schaefert[3]
[1] Psychosomatischer Konsildienst, Berufsgenossenschaftliche Unfallklinik Murnau
[2] Klinik und Poliklinik für Psychosomatische Medizin und Psychotherapie, Klinikum rechts der Isar, Technische Universität München
[3] Klinik für Allgemeine Innere Medizin und Psychosomatik, Universitätsklinikum Heidelberg

Therapeutische Beziehung und Gesprächsführung

Über den Umgang mit Patienten mit funktionellen Schmerzsyndromen

Zusammenfassung

Die therapeutische Beziehung stellt die Basis der Behandlung von Patienten mit funktionellen Schmerzsyndromen dar. Ungünstiges Behandlerverhalten kann die typischen Hoffnungs-Enttäuschungs-Zirkel verstärken. Die Reflexion eigener Haltungen und Verhaltensweisen erleichtert den Aufbau einer vertrauensvollen therapeutischen Beziehung. Bewährt hat sich eine biopsychosoziale, empathische und bewältigungsorientierte Grundhaltung. Eine motivierende Gesprächsführung soll die Schmerzen in ihrem Wechselspiel mit psychosozialen Faktoren entlang der typischen Phasen *Annehmen der Beschwerdeklage, Aufbau eines biopsychosozialen Symptomverständnisses* und *Entwicklung von Bewältigungsstrategien* behutsam erkunden.

Schlüsselwörter

Arzt-Patienten-Beziehung · Haltung · Kommunikation · Iatrogene Somatisierung · Leitlinien

Dieser Beitrag stützt sich im Wesentlichen auf die neue S3-Leitlinie „Umgang mit Patienten mit nicht-spezifischen, funktionellen und somatoformen Körperbeschwerden" (plus Patientenleitlinie), in deren Langfassung weitere Primärliteratur aufgelistet ist.

Lernziel

Nach Lektüre dieses Beitrags
- **kennen Sie die Bedeutung der therapeutischen Beziehung bei funktionellen Schmerzsyndromen und können diese bewusst gestalten.**
- **können Sie Ihre eigene Haltung und Ihr Behandlerverhalten reflektieren und sich in den Patienten besser einfühlen.**
- **können Sie Grundprinzipien und konkrete Formulierungsbeispiele der Gesprächsführung entlang der typischen Phasen des diagnostischen und therapeutischen Prozesses nutzen.**

Einleitung

„Der schon wieder!" Patienten mit funktionellen (Schmerz-)Syndromen gelten als herausfordernd und schwierig, sie werden in ihrem subjektiven Leiden oftmals zu wenig verstanden und nicht adäquat versorgt. Eine tragfähige therapeutische Beziehung, eine reflektierte Haltung und eine störungsorientierte Gesprächsführung können sowohl die Behandlungszufriedenheit und -adhärenz als auch den Verlauf positiv beeinflussen. Dieser CME-Beitrag benennt typische Schwierigkeiten, zeigt Lösungsstrategien entlang des typischen Behandlungsprozesses und liefert konkrete Praxistipps.

Funktionelle Schmerzsyndrome

Funktionelle Schmerzsyndrome lassen sich nicht hinreichend durch organische Befunde oder Erkrankungen erklären

Dieser Begriff beschreibt eine Gruppe von Krankheitsbildern, deren klinisches Bild von körperlichen Schmerzen dominiert wird, die zu relevanten Beeinträchtigungen der Leistungsfähigkeit führen, aber nicht (oder nicht mehr) hinreichend durch organische Befunde oder Erkrankungen erklärt sind. Die bekanntesten Beispiele sind [1, 2]:
- das Fibromyalgiesyndrom (FMS),
- das Reizdarmsyndrom (RDS),
- chronische Rücken-, (Spannungs-)Kopf- und Unterbauchschmerzen,
- das Kiefergelenksyndrom (temporomandibuläre Dysfunktion),
- anhaltende Schmerzen nach Unfällen, Operationen o. Ä. und
- die „anhaltende somatoforme Schmerzstörung".

Die ergänzende Neueinführung der „chronischen Schmerzstörung mit somatischen und psychischen Faktoren" in der deutschen Version der Internationalen Klassifikation der Krankheiten (ICD-10) unterstreicht, dass **psychosozialen Faktoren** auch bei einer ursprünglich körperlichen Schmerzursache eine wichtige Rolle in Bezug auf Schweregrad, Exazerbation oder Aufrechterhaltung zukommen kann.

Therapeutic relationship and communication · Attitude towards patients with functional pain syndromes

Abstract
Establishing a trustful therapeutic relationship and reflecting on attitudes and behavior is essential in caring for patients with functional pain syndromes. Hope-disappointment circles are common and can be intensified by unfavorable caregiver behavior. A biopsychosocial, empathetic and coping-oriented attitude has proved to be useful. A motivating communication is recommended that carefully explores the pain and its interactions with psychosocial factors following the three typical phases of *accepting complaints, establishing biopsychosocial understanding* and *developing coping strategies.*

Keywords
Physician-patient relations · Attitude · Communication · Iatrogenic somatisation · Guidelines

Die Häufigkeit nichtspezifischer, funktioneller und somatoformer Körperbeschwerden wird insgesamt mit etwa 20% aller Hausarztpatienten angegeben. Beispielsweise leiden ungefähr 3,5% der Bevölkerung am FMS und mindestens 10% am RDS [1]. Komorbid liegen oft weitere körperliche Beschwerden (z. B. Durchfälle, Herzstolpern, Lähmungsgefühle), Depressionen, Ängste oder Alkohol- und Medikamentenabhängigkeit (Einnahme zur Schmerzreduktion!) vor [1, 3, 4]. Viele Patienten fühlen sich stark belastet und unverstanden; oft werden in der Hoffnung auf Linderung nichtevidenzbasierte Therapien versucht, so etwa Vitaminkuren, Schadstoffausleitungen oder invasive Methoden wie Operationen; die direkten und indirekten Krankheitskosten sind hoch [1, 5].

Etwa 20% aller Hausarztpatienten leiden an nichtspezifischen, funktionellen und somatoformen Körperbeschwerden

Aufgrund der Beschwerdevielfalt und einer Überlappungsrate von bis zu 50% ist umstritten, ob funktionelle Schmerzsyndrome eigenständige Krankheitsbilder darstellen [1, 2, 3, 4]. Möglicherweise handelt es sich um vergleichbare Prozesse der Entstehung und Aufrechterhaltung von Körperbeschwerden, die z. B. als „Somatisierung", „bodily distress" oder „somatic symptom disorder" zusammengefasst werden können [1]. Die Etikettierung als bestimmtes Syndrom geschieht möglicherweise eher zufällig, z. B. durch den zuerst aufgesuchten Arzt.

Die Betrachtung der funktionellen Schmerzsyndrome als eigenständige Krankheitsbilder ist umstritten

Reflexion der therapeutischen Beziehung

Patienten mit funktionellen (Schmerz-)Syndromen gelten als „schwierig". Therapeutische Beziehungen entwickeln sich häufig in Form sog. Hoffnungs-Enttäuschungs-Zirkel aus (Heils-)Erwartungen seitens der Patienten und voreiligen Versprechungen seitens der Behandler [1, 6, 7, 8, 9]. Können diese nicht eingelöst werden, reagieren die Behandler eventuell mit invasiver Mehrfachdiagnostik, nichtindizierten Therapien, verringerter Aufmerksamkeit oder stigmatisierenden Bezeichnungen; die Patienten mit Enttäuschung, mangelnder Mitarbeit und schließlich mit Arztwechseln. Hintergrund solcher Schwierigkeiten sind wahrscheinlich einerseits ungünstige Beziehungs- und Lernerfahrungen der Betroffenen mit ihren primären Bezugspersonen und mit dem eigenen Körper [10]. Andererseits tragen dysfunktionale Gedanken, Gefühle, Motive und Verhaltensweisen der Behandler zu „schwierigen" Interaktionen bei (■ **Infobox 1**; [1, 6, 7, 8, 11]).

Therapeutische Beziehungen entwickeln sich häufig in Form sog. Hoffnungs-Enttäuschungs-Zirkel

Eine bewusst gestaltete, vertrauensvolle therapeutische Beziehung kann die beidseitige Zufriedenheit, die Behandlungsadhärenz und eventuell sogar die Funktionalität und Symptomatik selbst positiv beeinflussen [1, 6, 7, 12, 13]. Manchmal stellt eine gute, kontinuierliche therapeutische Beziehung sogar die einzig notwendige Therapie dar [14]. Hilfreiche Überlegungen zur Reflexion und Gestaltung der therapeutischen Beziehung sind in ■ **Infobox 2** zusammengestellt.

Eine kontinuierliche therapeutische Beziehung ist manchmal die einzig notwendige Therapie

Grundhaltung

Biopsychosoziale Faktoren. Konsequent sollten sowohl biologische als auch psychosoziale Faktoren berücksichtigt werden (Sowohl-als-auch-Haltung). Aufgrund ihrer Ausbildung haben viele Ärzte ein einseitiges biomedizinisches Schmerzmodell, das sie mit ihren Patienten teilen und durch einseitiges somatisches Diagnostizieren und Therapieren weiter fixieren [1]. Die Vorstellung, dass Schmerz ausschließlich durch Gewebeschädigungen entstehe, ist aber wissenschaftlich ebenso wenig haltbar wie einseitiges Psychologisieren und ein „Fallenlassen", wenn eine aufwendige Diagnostik ohne Ergebnis geblieben ist. Dagegen ermöglichen frühzeitig vermittelte biopsychosoziale Erklärungsmodelle ein adäquates Störungsverständnis und ein multimodales therapeutisches Vorgehen [1, 3, 4].

Die frühzeitige Vermittlung biopsychosozialer Erklärungsmodelle ermöglicht ein adäquates Störungsverständnis

Empathie. Die Grundhaltung sollte von Empathie getragen sein, d. h. von der Bereitschaft und Fähigkeit, sich in andere Menschen und sich selbst einzufühlen und dieses Verständnis verbal und nonverbal auszudrücken [15]. Daher sollte Einfühlung mit professioneller Distanz und Reflektion der eigenen Motive (etwa: selbst die Schmerzen nicht aushalten zu können und deshalb unbedingt beseitigen zu wollen) verbunden werden: *Verstehen* bedeutet nicht unbedingt *einverstanden sein* [15]. Die therapeutische Bedeutung von Empathie für Patientenzufriedenheit, Funktionsfähigkeit, Beschwerdelast und andere Zielparameter ist inzwischen bei einer ganzen Reihe von Krankheitsbildern belegt [6, 7]. Soweit vom Patienten angenommen, hat sich eine partnerschaftliche – statt paternalistische – Haltung bewährt. Dabei werden die Schmerzen als gemeinsam zu erklärendes Phänomen verstanden. Dem Patienten wird angeboten, anstehende Entscheidungen nach entsprechender Information gemeinsam, also partizipativ, zu treffen [1].

Einfühlung sollte mit professioneller Distanz und Reflektion der eigenen Motive verbunden werden

Verstehen bedeutet nicht unbedingt einverstanden sein

Infobox 1

Dysfunktionaler Umgang mit funktionellen (Schmerz-) Syndromen seitens der Behandler [1]

- *Kausalitätsbedürfnis*, endlich eine „einfache" somatische Erklärung zu finden
- *Bedürfnis nach Anerkennung, unkritisches Annehmen von Idealisierung* und geteilte *Abwertung von Vorbehandlern* („Ich bin der erste, der Ihnen helfen kann.")
- Mangelnde Kenntnis der *häufig assoziierten psychischen Erkrankungen*, fehlendes Vertrauen in *eigene psychologische Fähigkeiten*
- *Vermeidung psychosozialer Themen* (vermeintliche Zeitersparnis; Sorge, mit unkontrollierbaren Problemen und Gefühlen konfrontiert zu werden oder den Patienten „in die Psychoecke zu schieben")
- Versuch, durch Befriedigung und Förderung passiver *Versorgungswünsche* die *Sympathie* des Patienten zu erhalten
- *Beruhigung eigener Ängste* vor dem Übersehen somatischer Erkrankungen, *rechtliche Absicherung* durch defensive Diagnostik
- *Entlastung von (vermeintlich patientenseitigem) Druck* durch (unnötigen) Aktionismus
- *Unangemessene Patientenbindung* durch gewünschte, aber nicht indizierte Maßnahmen
- *Veranlassen invasiver* (nicht selten aggressiver) oder *ruhigstellender Maßnahmen* als Reaktion auf „lästige" Patienten
- *Frustration* durch erhöhten Zeitaufwand, „vage" und „hartnäckige" Schmerzen
- Fehlende Fortschritte des Patienten werden als persönliches *Scheitern* bzw. *Zurückweisung* erlebt.
- *Verleugnung von Chronifizierungsneigung* und z. T. *ungünstiger Prognose* (als vermeintlicher Hinweis auf die eigene Unzulänglichkeit)
- *Übersehen gefährlicher Entwicklungen* durch *nachlassende Aufmerksamkeit*
- Die Schmerzen des Patienten werden als *„illegitim"* empfunden, wenn der *Erhalt der „Krankenrolle"* sowie *soziale und finanzielle Vorteile* bei ihrer Aufrechterhaltung eine Rolle spielen („Rentenjäger")
- *Verführung* zu unnötiger Diagnostik und Therapie aufgrund eines *höheren materiellen Gewinns* [Apparatemedizin besser bezahlt als sprechende Medizin, Ringüberweisungen, individuelle Gesundheitsleistungen (IGeL)]

Infobox 2

Reflexion und Gestaltung der therapeutischen Beziehung [1, 14]

- Welche *Gefühle* löst der Patient bei mir aus (z. B. Hilflosigkeit, Stolz, Manipuliertwerden, Langeweile, Ungeduld, Aggression, Wut, Frustration, Mitleid)?
- Welche *Reaktionen* löse ich beim Patienten aus (z. B. Enttäuschung, Angst, Verunsicherung, Trotz)?
- Welche *Rolle* weist mir der Patient zu, welche Funktion soll ich für ihn übernehmen (z. B. Tröster, Retter)? Wodurch geschieht das (z. B. dadurch, dass der Patient viel klagt, verschlossen ist oder signalisiert, dass er allein nicht zurechtkommt)?
- Welche *Verhaltensimpulse* tauchen bei mir auf (z. B. schnell helfen müssen, „dichtmachen", Aktionismus)? Was möchte ich beim Patienten erreichen? Was tue ich, was unterlasse ich? Welches Krankheitsmodell verstärke ich? Welchen Gewinn ziehe ich daraus?
- *Höre und verstehe* ich, was der Patient mir sagen will? Sind der Patient und ich (schon bzw. noch) in gutem Kontakt? Ziehen wir an einem Strang?

Bewältigungsorientierung. Anstelle der häufig nicht möglichen Ursachenklärung und Erreichung einer vollständigen Symptomfreiheit sollte die Wiederherstellung der Funktionsfähigkeit im Vordergrund stehen. Konzentrieren sich Arzt und Patient auf die Ressourcen des Patienten und nicht etwa auf Defizite und Beschwerden, kann die Aufmerksamkeit auf angenehme und sinnvolle Aktivitäten gelenkt und eine verbesserte Lebensqualität *trotz* Schmerzen erreicht werden („bedingte Gesundheit"; [1]).

Gesprächsführung

Im Folgenden werden entlang der typischen Phasen des diagnostischen und therapeutischen Prozesses Grundprinzipien und Empfehlungen zur Gesprächsführung vorgestellt.

Tab. 1 Annahme der Beschwerdeklage. (Nach [1])

Offenes Fragen	– „Was führt Sie zu mir?“ – „Können Sie mir das näher beschreiben?“ – „Haben Sie weitere Beschwerden?“
Aktives Zuhören	– Zunächst wenig sagen, stattdessen nonverbal Interesse und Aufmerksamkeit signalisieren (nicken, „hmhm“), Blickkontakt, Schweigen, ausreden lassen, bestätigen, nachfragen
Schmerzen als real annehmen	– „Das muss schlimm für Sie (gewesen) sein.“ – „Ich sehe, dass es Ihnen schlecht geht.“
Engagement, Verbindlichkeit, Arbeitsbündnis	– „Das sollten *wir* noch besser verstehen.“ – „Da können Sie sich auf meine Zusagen verlassen.“ – „Ich werde mich mit dem Kollegen kurzschließen.“

Annahme der Beschwerdeklage

In einem ersten Schritt sollte sich der Arzt bzw. Therapeut die Schmerzen ausführlich und spontan schildern lassen. Es werden offene Fragen empfohlen, die dem Patienten überlassen, welche Aspekte er zuerst schildert; sie fördern den Gesprächsfluss und die Motivation zur Zusammenarbeit. Verbal und nonverbal sollten Aufmerksamkeit und Interesse gezeigt werden („aktives Zuhören“). Die Beschwerden sollten vorbehaltlos anerkannt werden. Es geht darum, einerseits Engagement, Verbindlichkeit und die Bereitschaft zu einem Arbeitsbündnis („Wir ...“) zu signalisieren, andererseits aber dem Impuls nach raschem Aktionismus nicht ohne Weiteres nachzugeben (■ **Tab. 1**, [1]).

Die Beschwerden sollten vorbehaltlos anerkannt werden

Anreicherung der Beschwerdeklage

Mit dem Anerkennen der Realität der Schmerzen sollten frühzeitig und behutsam mögliche psychosoziale Einflussfaktoren exploriert werden, ohne den Patienten „entlarven“ zu wollen („Das Thema erweitern“; [1]). Dem typischen Wechsel zwischen Beschwerdeklage und Andeuten psychosozialer Belastungen folgend sollten letztere eher beiläufig und indirekt statt konfrontativ aufgegriffen werden („tangentiale Gesprächsführung“). Sensiblen Themen kann man sich mit Begriffen wie „Belastung“, „Überlastung“, „Stress“, „Anspannung“ oder „Erschöpfung“ annähern [1]. Bilder und Metaphern können aufgegriffen werden, wenn sie der Patient bereits verwendet, oder eingeführt werden. Gedanken und Sorgen, die sich der Patient macht, sollten erfragt werden. Katastrophisierendes Denken ist häufig („Meine Schmerzen sind Ausdruck einer todbringenden Erkrankung“); Ziel ist eine Umstrukturierung auf funktionale Gedanken („Meine Schmerzen sind unangenehm, aber nicht bedrohlich; sie werden auch wieder nachlassen“). Die zu den Schmerzen gehörigen Gefühle sind zu benennen, die Nähe zwischen Schmerzen und Affekten zu verdeutlichen. Hinweise des Patienten auf emotionale und psychosoziale Schwierigkeiten sollten nicht übergangen, sondern behutsam als relevant zurückgemeldet („gespiegelt“) werden. Zur Strukturierung eingesetzte Unterbrechungen des Erzählflusses sollten angekündigt werden. Auf Widersprüche kann ggf. hingewiesen werden. Durch die Zusammenfassung des Gehörten kann ein gemeinsames Verstehen aufgebaut werden (■ **Tab. 2**).

Andeutungen psychosozialer Belastungen sollten eher beiläufig und indirekt statt konfrontativ aufgegriffen werden

Die Nähe zwischen Schmerzen und Affekten sollte verdeutlicht werden

Untersuchungen ankündigen und Befunde besprechen

Soweit aufgrund von Anamnese, körperlichem Untersuchungsbefund, Basislabor und Fehlen von Warnsymptomen eine bedrohliche Krankheit unwahrscheinlich ist, sollte eine Haltung des „abwartenden Offenhaltens“ („watchful waiting“) eingenommen werden [1]. Das diagnostische Vorgehen sollte gut begründet, im Voraus entkatastrophisierend angekündigt (erwartbare Normalbefunde) und mit dem Patienten besprochen werden (Transparenz). Befundbesprechungen sind Schlüsselstellen am Übergang von der Diagnostik zur Therapie. Sie sollten in verständlicher Sprache erfolgen, die Schmerzen im Sinne einer Rückversicherung erklären und – nach angemessener Organdiagnostik – den Patienten beruhigen, statt zu katastrophisieren. Ängstigende Formulierungen wie „Das Rückenmark wird abgequetscht“ können Schmerzen im Sinne eines Noceboeffekts verstärken [1, 13]. Zuversicht sollte vermittelt, aber hohe Ansprüche und Erwartungen relativiert werden (■ **Tab. 3**).

Befundbesprechungen sind Schlüsselstellen am Übergang von der Diagnostik zur Therapie

Ängstigende Formulierungen können Schmerzen im Sinne eines Noceboeffekts verstärken

Tab. 2 Anreicherung der Beschwerdeklage und Markierung psychosozialer Aspekte. (Nach [1])	
Beschwerden anreichern	
Mit Bildern/Metaphern	– Die Schmerzen greifen „wie eine Kralle an meinen Kopf", „sind wie eine drückende Last auf meinen Schultern" oder „wie eine Faust in meinem Bauch."
Mit Gedanken	– „Aha, Sie befürchten also, dass Ihre Schmerzen gar nicht mehr aufhören." – „Lassen Sie uns zusammen überlegen, wann Sie zuletzt die Erfahrung gemacht haben, dass Ihre Schmerzen auch wieder nachlassen."
Mit Affekten	– „Viele Menschen sind in einer solchen Situation wütend/verzweifelt/enttäuscht. Wie ist das bei Ihnen?" – „Die Schmerzen machen Sie also ziemlich traurig."
Markieren/Spiegeln	– „Das stelle ich mir sehr belastend/anstrengend vor." – „Ich kann mir gut vorstellen, dass Sie da unter Druck geraten sind." – „Sie wirken bedrückt auf mich, wenn Sie das erzählen." – „Da haben Sie sich also geärgert." – „Es könnte ein wichtiger Hinweis sein, dass Sie zurzeit viel Ärger im Büro haben."
Unterbrechen	– „Moment, da will ich nachfragen ..." – „Ich möchte noch wissen ..."
Widersprüche verdeutlichen	– „Da muss ich noch mal nachfragen: Das bringe ich nicht zusammen."
Zusammenfassen	– „Verstehe ich Sie richtig, dass ...?" – „Wenn ich versuche, mir das vorzustellen, dann ist es so, dass ..."

Tab. 3 Befundmitteilung, Rückversicherung und Relativierung hoher Erwartungen. (Nach [1])	
Transparenz	– „Ich erkläre Ihnen unser stufenweises Vorgehen bei der Labordiagnostik." – „Ich erwarte ein unauffälliges Ergebnis, weil ..." – „Damit sollten wir die apparativen Untersuchungen abschließen, weil sie uns keine relevanten Informationen mehr bringen."
Rückversichernde Erklärung von Befunden, Zuversicht und Hoffnung vermitteln	– „Wir sind nochmals alle Befunde durchgegangen. Die Untersuchungsergebnisse zeigen, dass keine körperliche Ursache für Ihre Beschwerden vorliegt." – „Kann Sie das beruhigen?" – „Funktionelle Beschwerden sind oft unangenehm, aber zum Glück nicht gefährlich."
Hohe Erwartungen relativieren	– „Da sollten Sie nicht zu viel von sich, aber auch nicht von mir erwarten." – „Sie sollten sich da nicht zu viel auf einmal vornehmen." – „Wir gehen einfach in vielen kleinen Schritten vorwärts." – „Vielleicht sind Sie da zu ehrgeizig. Es ist doch schon ein guter Fortschritt, wenn Sie in einem Monat wieder ... können."

Erweiterung des Erklärungsmodells

Erklärungen des Patienten sollten nicht unkritisch übernommen werden

Alltagssprachliche Metaphern können aufgegriffen und eingeführt werden

Zur Psychoedukation haben sich Teufelskreismodelle oder Modelle der Stressphysiologie bewährt

Die biopsychosoziale Erweiterung des Erklärungsmodells sollte zunächst die subjektive Krankheitstheorie des Patienten erfragen und an diese anknüpfen [9]. *Falsch* wäre jedoch, Erklärungen des Patienten unkritisch zu übernehmen („Sie haben Recht. Das kommt bestimmt von Ihren Amalgamfüllungen"). Durch alltagssprachliche Metaphern, wie die Seele durch den Körper spricht, können die Schmerzen in die Lebenswelt des Patienten eingeordnet werden („Die Verbindung herstellen"). Dem Patienten sollten eine positive Beschreibung der Schmerzen und ein biopsychosoziales Krankheitsmodell angeboten werden (Psychoedukation), z. B. als Anspannung oder Überbeanspruchung, die sich auf körperlicher und psychischer Ebene ausdrückt, aber auch die Möglichkeit zur Beeinflussung und aktiven Verbesserung der Lebensqualität bietet („Selbstwirksamkeit"; [1]). Über eine Beobachtung von Alltagssituationen können Wechselwirkungen zwischen dem körperlichen Befinden und dem Lebenskontext hergestellt werden (Kontextualisierung). Zur Psychoedukation haben sich Teufelskreismodelle oder Modelle der Stressphysiologie bewährt, z. B. *Beschwerden → Sorgen, Ängste → Schonung → Dekonditionierung → vermehrte Beschwerden.* Wichtig ist, dass der Behandler begleitet, nicht von sich aus forciert oder deutet und sich vergewissert, dass der Patient das Besprochene verstanden hat (◘ **Tab. 4**, [1]).

Tab. 4 Erweiterung des Erklärungsmodells. (Nach [1])

Subjektive Krankheitstheorie erfragen	– „Wahrscheinlich haben Sie auch schon überlegt, wo Ihre Schmerzen eigentlich herkommen. Was sind denn Ihre Vermutungen?" – „Was denken Sie, hat Ihre Schmerzen verursacht?"
Erklärungsansätze des Patienten nicht unkritisch übernehmen	– „Ich kann das aus Ihrer Sicht gut nachvollziehen. Ich denke aber, es ist zu früh, sich auf Ursachen festzulegen." – „Meiner Erfahrung nach gibt es meist nicht nur eine Ursache, oft kommen mehrere Dinge zusammen." – „Wir sollten vor allem diejenigen Krankheitsfaktoren berücksichtigen, die wir beeinflussen können."
Alltagssprachliche Metaphern erleichtern psychosomatische Erklärungen	– „Etwas schlägt auf den Magen" – „Schiss haben" – „Es zerreißt das Herz", „etwas auf dem Herzen haben" – „Aus der Haut fahren" – „Einen dicken Hals bekommen" – „Eine schmerzliche Erfahrung"
Positive Erklärung, biopsychosoziales Krankheitsmodell	– „Belastung", „Stress", „Anspannung", „Erschöpfung" – „Was Sie mir beschreiben, hört sich wie eine andauernde Überlastungssituation an." – „Schmerzen werden im Gehirn über zwei Systeme verarbeitet: Eines gibt an, ‚wo es schmerzt', ein zweites ist dafür zuständig, ‚wie es schmerzt', d. h., wie wir den Schmerz bewerten und welche Gefühle damit verbunden sind. Zusätzlich gibt es Verbindungen zu vegetativen Zentren, die u. a. den Herzschlag, die Atmung, das Schwitzen und die Darmfunktion steuern. Aufgrund dieser Verschaltung sind Schmerzen immer ein biopsychosoziales Geschehen."
Kontextualisierung, ohne die körperliche Ebene aus dem Blick zu verlieren	– „Welche Auswirkungen haben die Schmerzen auf Ihren Alltag?" – „Sehen Sie einen Zusammenhang zwischen Ihren Schmerzen und …?" – „Haben Sie Auswirkungen dieser Belastungen auf Ihre Schmerzen festgestellt?"
Nachfragen und zusammenfassen lassen	– „Ist das für Sie nachvollziehbar?" – „Wie würden Sie das in Ihren eigenen Worten zusammenfassen?"

Diagnose mitteilen

Bei Erfüllung entsprechender Diagnosekriterien sollten die Schmerzen als bestimmtes funktionelles Syndrom bzw. als verstärkte Empfindlichkeit oder Reizzustand innerer Organe benannt werden (z. B. RDS, Reizblase). Um zu vermeiden, dass ein Patient seine Diagnose als stigmatisierend erlebt, sollten diagnostische Begriffe wie „somatoforme Störung" nur verwendet werden, wenn sie mit dem Patienten ausreichend besprochen und von ihm verstanden wurden. Keinesfalls sollten Begriffe verwendet werden, die die Schmerzen verharmlosen („Sie haben nichts"), unbewiesene Ätiologieannahmen suggerieren („vegetative Dystonie", „alles im Kopf", „psychogen") oder stigmatisieren („Simulant", „Morbus Bosporus", „doctor hopper", „doctor shopper"; [1]). Nützlich können die Information über die hohe Prävalenz funktioneller Schmerzsyndrome und der Hinweis sein, dass der Patient mit seinen Beschwerden nicht allein ist („Universalität des Leidens"; ◘ **Tab. 5**).

Die Schmerzen sollten keinesfalls verharmlost werden

Behandlungsplanung und Erarbeitung von Bewältigungsstrategien

Insbesondere bei Patienten mit schwereren Verläufen sollten regelmäßige und feste, zeitlich begrenzte, aber *nicht* beschwerdegesteuerte Termine vergeben werden. Mit dem Patienten sollten konkrete und realistische Therapieziele („kleine Schritte") erarbeitet und dabei die Bedeutung von Eigenverantwortung und Mitarbeit vermittelt werden. Nicht selten setzen Patienten dysfunktionale Bewältigungsstrategien ein, z. B. forciertes Durchhalten oder aber übermäßiges Schon- und Vermeidungsverhalten. Stattdessen sollten Beeinflussungs- und Hilfsmöglichkeiten sowie verfügbare Ressourcen erkundet und *funktionale* Bewältigungsstrategien entwickelt werden („Coping"), so etwa über das Erkunden schmerzarmer Momente. Die symptomverstärkende Wirkung erhöhter Selbstaufmerksamkeit sollte herausgearbeitet, Möglichkeiten der Ablenkung, d. h. der Aufmerksamkeitslenkung

Mit dem Patienten sollten konkrete und realistische Therapieziele erarbeitet werden

Erhöhte Selbstaufmerksamkeit wirkt symptomverstärkend

Tab. 5 Diagnosemitteilung. (Nach [1])

Diagnose mitteilen und erklären	– „Wir sprechen bei Ihren Symptomen von ‚funktionellen Schmerzen'." – „Man kann sich das etwa wie bei einem Klavier vorstellen, bei dem die Saiten verstimmt sind, bei dem man aber keine Defekte einzelner Teile feststellen kann."
Häufigkeit funktioneller Schmerzen, Universalität des Leidens	– „Viele meiner Patienten leiden in Überlastungssituationen unter Rückenschmerzen, ohne dass eine schwerwiegende körperliche Ursache dahinter steckt." – „Damit sind Sie nicht allein. Bei vielen Patienten ist es so, dass …"

Tab. 6 Behandlungsplanung und Erarbeitung von Bewältigungsstrategien. (Nach [1])

Regelmäßige Termine	– „Ich schlage vor, wir vereinbaren erst einmal regelmäßige Termine von etwa 15 min. Kommen Sie doch in 2 Wochen wieder."
Zielformulierung	– „Welches erste kleine Ziel wollen Sie bezüglich Ihrer Schmerzen erreichen? Lassen Sie uns in 2 Wochen sehen, inwieweit dies gelungen ist."
Coping	– „Lassen Sie uns zusammen überlegen, was Sie Schritt für Schritt gegen die Schmerzen unternehmen können."
Ausnahmen	– „In welchen Situationen waren Sie weniger von Ihren Schmerzen geplagt? Wie ging das? Wie lässt es sich wiederholen?"
Ablenkung	– „Wenn wir unsere Aufmerksamkeit stark nach innen, auf die Schmerzen richten, nehmen diese in der Regel zu. Wie könnten Sie sich ablenken und Ihre Aufmerksamkeit mehr nach außen und auf angenehme, sinnvolle Dinge lenken?"
Körperliche Aktivierung	– „Durch Schonung verschlechtern sich in der Regel der Trainingszustand und die Schmerzen. Lassen Sie uns darum einen Plan entwickeln, wie Sie sportliche Aktivitäten aufbauen können, ohne dabei an Ihre Schmerzgrenze zu gehen."
Entspannung	– „Anspannung ist ein zentraler Faktor bei der Schmerzentstehung. Dem können Sie durch Entspannungstechniken entgegenwirken. Wie können Sie sich am besten entspannen? An welchem Entspannungskurs könnten Sie teilnehmen?"
Ressourcenaktivierung	– „Als Gegengewicht gegen die Schmerzen gilt es, den gesunden und angenehmen Bereichen in Ihrem Leben wieder mehr Raum zu geben. Was tun Sie gerne? Was gibt Ihnen Kraft? Mit wem verbringen Sie gern Ihre Zeit?"
Motivation zur Psychotherapie	– „Um mit den Belastungen, die mit Ihren Schmerzen verbunden sind, besser umgehen zu können, schlage ich vor, dass Sie eine Psychotherapie beginnen. Ich begleite Sie weiterhin als Hausarzt und wir holen zusätzlich einen Psychotherapeuten mit ins Boot."

weg von den Beschwerden, entwickelt werden. Dosierter körperlicher Aktivierung kommt eine zentrale Rolle zu, ebenso dem Erlernen von Entspannungstechniken und dem Verfügbarmachen von Kraftquellen und Ressourcen. Eventuelle Überweisungen zum Spezialisten sollten zuvor behutsam mit dem Patienten besprochen werden – insbesondere die Motivation zur Psychotherapie stellt keine „Bringschuld" des Patienten, sondern ein erstes therapeutisches Ziel dar (■ **Tab. 6,** [1]).

Überweisungen zum Spezialisten sollten zuvor behutsam mit dem Patienten besprochen werden

Ausblick

Sowohl für die Aufrechterhaltung („iatrogene Somatisierung"), als auch für die Behandlung funktioneller Schmerzsyndrome wird die Bedeutung einer bewusst gestalteten, vertrauensvollen therapeutischen Beziehung und einer den Körper und den lebensweltlichen Kontext verbindenden Gesprächsführung immer klarer. Diese Erkenntnisse sollten sich mittelfristig in der ärztlichen Ausbildung wie auch in der Struktur unseres Gesundheitswesens abbilden – auch bezüglich der Vergütung!

Auch für die ärztliche Aus- und Weiterbildung sowie das Vergütungssystem muss gelten: Schmerz ist ein biopsychosoziales Geschehen

Fazit für die Praxis

- **Funktionelle Schmerzsyndrome sind häufig, oft bestehen weitere körperliche und psychische Beschwerden sowie soziale Belastungen und Einschränkungen der Alltagsfunktion: Fragen Sie aktiv nach!**
- **Der Verlauf kann durch reflektierte Einstellungen und Verhaltensweisen der Behandler sowie durch den Aufbau einer tragfähigen therapeutischen Beziehung positiv beeinflusst werden: Nutzen Sie diesen Effekt, er steigert auch die Behandlerzufriedenheit!**
- **Setzen Sie eine motivierende Gesprächsführung ein, die zusammen mit dem Patienten das Wechselspiel der Schmerzen mit psychosozialen Faktoren erkundet; so kann ein biopsychosoziales Symptomverständnis entwickelt werden, das dem Patienten eine selbstwirksame Beeinflussung seiner Beschwerden ermöglicht.**

Korrespondenzadresse

PD Dr. C. Hausteiner-Wiehle
Klinik und Poliklinik für Psychosomatische Medizin und Psychotherapie,
Klinikum rechts der Isar, Technische Universität München
Langerstr. 3, 81675 München
c.hausteiner-wiehle@tum.de

Danksagung. Unser besonderer Dank gilt den übrigen Mitgliedern der Steuerungsgruppe und allen Autoren der Leitlinie.

Interessenkonflikt. Die korrespondierende Autorin gibt für sich und ihren Koautor an, dass kein Interessenkonflikt besteht.

Literatur

1. Hausteiner-Wiehle C, Henningsen P, Häuser W et al (2013) Umgang mit Patienten mit nicht-spezifischen, funktionellen und somatoformen Körperbeschwerden. S3-Leitlinie mit Quellentexten, Praxismaterialien und Patientenleitlinie. Schattauer, Stuttgart. http://www.awmf.org/leitlinien/detail/ll/051-001.html. Zugegriffen: 2. Oktober 2012
2. Kanaan RA, Lepine JP, Wessely SC (2007) The association or otherwise of the functional somatic syndromes. Psychosom Med 69:855–859
3. Goldenberg DL (2010) Pain/Depression dyad: a key to a better understanding and treatment of functional somatic syndromes. Am J Med 123:675–682
4. Kim SE, Chang L (2012) Overlap between functional GI disorders and other functional syndromes: what are the underlying mechanisms? Neurogastroenterol Motil 24:895–913
5. Konnopka A, Schaefert R, Heinrich S et al (2012) Economics of medically unexplained symptoms: a systematic review of the literature. Psychother Psychosom 8:265–275
6. Matthias MS, Bair MJ (2010) The patient-provider relationship in chronic pain management: where do we go from here? Pain Med 1:1747–1749
7. Neumann M, Scheffer C, Tauschel D et al (2012) Physician empathy: definition, outcome-relevance and its measurement in patient care and medical education. GMS Z Med Ausbild 29:Doc11
8. Sauer N, Eich W (2007) Somatoforme Störungen und Funktionsstörungen. Dtsch Arztebl 104:A45–A53
9. Schweikhardt A, Fritzsche K (2009) Kursbuch ärztliche Kommunikation. Grundlagen und Fallbeispiele aus Klinik und Praxis. Deutscher Ärzte-Verlag, Köln
10. Rudolf G, Henningsen P (2003) Die psychotherapeutische Behandlung somatoformer Störungen. Z Psychosom Med Psychother 49:3–19
11. Schaefert R, Hausteiner-Wiehle C, Häuser W et al (2012) Klinische Leitlinie: Nicht-spezifische, funktionelle und somatoforme Körperbeschwerden. Dtsch Arztebl (im Druck)
12. Farin E, Gramm L, Schmidt E (2013) The patient-physician relationship in patients with chronic low back pain as a predictor of outcomes after rehabilitation. J Behav Med 36:246–258
13. Häuser W, Hansen E, Enck P (2012) Nocebophänomene in der Medizin: Bedeutung im klinischen Alltag. Dtsch Arztebl Int 109:459–465
14. Royal College General Practitioners (2011) http://www.rcgp.org.uk/clinical-and-research/clinical-resources/~/media/Files/Policy/Mental health forum/Guidance-for-health-professionals-on-medically-unexplained-symptoms-MUS-Jan-2011.ashx. Zugegriffen: 13. Mai 2013
15. Weckert A, Lorenz G (2012) Klinische Empathie: Was kann sie bewirken in Anästhesiologie, Intensivmedizin und Schmerztherapie? Anästhesiol Intensivmed Notfallmed Schmerzther 47:426–429

Schmerz 2013 · 27:521–533
DOI 10.1007/s00482-013-1312-3
Online publiziert: 28. September 2013

Redaktion
H. Göbel, Kiel
R. Sabatowski, Dresden

T. Brühlmann
Privatklinik Hohenegg, Meilen

Burnout

Stressverarbeitungsstörung und Lebenssinnkrise

Zusammenfassung

Burnout ist keine medizinische Diagnose, sondern eine Fehlentwicklung, die mit dem Risiko psychischer und somatischer Folgekrankheiten einhergeht. Sie lässt sich anhand des Erschöpfungsprozesses mit Stresssymptomen sowie der gesellschaftlich bedingten Stressoren und der antreibenden Stressverstärker erfassen. Im psychischen Stresszirkel zeigt sich Burnout als eine durch hohe Anforderungen angetriebene Beschleunigungsspirale. Das therapeutische Stressmanagement umfasst die Verbesserung von Lebensbalance, kognitiver Informationsverarbeitung und Funktionalität der Verhaltensmuster sowie die Entschleunigung des Stresszirkels. Burnout ist zudem eine Lebenssinnkrise, ausgelöst durch Einengung auf Leistung und Erfolg. Der anthropologische Therapieansatz zielt auf eine Erweiterung von Selbstverständnis und Lebensführung. Zum Therapieangebot bei Burnout gehören zudem Pharmakotherapie, Coaching und Betriebsberatung sowie die stationäre Behandlung.

Schlüsselwörter

Stresstheorie · Stressfolgekrankheiten · Sinnkrise · Existenzielle Psychotherapie · Stressmanagement

Lernziele

Nach Lektüre dieses Beitrags wissen Sie:
- **wie der Begriff Burnout zu verwenden ist.**
- **wie Burnout stresstheoretisch zu verstehen ist.**
- **welche Formen des therapeutischen Stressmanagements es gibt.**
- **inwiefern Burnout eine Lebenssinnkrise ist.**
- **wie durch eine anthropologische Therapie der Lebenssinn wieder aufgebaut wird.**

Einleitung

Vielen Patienten dient Burnout als spontanes Erklärungsmodell für Überforderungsreaktionen

Das Thema Burnout löst in Medizinerkreisen oft zuerst Skepsis, Ambivalenz und Unsicherheit aus. Dennoch muss man sich zwangsläufig damit beschäftigen, denn vielen Patienten dient Burnout als spontanes Erklärungsmodell für Überforderungsreaktionen. Es empfiehlt sich, ihnen den Begriff nicht wegzunehmen. Lohnenswert sind hingegen folgende Fragestellungen:
- Weshalb konnte Burnout in der heutigen Zeit eine so große Bedeutung erlangen?
- Was ist darunter zu verstehen und was nicht?
- Wie ist therapeutisch damit am besten umzugehen?

Die Antworten im vorliegenden Artikel stützen sich auf die Literatur und auf die persönlichen Erfahrungen des Autors.

Zur „Diagnose" Burnout

Burnout ist keine medizinische Diagnose, sondern ein zeittypischer ätiopathogenetischer Prozess

In den Medien und in den Köpfen der Patienten wie auch vieler Fachpersonen fungiert Burnout nach wie vor als Diagnose. Dies ist nicht korrekt. Burnout ist keine medizinische Diagnose, sondern ein zeittypischer ätiopathogenetischer Prozess, der in verschiedene psychische und körperliche Folgekrankheiten einmünden kann (**Abb. 1**). Demgemäß bezeichnet die Deutsche Gesellschaft für Psychiatrie und Psychotherapie, Psychosomatik und Nervenheilkunde (DGPPN; [1]) Burnout als einen **Risikozustand**. Zu Recht wird dann Burnout in den offiziellen Klassifikationssystemen [Internationale Klassifikation der Krankheiten (ICD-10), Diagnostisches und Statistisches Manual Psychischer Störungen (DSM)] nicht als Diagnose aufgeführt. In der ICD-10 gehört es zu den Z73-Faktoren, mit denen gesundheitsschädigende Schwierigkeiten in der Lebensführung erfasst werden.

Es gibt „bisher *kein standardisiertes, allgemeines und international gültiges Vorgehen*, um eine Burnout-Diagnose zu stellen" [2]. Diese Aussage gilt auch für Burnout, das nicht als Diagnose, sondern als Prozess verstanden wird, und bezieht die Anwendung von Fragebogen mit ein. Der weltweit am meisten gebrauchte Bogen, das **Maslach Burnout Inventory** (MBI), erhebt keinen diagnostischen Anspruch und ist differenzialdiagnostisch nicht validiert. In der klinischen Praxis empfiehlt

Burnout · Stress coping disorder and meaning of life crises

Abstract
Burnout is not a medical diagnosis but a developmental aberration which is associated with the risk of subsequent mental and somatic diseases. It can be summarized under a fatigue process with stress symptoms, societal-linked stressors and a driving force stress intensifier. In the mental stress circle, burnout presents as an accelerated vicious spiral driven by high demands. Therapeutic stress management encompasses improvement in life balance, cognitive information processing and functionality of the behavioral pattern as well as deceleration of the stress spiral. Burnout is also a meaning of life crisis, triggered by the narrowing of performance and success. The anthropological therapeutic approach targets an enhancement of self-conception and lifestyle. Other available therapy approaches for burnout include pharmacotherapy, coaching, management consulting and inpatient treatment.

Keywords
Stress theory · Stress sequelae · Meaning of life crisis Existential psychotherapy · Stress management

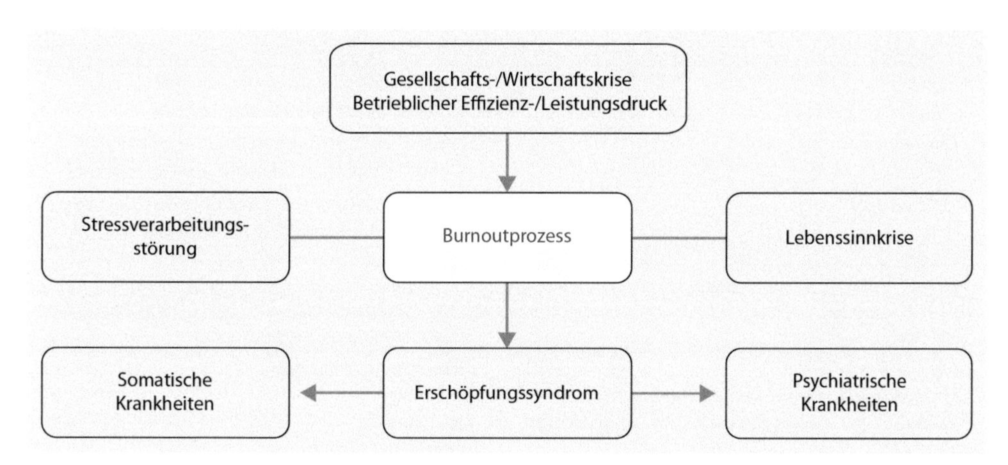

Abb. 1 ▲ Burnout als ätiopathogenetischer Prozess, der zu verschiedenen psychischen und körperlichen Folgekrankheiten führen kann

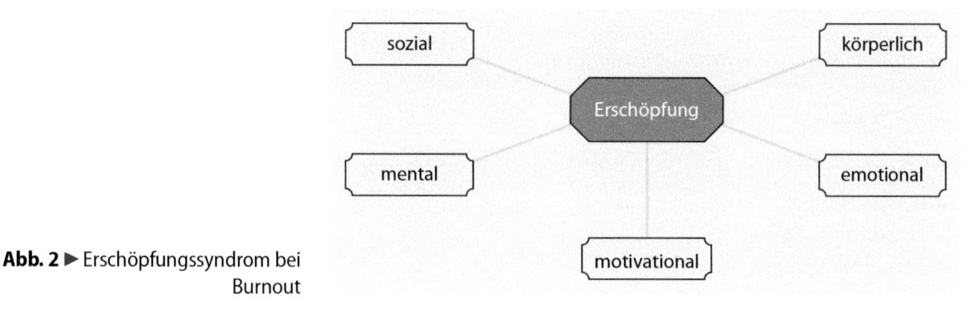

Abb. 2 ► Erschöpfungssyndrom bei Burnout

es sich aber dennoch, nur dann von Burnout zu sprechen, wenn gewisse Kriterien erfüllt sind. Der Burnout-Prozess ist mit subjektiven Beschwerden und Einschränkungen verbunden und entspringt einer Wechselwirkung zwischen Umweltfaktoren und individueller Vulnerabilität (■ **Tab. 1**). Burnout-Beschwerden, die noch nicht in eine Folgekrankheit eingeflossen sind, haben in ihrem Ausmaß noch keinen Krankheitswert.

Der Burnout-Prozess entspringt einer Wechselwirkung zwischen Umweltfaktoren und individueller Vulnerabilität

Beschwerden

Die Beschwerden sind vielfältig und unspezifisch. Es lässt sich eine Liste mit >100 Symptomen erstellen [3]. Unbestrittenes Kernsyndrom ist ein Erschöpfungsprozess mit mehr oder weniger ausgeprägtem Leistungsabbau. Dazu kommen meist unterschiedliche psychische und körperliche **Stresssymptome**. Die Erschöpfung kann alle Dimensionen des Erlebens und Verhaltens einbeziehen (■ **Abb. 2**):

Unbestrittenes Kernsyndrom ist ein Erschöpfungsprozess mit mehr oder weniger ausgeprägtem Leistungsabbau

- die körperliche, z. B. muskuläre Schwäche,
- die emotionale, z. B. Ängstlichkeit und Freudlosigkeit,
- die motivationale, z. B. Verlust von Initiative und Motivation,
- die kognitiv-mnestische, z. B. Konzentrations- und Gedächtnisprobleme, und
- die soziale, z. B. Rückzug und Zynismus.

Das Erschöpfungssyndrom erfordert eine differenzialdiagnostische Beurteilung und Abklärung. Erschöpfung ist auch heute nicht mit Burnout gleichzusetzen. Oft zitiert wird in diesem Zusammenhang eine Übersicht von Korczak et al. ([2]; ■ **Tab. 2**).

Umweltfaktoren

Umweltfaktoren, die Burnout-bezogene „Schwierigkeiten in der Lebensbewältigung“ (Z73-Faktor) bedingen, sollten als Auswirkungen der aktuellen **gesellschaftlichen Entwicklung** interpretiert werden können. Die heutige Burnout-Epidemie ist eng mit der postindustriellen und postmodernen Gesellschaftssituation verknüpft. Sie lässt sich durch Leitwörter wie:

- Ökonomisierung,

Tab. 1 Praktische Kriterien zur Burnout-Diagnose

1. Klinik	Progredienter Erschöpfungsprozess mit Leistungsabbau und fakultativen Stresssymptomen
2. Umweltfaktor	Überfordernde Stressoren im Zusammenhang mit dem gesellschaftlichen Leistungs- und Erfolgsdruck
3. Individualfaktor	Vulnerabilität aufgrund von antreibenden Stressverstärkern (überfordernde Selbstansprüche)

Tab. 2 Differenzialdiagnosen zum Burnout-Syndrom. (Modifiziert nach [2])

Somatisch	Psychosomatisch/psychiatrisch
Anämien, Eisenmangel	Chronic-fatigue-Syndrom
Hypothyreose, Diabetes, Nebenniereninsuffizienz	Dysomnien
Herzinsuffizienz, chronisch-obstruktive Lungenerkrankung (COPD)	Neurasthenie
Niereninsuffizienz	Somatisierungsstörungen
Borreliose, HIV-Infektion, Tuberkulose	Depressive Störungen
Malignome, Lymphome, Leukämien	Generalisierte Angsterkrankung
Entzündliche Systemerkrankungen	Posttraumatische Belastungsstörung
Degenerative Erkrankungen des Zentralnervensystems	Essstörung
Obstruktives Schlafapnoe-Syndrom, Restless-legs-Syndrom	Substanzmissbrauch (Alkohol, Tranquilizer)
Medikamentennebenwirkungen	

- Globalisierung,
- Digitalisierung,
- Beschleunigung,
- Verlust von Traditionen, Geschichte und Vorbildern,
- Fragmentierung sowie
- Individualisierung

charakterisieren. Der Einzelne steht heute mehr als früher unter Konkurrenz-, Leistungs- und Erfolgsdruck und hat sich und sein Leben selber zu definieren, was in einer durch Unsicherheit bestimmten Realität eine anspruchsvolle Aufgabe darstellt. Die gesellschaftlichen Imperative bergen ein Burnout-Risiko in sich. Es manifestiert sich vorwiegend am Arbeitsplatz und wird in den **Stressoren** konkret. Sie sind die stresserzeugenden objektiven Anforderungen in der subjektiven Wertung des Einzelnen. Burnout ist aber nicht ausschließlich arbeitsplatzbezogen, sondern kann sich grundsätzlich in jedem durch den beschriebenen Gesellschaftsgeist definierten Leistungsfeld ereignen, z. B. wenn familiäre und soziale Anforderungen zu überfordernden Stressoren anwachsen.

Die gesellschaftlichen Imperative bergen ein Burnout-Risiko in sich

Individualfaktor

Der Individualfaktor besteht in der personspezifischen Burnout-Vulnerabilität. Sie lässt sich durch die Exploration der Selbstansprüche, der inneren Antreiber oder **Stressverstärker**, einschätzen. Sind sie rigide und überhöht, kann aus dem objektiv gegebenen hohen Leistungsdruck ein überfordernder innerer Druck entstehen (◘ **Abb. 3**). Das Ausmaß der Stressintoleranz hängt noch von anderen Faktoren ab, auch von protektiven, die in dem Begriff **Resilienz** zusammengefasst werden (s. unten). Am einfachsten lassen sich im klinischen Gespräch aber die Stressverstärker evaluieren. Nicht selten berichten die Patienten spontan von ihrem Perfektionismus oder ihrer überhöhten Verantwortungsbereitschaft.

Bei überhöhten Selbstansprüchen kann aus einem objektiv gegebenen hohen Leistungsdruck ein überfordernder innerer Druck entstehen

Folgekrankheiten

Lässt sich der Burnout-Prozess nicht rechtzeitig aufhalten, wird er zur Ursache von Burnout-Folgekrankheiten. Kommt ein Betroffener in die klinische Abklärung, liegt praktisch immer eine solche vor. Am ehesten handelt es sich um eine Erschöpfungsdepression. In der deskriptiven Perspektive entspricht dann die Burnout-Erschöpfung einem Vorstadium der Depression (◘ **Abb. 4**). Einen syndromal klar definierbaren Übergangspunkt gibt es nicht. Es besteht in praxi auch kein Bedarf hier-

In der deskriptiven Perspektive entspricht die Burnout-Erschöpfung einem Vorstadium der Depression

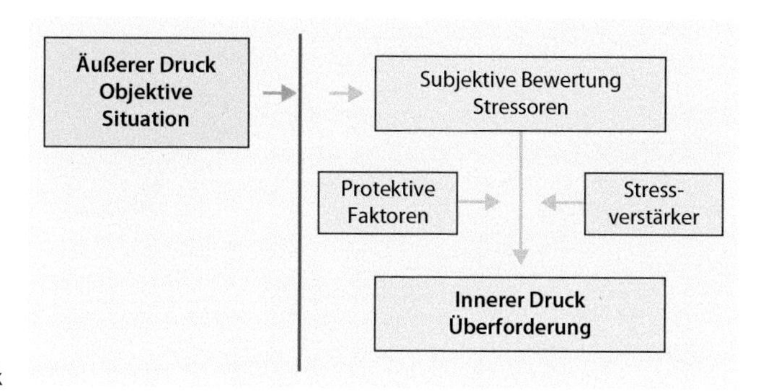

Abb. 3 ▶ Äußerer und innerer Druck

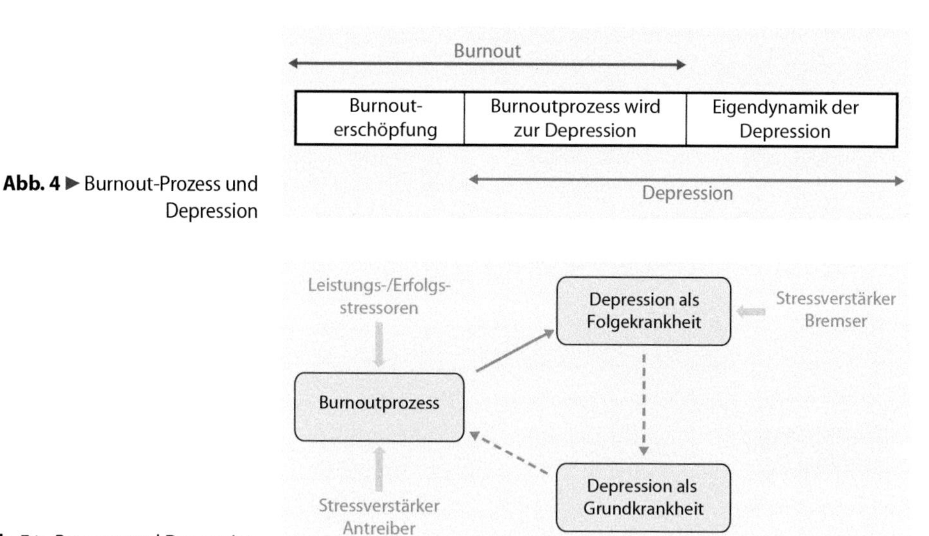

Abb. 4 ▶ Burnout-Prozess und Depression

Abb. 5 ▶ Burnout und Depression

für, da die Behandlung der erst leichten **Burnout-Depressionen** noch vorwiegend auf den Burnout-Prozess und noch wenig auf das depressive Syndrom ausgerichtet ist. Noch sehr leichte Depressionen entsprechen in der ICD-10 den Anpassungsstörungen, die anderen den depressiven Episoden. Je schwerer die Depression wird, desto weniger spielt der Burnout-Prozess im weiteren Krankheitsverlauf eine Rolle.

Andere häufige psychiatrische Folgekrankheiten sind:

- Schlafstörungen,
- Angststörungen,
- somatoforme Störungen und
- sekundäre Abhängigkeiten (Alkohol, Benzodiazepine).

Eine spezielle Erwähnung verdienen die **Schmerzsyndrome**. Die lang anhaltenden psychophysischen Stressbelastungen im Rahmen der Burnout-Entwicklung können allesamt Schmerz-Stressfolgekrankheiten auslösen und verstärken, sowohl akute als auch chronische. Das Konzept „somatoform vs. somatisch" greift dabei in mancher Hinsicht zu kurz, wie auch bei anderen vorwiegend psychogenen Schmerzen [4]. Weitere Beispiele somatischer Folgekrankheiten sind:

- kardio- und zerebrovaskuläre Erkrankungen wie Hypertonie oder Rhythmusstörungen,
- Stoffwechselstörungen wie Diabetes mellitus Typ II,
- akute und chronische Infektionen infolge einer verminderten Infekt- und Immunabwehr sowie
- Tinnitus.

Grundkrankheiten

Grundkrankheiten können als zusätzlicher Stressor fungieren

Im Wechselwirkungsschema (◘ **Abb. 5**) zwischen dem Burnout-Prozess und den eigentlichen Krankheiten, z. B. den Depressionen, lassen sich von den Folgekrankheiten die Grundkrankheiten unterscheiden. Sie sind nicht Burnout-bedingt, können aber als zusätzlicher Stressor fungieren –

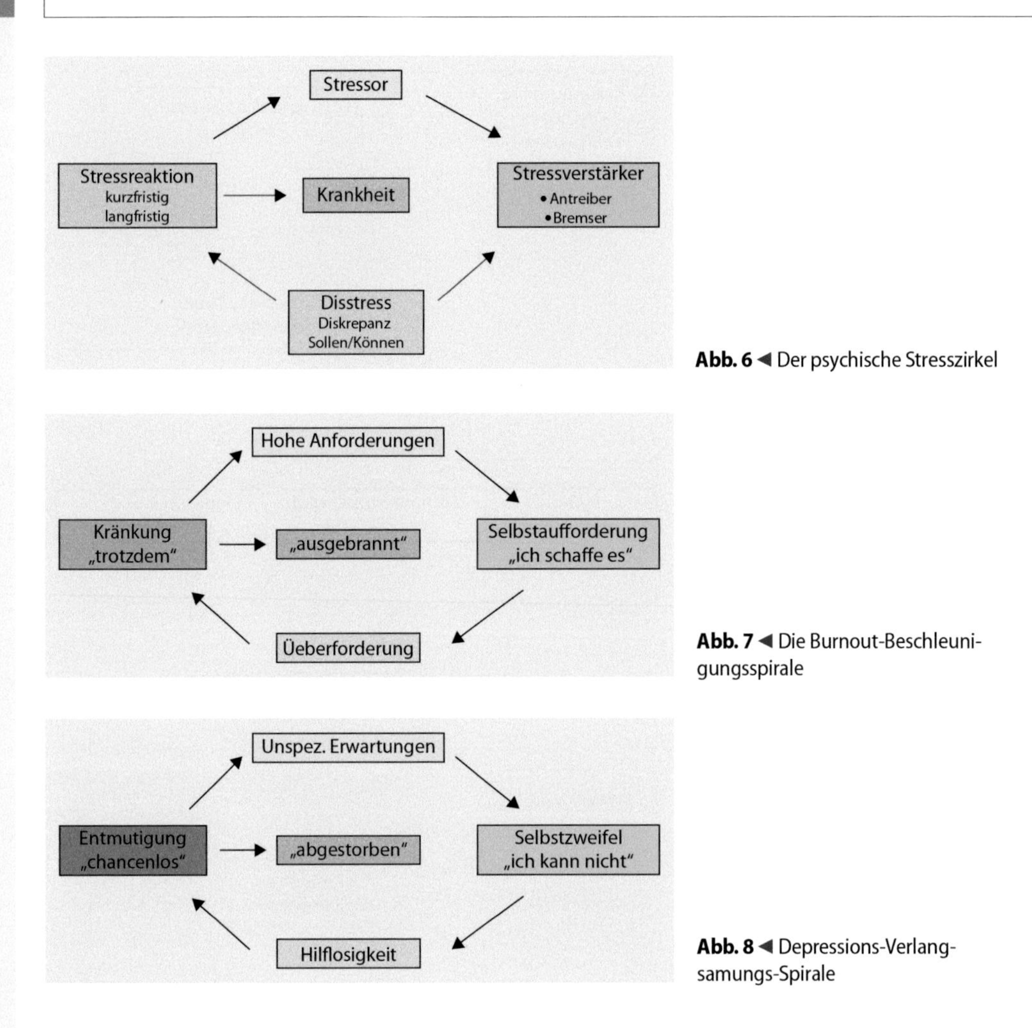

Abb. 6 ◀ Der psychische Stresszirkel

Abb. 7 ◀ Die Burnout-Beschleunigungsspirale

Abb. 8 ◀ Depressions-Verlangsamungs-Spirale

insbesondere auch jene mit einer eigenen Erschöpfungssymptomatik (◘ **Tab. 2**). Dadurch wird die äußerlich und innerlich geforderte Leistungsfähigkeit zusätzlich beeinträchtigt. Ein Burnout-Prozess kann begünstigt bzw. verstärkt werden. So trägt beispielsweise ein Patient mit chronisch rezidivierender Depression als Grundkrankheit ein größeres Risiko, in der heutigen erfolgs- und konkurrenzorientierten Arbeitswelt in ein Burnout zu geraten. Dieses wiederum wirkt sich negativ auf den Verlauf der Grundkrankheit aus. Umgekehrt kann sich aus einer Burnout-Depression eine Burnout-unabhängige rezidivierende depressive Störung entwickeln, d. h., die Folge- wird zur Grundkrankheit. Eine analoge Dynamik besteht zwischen Burnout und Schmerzstörungen als Folge- bzw. Grundkrankheiten.

Burnout und nicht Burnout-bedingte Grundkrankheiten beeinflussen sich wechselseitig auf negative Weise

Burnout aus stresstheoretischer Perspektive

Burnout wird in erster Linie im Rahmen der Stresstheorie erklärt. Diese ist ein zeittypisches Erklärungsmodell verschiedenster Krankheitsbilder und lässt Burnout als eine Störung in der Stressverarbeitung verstehen.

Die Stresstheorie lässt Burnout als eine Störung in der Stressverarbeitung verstehen

Auf eine Darstellung der bekannten biologischen Stressabläufe wird an dieser Stelle verzichtet. Man kann sie den Betroffenen anhand von Bildern anschaulich erklären, was hilft, den eigenen Burnout-Prozess ernster zu nehmen und die Handlungsnotwendigkeit besser einzusehen. Abgesehen davon aber bringt die Stressbiologie keinen unmittelbaren psychotherapeutischen Nutzen.

Therapienäher sind die psychischen Abläufe, die mithilfe des psychischen Stresszirkels erfasst werden (◘ **Abb. 6**; [5]). Die äußeren, objektiv beschreibbaren Belastungen, so wie sie subjektiv erlebt werden, entsprechen den Stressoren. Innerpsychisch greifen die charakterlich verankerten Stressverstärker ins Geschehen ein und lassen den Stresspegel weiter ansteigen. Im Burnout-Prozess sind die Verstärker antreibend, während sie bei Entwicklung einer Depression zunehmend bremsend eingreifen (s. unten).

Im Burnout-Prozess sind die Verstärker antreibend, während sie bei Entwicklung einer Depression zunehmend bremsend eingreifen

Tab. 3 Disstress durch Stressverstärker

Burnout: Plusvariante Antreiber	Depression: Minusvariante Bremser
Perfektionismus Sei perfekt!	Unterschätzung Ich kann nicht!
Überverantwortlichkeit Sei für alles zuständig!	Selbstzweifel Ich bin nichts wert!
Harmoniedrang Sei immer lieb!	Verlassenheitsangst Niemand hat mich gern!
Bewunderungssucht Sei immer der Beste!	Misstrauen Niemand hilft mir!
Kontrollzwang Habe alles im Griff!	
Autonomiedrang Sei immer unabhängig!	

Tab. 4 Entspannen, Erholen, Genießen

Sport und Bewegung im Alltag	Bewegung belebt!
Hobbys und Interessen pflegen	Kreativität macht Freude!
Zeit für soziale Kontakte	Das Miteinander nährt!
Schlafhygiene	Der Schlaf macht wach!
Gesund und ruhig essen	Das Essen stärkt!
Entspannungsmethoden lernen	Körperruhe erdet!

Die Funktionalität bzw. Dysfunktionalität der psychischen Stressverarbeitung manifestiert sich im Spannungsverhältnis zwischen Sollen und Können. Im **Eustress** erzeugt es eine gesunde, produktive Herausforderung. Im potenziell krank machenden **Disstress** klaffen Sollen und Können dagegen zu weit auseinander, sodass eine Überforderung entsteht. Disstress bewirkt psychische und körperliche Stressreaktionen. Die Spannung nimmt dann zu und die Ressourcen ab, was zur Folge hat, dass die Stressoren als noch belastender erlebt werden und der Disstress in der nächsten Zirkelrunde weiter anwächst.

Im Burnout-Prozess hat der psychische Stresszirkel den Charakter einer Beschleunigungsspirale

Im Burnout-Prozess hat der psychische Stresszirkel den Charakter einer Beschleunigungsspirale (◘ **Abb. 7**), die sich immer schneller dreht, bis es zum Kollaps kommt, d. h. zum Ausbrennen mit einer Folgekrankheit. Entscheidende Beschleuniger sind die Stressverstärker, die überhöhten Selbstansprüche. Je nach zugrunde liegender Charakterstruktur haben sie verschiedene Ausprägungsformen (◘ **Tab. 3**). Stressreaktionen bewirken beim typischen Burnout-Kandidaten zuerst ein „Trotzdem", ein „Jetzt erst recht". Es passt nämlich nicht in sein Selbstbild, dass er nicht mehr kann. Dies entspräche einer narzisstischen Kränkung, was ein Kürzertreten vorerst nicht zulässt. Je mehr das depressive Geschehen den Burnout-Prozess infiltriert, desto mehr wandelt sich die Beschleunigungs- in eine Verlangsamungsspirale (◘ **Abb. 8**). Stressverstärker mutieren von Antreibern zu Bremsern (◘ **Tab. 3**). Während der Disstress in der prädepressiven Phase durch die Steigerung des Sollens, die überhöhten Selbstansprüche, entsteht, vergrößert in der depressiven Dynamik das Abfallen des Könnens, der Vertrauensverlust in die eigenen Kompetenzen, das Auseinanderklaffen von Sollen und Können.

Mit steigendem Gewicht des depressiven Geschehens wandelt sich die Beschleunigungs- in eine Verlangsamungsspirale

Maßlose Stressverstärker sind ein wichtiger Grund der Burnout-Vulnerabilität. Einen komplementären Stellenwert nimmt die Resilienz ein, welche die Stresstoleranz bzw. -resistenz stärkt. Ein weit gefasstes Konzept zur Erfassung der Resilienz hat Antonovsky [6] mit dem **Kohärenzgefühl** („sense of coherence") geliefert. Es umfasst die 3 Dimensionen Verstehbarkeit, Handhabbarkeit und Sinnhaftigkeit. Die Resilienz erhöht sich, wenn das Vertrauen wächst, dass die eigene Lebenssituation nicht chaotisch, sondern verstehbar, nicht überfordernd, sondern bewältigbar und schließlich nicht sinnlos, sondern lebenswert ist. Alle therapeutischen Maßnahmen vermögen das Kohärenzgefühl zu stärken und damit die Stresstoleranz zu verbessern.

Alle therapeutischen Maßnahmen vermögen das Kohärenzgefühl zu stärken und damit die Stresstoleranz zu verbessern

Formen des therapeutischen Stressmanagements

Der erste therapeutische Fortschritt besteht im Erkennen und Ernstnehmen der individuellen Warnsignale

Stressbezogene Ansätze in der Burnout-Therapie zielen auf eine Erhöhung des regenerativen Potenzials in der Lebensführung und eine Entmachtung der psychischen Disstressproduzenten. Der erste Schritt besteht im Erkennen und Ernstnehmen der individuellen Warnsignale, die aus dem gesamten Spektrum an Erschöpfungs- und Stresssymptomen stammen können. Oft sind es Schlafstörungen, somatopsychische Unruhe, Schmerzen oder vegetative Symptome.

Lebensbalance und körperorientierte Therapien

Die in Arbeit und Leistung investierte Zeit muss zugunsten von Beziehungen und Freizeitaktivitäten reduziert werden

Zu den regenerativen Ansätzen gehört die Verbesserung der **Lebensbalance**, ungeschickterweise oft als „work life balance" bezeichnet. Die in Arbeit und Leistung investierte Zeit ist zugunsten von Beziehungen und Freizeitaktivitäten zu reduzieren. Es müssen neue Erholungsräume eingeplant werden. Die **Beratung** umfasst zudem „lebenshygienische" Maßnahmen wie Schlafrituale und Essenskultur. Appellierende Merksätze können motivieren (◘ **Tab. 4**). Auch Onlineprogramme lassen sich einbeziehen [7]. Hilfreich sind ferner körperorientierte Therapien und durchaus auch die heutigen Wellnessangebote. Neben Entspannungsmassagen seien exemplarisch Shiatsu, Yoga, Qigong, Atemtherapie und Feldenkrais genannt. Viele dieser Therapien gehen in ihrer Zielsetzung über die reine Stressreduktion hinaus. Dies gilt desgleichen für die meditativen Ansätze. Daraus entstanden auf Stressbewältigung ausgerichtete Methoden, z. B. durch Kabat Zinn [8] auf der Basis der Achtsamkeit bzw. „mindfulness" ["mindfulness-based stress reduction" (MBSR) [7]].

Stressmanagement mit dem psychischen Stresszirkel

Der effizienteste Ansatzpunkt für eine Entschleunigung der Burnout-Spirale sind die Stressverstärker

Das Stressmanagement mithilfe des psychischen Stresszirkels zielt auf eine Entschleunigung der Burnout-Spirale. Der effizienteste Ansatzpunkt hierfür sind die Stressverstärker. Der Burnout-Patient muss seine individuellen Antreiber erkennen und einsehen, dass sie ihn nicht mehr fördern, sondern überfordern und auf ein gesundes Maß zu reduzieren sind.

Verhaltenstherapie

Dem Patienten werden typische Fehler in der Informationsverarbeitung aufgezeigt

Der entscheidende Therapieschritt in der kognitiven Verhaltenstherapie besteht in der Dekonditionierung

Die kognitive Verhaltenstherapie [9] identifiziert in einer **Verhaltensanalyse** typische Situationen mit Burnout-Risiko, so etwa **Gratifikationskrisen** bei einem allzu kritischen Chef. Automatische Gedanken wie „Der Chef lehnt mich ab" oder „Ich verliere meine Stelle" werden durch alternative stabilisierende Gedanken ersetzt. Typische Fehler in der Informationsverarbeitung werden aufgezeigt, z. B. Generalisieren (eine Einzelkritik wird zu einem negativen Gesamturteil) oder Personalisieren (eine nicht persönlich gemeinte Kritik wird auf die eigene Person bezogen). Selbstverunsichernde Denkformen schwächen das Kohärenzgefühl, also das Vertrauen, den Herausforderungen im Beruf und Leben grundsätzlich gewachsen zu sein. Daraus entwickelt sich eine **erlernte Hilflosigkeit** [10]. Der entscheidende Therapieschritt in der Arbeit mit dysfunktionalen Stressverstärkern und in der kognitiven Verhaltenstherapie besteht in der Dekonditionierung, in der Umgewöhnung im Alltag. In der Position der Selbstbeobachtung werden die motivationalen Automatismen wahrgenommen und funktionale korrektive Formen eingeübt. Das verlangt die Bereitschaft, unweigerlich auftretende negative Affekte wie Schuldgefühle und Ängste („Die andern lehnen mich ab, wenn ich nicht mehr so hilfsbereit bin") auszuhalten.

Analytische Therapie

Mit psychoanalytischen Verfahren und mit Erweiterungen der Verhaltenstherapie wie der Schematherapie [11] oder der Therapie nach Grawe [12] werden die Disstressproduzenten auf der Ebene charakterneurotischer, biografisch gewachsener Erlebens- und Verhaltensmuster angegangen. Als Charakterpathologien mit erhöhtem Burnout-Risiko gelten v. a. [13]:

- narzisstische Persönlichkeiten mit Bewunderungs- und Erfolgssucht,
- zwanghafte Persönlichkeiten (anankastisch, Typus melancholicus) mit Perfektionismus und
- masochistische Persönlichkeiten im Sinne einer Aufopferung für andere und mit dem Risiko eines Helfersyndroms.

Als Beispiel sei eine narzisstische Problematik angeführt. Sie kann ihre Wurzeln in traumatisierenden Erfahrungen in der Kindheit haben, z. B. in einer emotionalen Vernachlässigung durch Bevorzugung der Geschwister oder in beschämenden Entwertungen in der Schule. Der Minderwertigkeitskomplex wird später durch ein grandioses Selbst kompensiert. Das daraus entstehende Muster („Ich muss der Größte sein – die andern müssen klein gehalten werden, sonst sind sie bedrohlich") führt im Berufsalltag zu ruhelosem Drang nach Bewunderung und Erfolg und bewirkt zugleich eine mimosenhafte Verletzlichkeit. Damit ist eine Vulnerabilität gegeben, die angesichts des heutigen Leistungs- und Konkurrenzdrucks in eine Überforderung mit Burnout-Entwicklung führen kann.

Eine narzisstische Persönlichkeit kann ihre Wurzeln in traumatisierenden Erfahrungen in der Kindheit haben

Die emotionale Aufarbeitung solch dysfunktionaler Motivationsschemen geschieht zuerst in der Therapiesitzung. Unumgänglich ist aber auch hier die Exposition im Alltag, d. h., dass maladaptive Muster zu erkennen und durch funktionalere Erlebens- und Verhaltensweisen zu ersetzen sind („Die andern sind durchaus auch vertrauenswürdig und ich muss nicht immer der Beste sein"). Sie erzeugen anfänglich Ängste, verfestigen sich aber mit der Zeit zu Mustern, die mehr Eu- und weniger Disstress hervorrufen.

Die emotionale Aufarbeitung dysfunktionaler Motivationsschemen muss auch in den Alltag übertragen werden

Selbstverständlich gehen die Zielsetzungen der Verhaltenstherapien und analytischen Ansätze über das Stressmanagement hinaus. Im Rahmen der Burnout-Behandlung sind sie aber auch diesbezüglich sehr dienlich.

Burnout aus anthropologischer Perspektive

Es greift zu kurz, Burnout lediglich als Ursache von Stressfolgekrankheiten zu sehen. Burnout ist immer auch ein Verlust an Lebenssinn, d. h. eine Lebenssinnkrise. Betroffene äußern oft spontan, es mache keinen Sinn mehr, so weiterzuleben. Dies ist nicht als suizidale, sondern als resümierende Äußerung zu verstehen. Wichtig ist es, die Sinnfrage aktiv aufzugreifen. Direkt angegangen werden kann sie durch die gemeinsame Reflexion, wie zukünftig der Lebenssinn nicht mehr nur im Berufserfolg liegen darf, sondern andere Lebensinhalte hinzukommen müssen. In vertiefter Weise kann die Sinnperspektive mit anthropologischen oder existenziellen Methoden bearbeitet werden [14, 15, 16]. Hilfreich dabei ist die Fokussierung auf die Rahmenbedingungen, die für ein anhaltendes und tragendes Gefühl von Lebenssinn erfüllt sein müssen. Beim Burnout-Patienten sind diese nicht mehr gegeben. Infolge seines übermäßigen Leistungs- und Erfolgsstrebens ist er in seinem Selbsterleben und seiner Lebensführung eingeengt. Der Lebenssinn kommt zurück, wenn eine Selbst- und Lebenserweiterung gelingt. Entscheidend dabei ist der Schritt in eine neue **Selbstverantwortung**. Der Burnout-Patient erlebt sich primär als Opfer der äußeren Umstände und der inneren Antriebe.

Burnout ist immer auch ein Verlust an Lebenssinn

Der Burnout-Patient erlebt sich primär als Opfer der äußeren Umstände und der inneren Antriebe

Selbsterweiterung

In der Selbsterweiterung vollzieht sich die neue Verantwortungsübernahme als eine stufenweise **ethische Reifung** (◘ Tab. 4). Der erste Schritt besteht in einer Autonomiezunahme gegenüber den Stressoren und Stressverstärkern, die fremdbestimmen und das persönliche Selbst verkümmern lassen. Ziel ist es, das Maßlose an ihnen loszulassen und sich das Konstruktive in ihnen anzueignen. Aus einem getriebenen Perfektionismus wird eine kooperative Zuverlässigkeit, aus einer bedrängenden Überverantwortlichkeit ein liebevoller Respekt. Man wird dabei authentischer und mehr sich selbst. Arbeitswut und Kopflastigkeit entfremden zudem von der eigenen Naturseite, man lebt mehr außer- als innerhalb seines Körpers. Aufgabe ist es, das Körperselbst neu zu entdecken. Körperbewusstsein und Sinnlichkeit im Alltag werden vertieft und regelmäßige körperliche Aktivitäten wie Jogging in die Wochenagenda eingebaut. Die erwähnte Stärkung der Autonomie hat nichts mit Egoismus zu tun. Vielmehr bietet die verbesserte Eigenständigkeit die Basis einer neuen **Solidarität**. Aus der rücksichtslosen Rivalität wird ein fairer Konkurrenzkampf, getragen von einem Wir-Gefühl, das der Isolationsgefahr im Erfolgsstreben entgegenwirkt.

Der erste Schritt der Selbsterweiterung besteht in einer Autonomiezunahme gegenüber den Stressoren und Stressverstärkern

Das Körperselbst muss neu entdeckt werden

Sinnverlust ruft auch vermehrt nach spirituellen oder religiösen Verwurzelungen. Durch Egotranszendierung wird eine einseitige Selbstbezogenheit – die heute verbreitete und überbetonte narzisstische Position – überwunden; man sieht sich wieder als Teil eines umgreifenden Ganzen, einer Gemeinschaft, der Natur oder der Transzendenz. Das Selbst ist dann nicht nur sich selbst, sondern repräsentiert zugleich dieses Andere, das Ganze.

Durch Egotranszendierung wird eine einseitige Selbstbezogenheit überwunden

Selbsterweiterung stärkt die Selbstwirksamkeit. Erleben und Handeln stehen weniger unter dem Diktat einengender Fremdimperative, das Eigene weitet sich aus und wird wirksamer. Der Schritt zu

Selbsterweiterung stärkt die Selbstwirksamkeit

Tab. 5 Sinnfindung durch Selbsterweiterung

Prozess	Loslösung von ...	Selbstfindung
Autonomisierung	Stressoren/Stressverstärkern	Ich-Selbst
Naturalisierung	Körperausbeutung	Körper-Selbst
Solidarisierung	Unfairem Konkurrenzkampf	Wir-Selbst
Egotranszendierung	Narzisstischer Position	Selbst als Anderes

Tab. 6 Sinnfindung durch eine multidimensionale Lebensform

Lebensform	Strategisch-instrumentelle Lebensform	Soziale Lebensform	Ästhetische Lebensform	Philosophische Lebensform
Leitender Wert	Der Nutzen	Das Gute	Das Schöne	Das Wahre
Leitendes Ziel	Erfolg, Macht	Gerechtigkeit, Solidarität	Genuss, Spontaneität	Wahrhaftigkeit, Authentizität
Lebenstyp	Vita activa		Vita contemplativa	

sich selbst unterläuft die allgemein gültigen Motivatoren und ermutigt, zu dem zu stehen, was für einen selbst stimmt. Einen solchen Sprung in die Selbstverantwortung vermag kein Therapeut den Patienten abzunehmen, er kann aber in der **Widerstandsanalyse** behilflich sein. Der Widerstand liegt bei Burnout-Patienten v. a. in der Angst vor Passivität, Kontrollverlust und Isolation. Selbstverantwortung wendet sich nämlich gegen den bisherigen Aktivismus im Leistungsfeld. Stattdessen wird man achtsam und wählt, was in die persönliche Geschichte passt. Verantwortungsbewusste Selbstwirksamkeit zeichnet sich nicht durch Effizienz, sondern durch Authentizität aus. Sie befreit von dem, was alle wollen.

Lebenserweiterung

Die Lebenserweiterung (■ **Tab. 5**) beginnt mit der Einsicht, dass die bisherige Lebensführung zu stark auf erfolgsorientierte Strategien eingeengt war. Andere Menschen etwa sind interessant, solange sie sich für die eigene Karriere instrumentalisieren lassen. Jede Stunde muss einen Nutzen abwerfen, sonst wird sie als Zeitverschwendung erlebt. Neben dieser – im Berufsleben grundsätzlich wertvollen – strategisch-instrumentellen Lebensform trägt ferner die soziale Lebensform ein Burnout-Risiko in sich. Wenn das ethisch Gute als Leitwert und die Gerechtigkeit als Leitziel in extremer Weise bestimmend werden, droht ein Helfersyndrom. Man opfert sich für die andern auf und vergisst sich selbst.

Neben der strategisch-instrumentellen Lebensform trägt auch die soziale Lebensform ein Burnout-Risiko in sich

Die strategisch-instrumentelle und soziale Form sind Variationen der **Vita activa**. Zu kurz kommt heute oft die **Vita contemplativa**. Burnout-Therapie und -Prophylaxe streben deshalb gezielt eine kontemplative Ausweitung an. Sie besteht einerseits in der **ästhetischen Lebensform** mit ihrem Leitwert des Schönen. Sinnliches und Schöngeistiges sollen wieder vermehrt genossen werden. Andererseits geht es in einer **philosophischen Lebensform** darum, Wahrhaftigkeit und Authentizität im Selbstsein und den Beziehungen zu fördern. Nicht der beste Nutzen, sondern das Wahre und Echte sollen erkannt und realisiert werden.

Ein Burnout-Risiko liegt in der Eindimensionalität der Lebensführung

Ein Burnout-Risiko liegt in der Eindimensionalität der Lebensführung, v. a. in der Einengung auf die strategisch-instrumentelle Form. Als Burnout-Prophylaxe wirkt die Vielfalt der Lebensformen. Vernachlässigte Ziele und Werte sind neu aufzugreifen, um so eine protektive Multidimensionalität in der Lebensführung zu erreichen (■ **Tab. 6**). Was die verschiedenen Leitwerte und Leitziele praktisch bedeuten, ist individuell und muss im Gespräch konkretisiert werden. Das anschließende überzeugte Üben im Alltag bringt bereits wieder einen ersten Lebenssinn zurück.

Burnout aus umfassender Perspektive

Eine auf Stressmanagement und Sinnfindung ausgerichtete Psychotherapie ist der zentrale Ansatz in der Burnout-Behandlung. Eine umfassende Therapie- und Prophylaxeplanung bezieht aber noch weitere wichtige Elemente mit ein.

Medikamentöse Therapie

Die Pharmakotherapie soll zwar nicht die erste Maßnahme sein, bei gezieltem Einsatz und Berücksichtigung der Motivation ist sie aber eine wertvolle Ergänzung. Bei Folgekrankheiten kommen die üblichen Therapierichtlinien zur Anwendung. Medikamente sind insbesondere einzusetzen bei:

- mittelschweren bis schweren Depressionen und Angstkrankheiten (Antidepressiva, vorübergehend Tranquilizer),
- ferner bei durch schlafhygienische Maßnahmen allein ungenügend beherrschbaren Schlafstörungen (schlaffördernde Antidepressiva, Benzodiazepine und Analoga),
- bei Schmerzsyndromen und
- bei Störungen mit belastendem vegetativem Arousal (β-Blocker, Tranquilizer).

Bei Folgekrankheiten kommen die üblichen Therapierichtlinien zur Anwendung

Interventionen am Arbeitsplatz

Eine ideale Burnout-Behandlung bezieht immer den Arbeitsplatz und Betrieb mit ein. Dies erhöht die Chance, dass ein Betroffener im Arbeitsprozess bleiben kann und sich damit der stets anspruchsvolle Wiedereinstieg vermeiden lässt. Der **Coach** unterstützt gezielt den Burnout-Gefährdeten. Es können ein **individuelles Ressourcenprofil** erstellt [17] und der persönliche Arbeitsstil sowie die Arbeitsplatzstruktur verbessert werden. Ein typischer Burnout-Risikofaktor ist der Mangel an eigenem Gestaltungs- und Entscheidungsraum. Ferner spielt das Sozialverhalten im Team in der Burnout-Prophylaxe eine wichtige Rolle. Ein Supervisor bzw. Teamberater stärkt und bereinigt einen **Teamgeist**, der unter hohem Arbeits- und Leistungsdruck gelitten hat. Der direkte Vorgesetzte wird optimalerweise einbezogen. Durch das Ausbleiben einer angemessenen Anerkennung werden Gratifikationskrisen ausgelöst. Sie sind ein weiterer typischer Burnout-Risikofaktor. Es empfiehlt sich überdies, die Managementebene einzubinden. Ein Burnout-Fall ist immer auch eine Chance für den Betrieb insgesamt. Ein **Unternehmensberater** kann ein umfassendes Betriebsressourcenprofil erstellen, mit dessen Hilfe Schwachstellen in der Betriebsorganisation und -kultur erkannt und verbessert werden.

Ein typischer Burnout-Risikofaktor ist der Mangel an eigenem Gestaltungs- und Entscheidungsraum

Gratifikationskrisen sind ein weiterer typischer Burnout-Risikofaktor

Stationäre Behandlung

Arbeitspausen überfordern viele Burnout-Patienten, anstelle von Ruhe und Erholung erleben sie Unruhe und Leere. Eine stationäre Behandlung in einer Spezialklinik ist dann oft angezeigt. Der Patient erhält dort ein multimodales Therapieprogramm mit Einzel- und Gruppenpsychotherapien sowie verschiedenen Körper- und Kreativtherapien. Bereits die Abschirmung gegen Stress von außen und das Zusammensein mit anderen Betroffenen erweist sich als sehr hilfreich. Die „Schonwelt auf Zeit" ermöglicht Erholung und Neuorientierung.

Die „Schonwelt auf Zeit" ermöglicht Erholung und Neuorientierung

Die **poststationäre Phase** ist sorgfältig vorzubereiten, sowohl in Bezug auf die Nachbehandlung als auch hinsichtlich des beruflichen Wiedereinstiegs. Bei letzterem ist meist ein schrittweiser Wiederaufbau der Arbeitsfähigkeit über Monate angemessen.

Fazit für die Praxis

- **Burnout ist eine ernst zu nehmende zeittypische Fehlentwicklung, die körperliche und psychische Krankheiten zur Folge haben kann.**
- **Burnout ist eine Störung in der Stressverarbeitung, die mit ungesundem Disstress einhergeht und deshalb rechtzeitig mit einer therapeutisch geleiteten Verbesserung des Stressmanagements angegangen werden sollte.**
- **Burnout ist eine Lebenssinnkrise, die ihre Ursache in einer Einengung im Selbstverständnis und in der Lebensführung hat. Es ist wichtig, diesen Aspekt in der Psychotherapie gezielt aufzugreifen und auf eine Selbst- und Lebenserweiterung hinzuarbeiten.**

Korrespondenzadresse

Dr. T. Brühlmann
Privatklinik Hohenegg
Hohenegg 4, 8706 Meilen
toni.bruehlmann@hohenegg.ch

Interessenkonflikt. Der korrespondierende Autor gibt an, dass kein Interessenkonflikt besteht.

Literatur

1. Deutsche Gesellschaft für Psychiatrie, Psychotherapie und Nervenheilkunde (DGPPN) (2012) Positionspapier der Deutschen Gesellschaft für Psychiatrie, Psychotherapie und Nervenheilkunde (DGPPN) zum Thema Burnout. http://www.dgppn.de
2. Korczak D, Kister C, Huber B (2010) Differentialdiagnostik des Burnout-Syndroms. DIMDI, Köln
3. Burisch M (2010) Das Burnout-Syndrom. Springer, Berlin, S 25
4. Egloff N, Hirschi A, Känel R von (2012) Schmerzstörungen bei Traumatisierten – neurophysiologische Aspekte und klinische Phänomenologie. Praxis 101:87–97
5. Brühlmann T (2010) Burnout und Depression – Überschneidung und Abgrenzung. Schweiz Med Forum 10:148–151
6. Antonovsky A (1997) Salutogenese. Zur Entmystifizierung der Gesundheit. dgvt-Verlag, Tübingen
7. Häfliger J (2012) Kurs Burnout. http://www.psychonline.ch
8. Kabat-Zinn J (2007) Gesund durch Meditation, 2. Aufl. Fischer, Frankfurt/Main
9. Beck A (1999) Kognitive Therapie der Depression. Beltz, Weinheim
10. Seligmann M (2000) Erlernte Hilflosigkeit. Beltz, Weinheim
11. Roediger E (2008) Praxis der Schematherapie. Schattauer, Stuttgart
12. Grawe K (2004) Neuropsychotherapie. Hofgrefe, Göttingen
13. Zaudig M, Götz B, Konermann J (2012) Persönlichkeit und Burnout – eine Übersicht. Persönlichkeitsstörungen, Heft 2, Schattauer, Stuttgart
14. Brühlmann T (2011) Begegnung mit dem Fremden. Zur Psychotherapie, Philosophie und Spiritualität menschlichen Wachsens. Kohlhammer, Stuttgart
15. Noyon A, Heidenreich T (2012) Existentielle Perspektiven in Psychotherapie und Beratung. Beltz, Weinheim
16. Yalom I (2000) Existentielle Psychotherapie. Edition Humanistische Psychologie, Köln
17. Kernen H, Meier G (2008) Achtung Burnout! Leistungsfähig und gesund durch Ressourcenmanagement. Haupt, Bern

Schmerz 2013 · 27:619–634
DOI 10.1007/s00482-013-1344-8
Online publiziert: 13. November 2013

Redaktion
H. Göbel, Kiel
R. Sabatowski, Dresden

C. Sommer
Neurologische Klinik, Universitätsklinikum Würzburg

Neuropathische Schmerzen

Pathophysiologie, Diagnostik und Therapie

Zusammenfassung

Neuropathische Schmerzen sind bedingt durch Läsionen im somatosensorischen System. Charakteristische, aber nicht exklusive Merkmale sind spontane Brennschmerzen, elektrisierende und einschießende Schmerzen, Hyperalgesie und Allodynie. Das Grundkonzept der Pathophysiologie neuropathischer Schmerzen besteht in der Kombination aus peripherer und zentraler Sensibilisierung. Die Kenntnisse über molekulare Mechanismen sind in den vergangenen Jahren exponentiell angewachsen. Problematisch sind die Gewichtung der einzelnen Mechanismen sowie die Erstellung eines integrierten Gesamtkonzepts. Fortschritte gab es auch in der Diagnostik, z. B. wurden die Methoden zur Erfassung von Funktionsstörungen der Nozizeptoren deutlich verbessert. Für die Therapie stehen heute weit mehr Optionen zur Verfügung als noch vor 15 Jahren. Unter den verfügbaren Medikamenten sind Antidepressiva, Antikonvulsiva, Opiate und Lokaltherapeutika. Daten aus kontrollierten Studien und Empfehlungen aus Leitlinien liegen vor.

Schlüsselwörter

Periphere Sensibilisierung · Zentrale Sensibilisierung · Transkutane elektrische Nervenstimulation · Gabapentin · Pregabalin

Teile dieses Beitrags wurden bereits in Akt Neurol 2010; 37(9):447–453, DOI: 10.1055/s-0030-1265966, veröffentlicht.

Lernziele

Nach Lektüre dieses Beitrags über neuropathische Schmerzen
- **kennen Sie die aktuelle Definition und die wichtigsten Merkmale neuropathischer Schmerzen.**
- **kennen Sie die Grundzüge und einige neue Aspekte zur Pathophysiologie.**
- **wissen Sie, welche Diagnostik bei Verdacht auf neuropathische Schmerzen einzuleiten ist.**
- **kennen Sie die aktuellen Therapieprinzipien.**

Definition und Unterformen

Laut Definition der International Association for the Study of Pain (IASP) liegt bei neuropathischen Schmerzen eine Läsion oder Erkrankung des somatosensorischen Systems, also in den meisten Fällen des schmerzleitenden Systems selbst vor [1]. Die physiologische Warnfunktion geht beim neuropathischen Schmerz verloren.

Beim neuropathischen Schmerz geht die physiologische Warnfunktion verloren

Ursachen für neuropathische Schmerzen können auf jeder Ebene des schmerzleitenden oder schmerzverarbeitenden Systems liegen. Häufig entstehen neuropathische Schmerzen durch Erkrankungen des peripheren Nervensystems, z. B. bei Engpasssyndromen, Nervenverletzungen und Polyneuropathien. Auf der Ebene des Plexus brachialis oder lumbalis können infektiöse oder autoimmune Plexusneuritiden, Kompressionen durch Tumoren oder Lymphknoten sowie Plexusavulsionen als Folge eines Traumas zu neuropathischen Schmerzen führen. Auf radikulärer Ebene kommen Wurzelkompressionssyndrome und Wurzelabrisse vor. Nach Herpes zoster kann es radikulär zu einer postherpetischen Neuralgie kommen. An den Hirnnerven ist die Trigeminusneuralgie ein Prototyp neuropathischer Schmerzen. Zentral bedingte neuropathische Schmerzen können nach Rückenmarksverletzungen, bei Syringomyelie, spinalen Angiomen, nach ischämischen Infarkten oder bei Tumoren im zentralen Nervensystem (ZNS) auftreten, zudem bei entzündlichen ZNS-Erkrankungen wie der multiplen Sklerose (**Tab. 1**).

Häufig entstehen neuropathische Schmerzen durch Erkrankungen des peripheren Nervensystems

An den Hirnnerven ist die Trigeminusneuralgie ein Prototyp neuropathischer Schmerzen

Pathophysiologie

Die Pathophysiologie neuropathischer Schmerzen beinhaltet komplexe Zusammenhänge, die nur langsam verstanden werden. Es gibt periphere und zentrale Adaptations- und Maladaptationsmechanismen sowohl in pro- als auch antinozizeptiven Systemen. Die molekularen Veränderungen sind vielfältig.

Neuropathic pain · Pathophysiology, assessment, and therapy

Abstract
Neuropathic pain is caused by lesions in the somatosensory system. Characteristic but not exclusive features are spontaneous burning pain, electrifying and shooting pain, hyperalgesia, and allodynia. The basic concept of the pathophysiology of neuropathic pain is the combination of peripheral and central sensitization. Knowledge on the molecular mechanisms has grown exponentially in recent years. The problem lies in identifying the individual mechanisms and in determining a comprehensive concept. Progress has also been made in assessment, e.g., methods for detecting dysfunction of nociceptors have significantly improved. In addition, there are many more therapeutic options available than 15 years ago. The drugs available include antidepressants, anticonvulsants, opioids, and topical medications. Data from controlled trials and recommendations from guidelines are available.

Keywords
Peripheral sensitization · Central sensitization · Transcutaneous electric nerve stimulation · Gabapentin · Pregabalin

Tab. 1 Häufige Ursachen neuropathischer Schmerzen

Lokalisation	Diagnose
Peripher	Mononeuropathien: – traumatisch – Engpasssyndrome – diabetisch – Postmastektomieschmerz, Postthorakotomieschmerz, Narbenschmerzen
	Polyneuropathien und Small-fiber-Neuropathien: – Diabetes mellitus, Alkohol, Hypothyreose – akute inflammatorische Polyradikuloneuropathie (Guillain-Barré-Syndrom), HIV-Neuropathie, chronische Polyneuritis – antiretrovirale Substanzen, Cisplatin, Oxaliplatin, Disulfiram, Ethambutol, Isoniazid, Nitrofurantoin, Thalidomid, Thiouracil, Vincristin, Chloramphenicol, Metronidazol, Taxoide, Gold – Amyloidose, Morbus Fabry, Morbus Charcot-Marie-Tooth Typ 2B und 5, hereditäre sensibel-autonome Neuropathien Typ 1 und 1B, hereditäre Neuropathie mit *MPZ*-Mutation – Erythromelalgie
	Plexusläsionen: – traumatisch – Tumorinfiltration
	Komplexes regionales Schmerzsyndrom I und II
Hirnnerven	Neuralgien (Trigeminusneuralgie, Glossopharyngeusneuralgie)
	Neuropathien
Radikulär	Wurzelkompressionssyndrome, Postdiskektomiesyndrom
	Radikulitis, Radikuloneuritis, z. B. Borreliose
	Ganglionitis
	Akuter Herpes zoster, postherpetische Neuralgie
Spinal	Trauma
	Angiom
	Syringomyelie
Zerebral	Ischämie, insbesondere Thalamus, Hirnstamm
	Tumor
	Multiple Sklerose
	Phantomschmerz (mit peripheren Anteilen)

Spontanaktivität

Die ektope Impulsgeneration im peripheren Nervensystem ist das Korrelat von Spontanschmerzen und paroxysmalen einschießenden Schmerzen. Ektope Aktivität wurde auf verschiedenen Ebenen des Nervensystems in zahlreichen Tiermodellen gezeigt, auch mithilfe neurophysiologischer Einzelfaserableitungen an Patienten und gesunden Versuchspersonen [2]. Vor allem die Untergruppe der **mechanoinsensitiven C-Fasern** scheint für die Spontanaktivität verantwortlich zu sein [3].

Ektope Aktivität wurde auf verschiedenen Ebenen des Nervensystems von Tiermodellen und Menschen gezeigt

Die Ursache der Spontanaktivität liegt in einem veränderten Gleichgewicht der Ionenkanalaktivität. Die Depolarisierung der Axonmembran erfolgt durch einen Einwärtsstrom positiv geladener Natriumionen, vermittelt durch die Öffnung spannungsabhängiger Natriumkanäle. Das negative Ruhepotenzial wird später nach Inaktivierung der Natriumkanäle bzw. Aktivierung spannungsabhängiger Kaliumkanäle wieder erreicht. Somit kann eine vermehrte Erregbarkeit der Membran durch mangelnde Inaktivierung von Natriumkanälen oder durch unzureichende Aktivierung von Kaliumkanälen bedingt sein.

Die Gene *SCN1A* bis *SCN11A* codieren verschiedene spannungsabhängige Natriumkanäle. Die Proteine werden $Na_V1,1–1,9$ genannt (v = spannungsabhängig; [4]). Mit der Entdeckung von Mutationen im Gen für $Na_V1,7$ bei der Erythromelalgie, einer Erkrankung mit sehr starken akralen Brennschmerzen bei Erwärmung und Belastung, und bei der Erkrankung mit paroxysmalen extremen Schmerzen ["paroxysmal extreme pain disorder" (PEPD)] wurden erstmals Natriumkanalmutationen als Ursache erblicher Schmerzerkrankungen identifiziert [5]. Auch bei einigen Patienten mit idiopathischer schmerzhafter Small-fiber-Neuropathie wurden $Na_V1,7$- und kürzlich auch $Na_V1,8$-Mutationen gefunden [5]. Eine erbliche Ursache für neuropathische Schmerzen ist somit wahrscheinlich häufiger als bislang angenommen.

Natriumkanalmutationen wurden als eine Ursache erblicher Schmerzerkrankungen identifiziert

Periphere Sensibilisierung

Bei Patienten mit neuropathischen Schmerzen tritt häufig eine Hyperalgesie oder Allodynie auf

Neben spontanen Schmerzen und Parästhesien treten bei Patienten mit neuropathischen Schmerzen häufig **evozierte Schmerzen** auf. Dazu gehört die verstärkte Wahrnehmung schmerzhafter Reize (Hyperalgesie) oder die Wahrnehmung von Schmerz bei normalerweise nichtschmerzhaften Reizen (Allodynie). Diese Phänomene erklärt man z. T. durch eine Sensibilisierung der afferenten Neurone. Sensibilisierung bedeutet, dass eine geringere Depolarisation nötig ist, um ein Aktionspotenzial zu initiieren, und somit die Schwelle für die Auslösung eines Aktionspotenzials herabgesetzt ist. Zudem können überschwellige Reize eine vermehrte Antwort hervorrufen, d. h. die Reiz-Antwort-Funktion ist nach links verschoben.

Entzündungsmediatoren und Nervenwachstumsfaktoren können eine Sensibilisierung afferenter Neurone bewirken

Zu den Substanzen, die eine Sensibilisierung afferenter Neurone bewirken können, gehören Entzündungsmediatoren und Nervenwachstumsfaktoren. Diese aktivieren membrangebundene Rezeptoren, welche über eine Signaltransduktionkaskade Kinasen wie Proteinkinase A (PKA) und Proteinkinase C (PKC) aktivieren. Diese Kinasen können Natriumkanäle wie Na_V1,8 und Na_V1,9 phosphorylieren und so den Natriumstrom durch die Kanäle fördern [6].

Proinflammatorische Zytokine steigen im Nerv nach einer Läsion rasch an [7]. Die klinische Bedeutung dieser tierexperimentellen Daten wird durch die Befunde gestützt, dass Patienten mit schmerzhafter Polyneuropathie im Vergleich zu Patienten mit Neuropathien ohne Schmerzen vermehrt proinflammatorische Zytokinprofile im peripheren Blut exprimieren [8] und dass bei bestimmten Formen der Small-fiber-Neuropathie Zytokine in der betroffenen schmerzhaften Haut vermehrt sind [9].

Nach Nervenläsion kommt es zunächst zu einer Reduktion des normalerweise von den Endorganen zum Nerv transportierten Nervenwachstumsfaktors ["nerve growth factor" (NGF)], dann jedoch wird NGF vermehrt in Schwann-Zellen produziert und kann die Expression von Ionenkanälen und Rezeptoren steigern. Der neutralisierende NGF-Antikörper **Tanezumab** ist nach ersten Studiendaten ein vielversprechendes Schmerzmedikament [10].

Ebenso an der Sensibilisierung beteiligt sind Rezeptoren der Transient-receptor-potential-vanilloid(TRPV)-Familie; am besten erforscht ist der **Capsaicinrezeptor** TRPV-1 [11]. Bei der schmerzhaften diabetischen Neuropathie wurde im letzten Jahr das Stoffwechselprodukt **Methylglyoxal** als zentraler Verursacher von Schmerzen identifiziert [12], wobei ein möglicher Wirkmechanismus die Sensibilisierung von Na_V1,8-Kanälen einschließt. Viele der Mechanismen, die zu neuropathischen Schmerzen beitragen, werden durch die Degeneration von Axonen und die damit einhergehenden Abläufe ausgelöst (Waller-Degeneration; [13]). Substanzen, die zugleich neuroprotektive bzw. regenerationsfördernde wie auch analgetische Eigenschaften haben, wären somit für die Therapie neuropathischer Schmerzen besonders geeignet.

Zugleich neuroprotektive und analgetische Substanzen wären für die Therapie neuropathischer Schmerzen besonders geeignet

Zentrale Sensibilisierung

Bei der zentralen Sensibilisierung spielen Glutamatrezeptoren eine wichtige Rolle

Auch in zentralen Neuronen ist eine Sensibilisierung möglich [14]. Dabei kann die periphere Aktivität die zentralen Vorgänge dynamisch unterhalten. Eine wichtige Rolle bei der zentralen Sensibilisierung spielen Glutamatrezeptoren. Glutamat vermittelt seine Wirkungen über 3 Typen von Rezeptoren, die ionotropen N-Methyl-D-Aspartat(NMDA)- und Nicht-NMDA-Rezeptoren, sog. α-Amino-3-Hydroxy-5-Methylisoxazol-4-Proprionsäure(AMPA)/Kainat-Rezeptoren, sowie die metabotropen Rezeptoren.

Neben den Neuronen spielt die **spinale Mikroglia** eine wichtige Rolle. Diese wird nach Nervenläsion über die Chemokine Fraktalkin und CCL2 sowie über die Toll-like-Rezeptoren (TRL) aktiviert [15]. Aktivierte Mikrogliazellen produzieren vermehrt Entzündungsmediatoren, wodurch die Schmerzkaskade potenziert wird. Proinflammatorische Zytokine fördern im Rückenmark das Ansprechen der Neurone auf exzitatorische Neurotransmitter; antiinflammatorische Zytokine verstärken die Wirkung inhibitorischer Neurotransmitter [16]. Die Inhibition der Mikrogliaaktivierung, z. B. durch Minozyklin, bewirkt in vielen Schmerzmodellen eine Analgesie; die Übertragung der Befunde auf die klinische Praxis ist jedoch noch nicht gelungen.

Proinflammatorische Zytokine fördern im Rückenmark das Ansprechen der Neurone auf exzitatorische Neurotransmitter

Ein wichtiger inhibitorischer Transmitter im Rückenmark mit prä- und postsynaptischer Wirkung ist die γ-Aminobuttersäure (GABA). Die Freisetzung des Neurotrophins „brain-derived neurotrophic factor" (BDNF) aus Mikroglia kann die Wirkung von GABA im Hinterhorn von einer inhibi-

Tab. 2 Charakteristika neuropathischer Schmerzen

Symptom	Charakteristika
Brennende Dauerschmerzen	Spontanschmerz, typischerweise in Ruhe
Elektrisierende Schmerzen	Intermittierend auftretend, einschießend
Steifigkeitsgefühl, Ringgefühl	Wie ein „zu enger Schuh", „Reif um die Unterschenkel"
Parästhesien	Veränderte Empfindungsqualität, spontan oder evoziert, z. B. Kribbelparästhesien
Dysästhesien	Unangenehm veränderte Empfindungsqualität, spontan oder evoziert
Allodynie	Schmerzempfindung auf nichtschmerzhaften Stimulus (Berührungsallodynie., Kälteallodynie u. a.)
Hyperalgesie	Vermehrte Schmerzempfindung auf schmerzhaften Stimulus (mechanische Hyperalgesie, Hitzehyperalgesie u. a.)
Hyperpathie	Verspätete Wahrnehmung, Summation, Schmerzempfindung geht über die Dauer des Stimulus hinaus

torischen in eine exzitatorische umwandeln und somit neuropathische Schmerzen verstärken [17]. Durch eine spezifische Aktivierung von GABAergen Neuronen mit α-2- und α-3-Untereinheiten lassen sich neuropathische Schmerzen hemmen [18].

Durch eine spezifische Aktivierung von GABAergen Neuronen mit α-2- und α-3-Untereinheiten lassen sich neuropathische Schmerzen hemmen

Neben den genannten sind eine Reihe weiterer Faktoren an der zentralen Sensibilisierung beteiligt. Nicht zuletzt unterliegen die spinalen Phänomene einer Kontrolle durch deszendierende Bahnen. Dazu gehören deszendierende serotonerge Bahnen von Neuronen der Medulla und der pontinen Raphekerne sowie noradrenerge Neurone aus dem Locus caeruleus und subcaeruleus.

Diagnostik

Die Diagnostik bei neuropathischen Schmerzen dient zum einen der Aufklärung der Ursache (■ **Tab. 1**), zum anderen der Charakterisierung des Schmerzes. Es sollte nach Traumata und Operationen (iatrogene Nervenläsion!), nach Begleiterkrankungen und nach prädisponierenden Faktoren für Polyneuropathien wie Diabetes, Alkohol oder Kollagenosen gefragt werden. Insbesondere bei den peripheren Neuropathien ist eine ätiologisch orientierte Therapie neben der Schmerzbehandlung oft möglich, weshalb die diagnostische Abklärung unumgänglich ist.

Insbesondere bei den peripheren Neuropathien ist eine ätiologisch orientierte Therapie oft möglich

Die Anamnese gibt Informationen über den Zeitverlauf der Symptome, dieser kann kontinuierlich, intermittierend oder paroxysmal sein. Mit Schmerzzeichnungen auf einem Ganzkörperschema lassen sich eventuell im Anamnesegespräch nicht genannte Schmerzareale aufdecken und die anatomische Verteilung der Symptome mit der zugrunde liegenden Läsion abgleichen (■ **Abb. 1**).

Mit Schmerzzeichnungen auf einem Ganzkörperschema lässt sich die anatomische Verteilung der Symptome mit der zugrunde liegenden Läsion abgleichen

Der Spontanschmerz bei Neuropathien kann als Brennen, Stechen, Elektrisieren oder Ameisenlaufen, aber auch als tiefer, dumpfer Schmerz beschrieben werden (■ **Tab. 2**). Die Schmerzen können durch Berührung der Haut, Druck auf die betroffenen Nerven oder Temperaturschwankungen ausgelöst werden. Screeninginstrumente nutzen diese Charakteristika neuropathischer Schmerzen. Der aus einem solchen Screening entstandene Verdacht auf neuropathische Schmerzen muss immer durch eine ärztliche Anamneseerhebung und Untersuchung überprüft werden [19].

Zur Dokumentation der Schmerzstärke im Zeitverlauf dienen, wie bei anderen Schmerzformen, verbale und numerische Selbsteinschätzungsskalen. Die Neuropathic Pain Scale (NPS; [20]) listet 10 Deskriptoren auf („intense", „sharp", „hot", „dull", „cold", „sensitive", „itchy", „unpleasant", „deep", „surface"), wobei die Intensität jeder Empfindung auf einer Skala von 0 bis 10 angegeben wird. Einige der Items haben eine gute diskriminatorische und prädiktive Validität bei neuropathischem Schmerz und können auch Behandlungseffekte messen. Ähnlich strukturiert und auch in deutscher Übersetzung validiert ist das Neuropathic Pain Symptom Inventory (NPSI; [21, 22]).

Zur Dokumentation der Schmerzstärke im Zeitverlauf dienen verbale und numerische Selbsteinschätzungsskalen

Untersuchung

Inspektion

Die Inspektion kann entscheidende Hinweise zur Differenzialdiagnose und zur Genese des Beschwerdebilds liefern. Bei Verdacht auf eine Polyneuropathie achtet man auf die Farbe und Temperatur der Haut, wobei die Extremitäten häufig kühl und blass oder livid sind. Die Schweißsekretion ist oft vermindert, sodass sich die Haut trocken anfühlt. Trophische Störungen lassen sich an

Bei Verdacht auf eine Polyneuropathie achtet man auf die Farbe und Temperatur der Haut

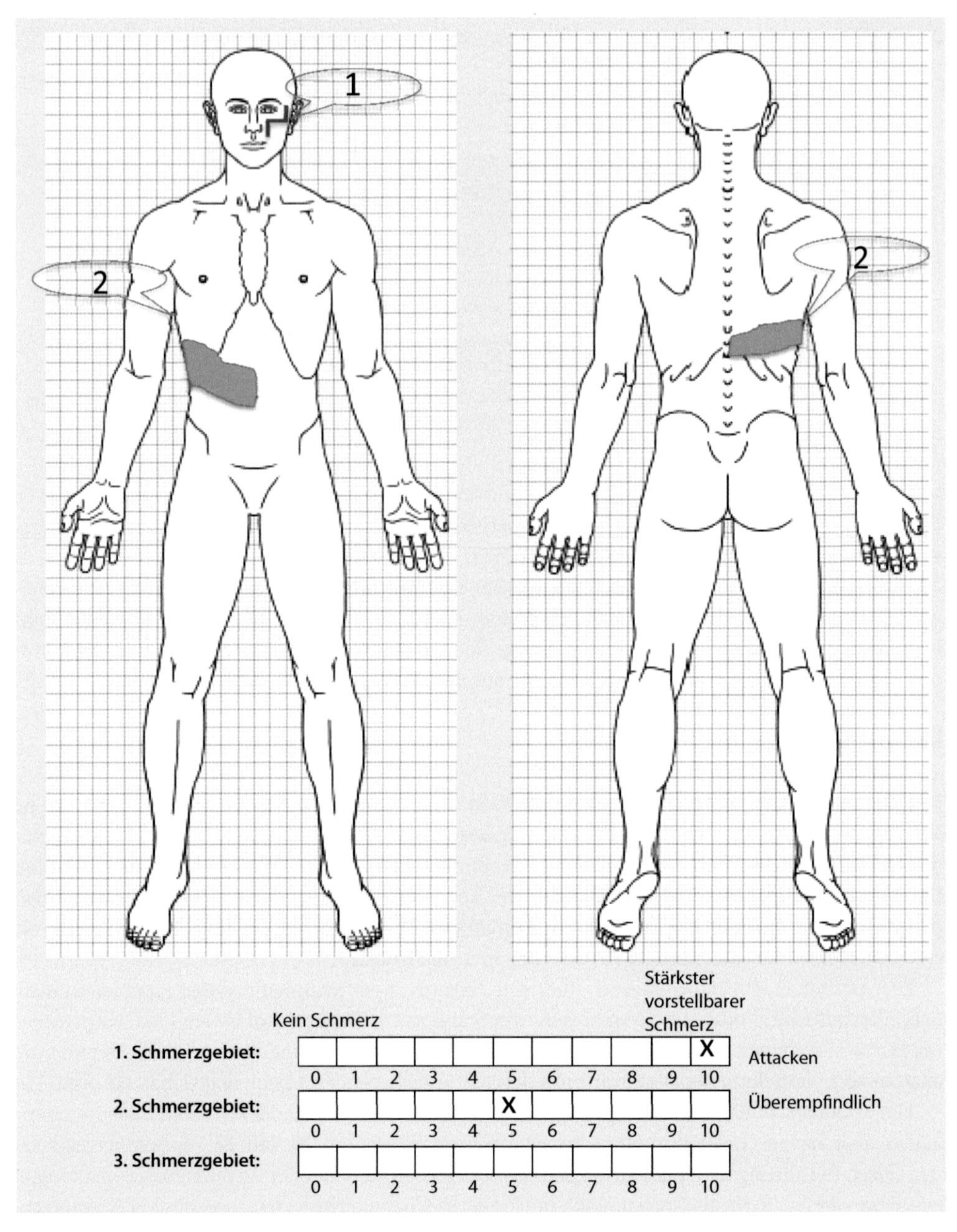

Abb. 1 ▲ Nachzeichnung der Originalschmerzzeichnung eines Patienten mit Trigeminusneuralgie *links*, die der Grund für die Konsultation war. Zusätzlich wurde eine Allodynie nach länger zurückliegender Zosterinfektion im Thorakalbereich *rechts* aufgedeckt

- Hautrissen,
- Kallusbildung,
- Ulzera,
- Pilzbefall und
- Nagelwachstumsstörungen

erkennen. Schwellungen und Ödeme können durch
- Inaktivität,
- sympathische Dysfunktion oder
- bei neurogener Arthropathie

auftreten. Auch die Atrophie kleiner Fußmuskeln mit Bildung von Krallenzehen und Hohlfuß oder mit Abflachung des Fußgewölbes muss beachtet werden.

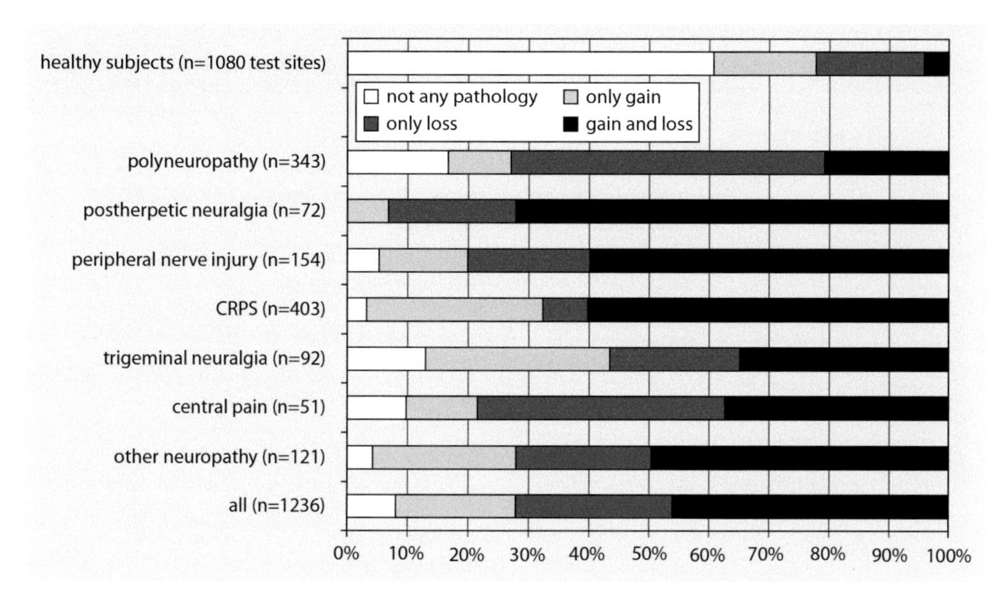

Abb. 2 ▲ Die Z-Profile (standardnormalverteilte Daten nach Z-Transformation in Bezug auf Mittelwert und Standardabweichung) der quantitativen sensorischen Testung zeigen Unterschiede in der Verteilung von Plus- und Minussymptomen zwischen diagnostischen Gruppen, aber auch innerhalb derselben. [Aus [28], mit freundl. Genehmigung der International Association for the Study of Pain® (IASP). Die Abbildung darf nicht ohne Genehmigung für andere Zwecke weiterverwendet werden]

Bei Wurzelläsionen kann man eine Schonhaltung von Rumpf oder Extremitäten und einen segmentalen Muskelhartspann beobachten. Beim Postamputationsschmerz ist die Inspektion und Palpation des Narbenbereichs wichtig, um Wundheilungsstörungen und eine Neurombildung als eventuelle Schmerzursache zu identifizieren. Bei Schmerzen nach *zentralen Läsionen* (zerebraler Infarkt, Tumor) hilft die Inspektion, eine Spastik oder Myoklonien als Schmerzursache festzustellen sowie Fehlhaltungen, Immobilität, Ödembildung und trophische Störungen zu erkennen. Damit lassen sich zentrale und periphere Ursachen der Schmerzgenese identifizieren.

Beim Postamputationsschmerz ist die Inspektion und Palpation des Narbenbereichs wichtig

Sensibles System

Die Untersuchung des sensiblen Systems dient dazu, sensible Ausfälle („Minussymptome") und Reizsymptome („Plussymptome") nachzuweisen. Man untersucht hierzu mit einem geeigneten Instrument die verschiedenen sensiblen Qualitäten:

- Oberflächensensibilität
- Schmerzempfindung
- Temperaturempfindung
- Vibrationsempfinden
- Lageempfinden
- Zweipunktdiskrimination
- Stereognosie

Bereiche veränderter Sensibilität werden auf einem Ganzkörperschema notiert (■ **Tab. 3**). Die Areale der verschiedenen Ausfälle bzw. Reizsymptome können mit farbigen Stiften auf der Haut des Patienten eingezeichnet und für Verlaufsuntersuchungen fotographisch dokumentiert werden.

Motorik

Die Untersuchung der Motorik beinhaltet die Inspektion auf Muskelatrophien, die Palpation bezüglich der Schmerzhaftigkeit, die Prüfung des Muskeltonus, der Muskeleigenreflexe und pathologischen Reflexe sowie die Prüfung der Kraft und Feinmotorik. Ziel dieser Untersuchung bei Patienten mit Verdacht auf neuropathischen Schmerz ist zum einen der mögliche Nachweis einer zentralen oder peripheren Läsion, zum anderen die Abgrenzung zu anderen Schmerzursachen, z. B. arthrogenen oder myogenen Ursachen.

Ziele der motorischen Untersuchung sind der Nachweis einer zentralen oder peripheren Läsion sowie die Abgrenzung zu anderen Schmerzursachen

Tab. 3 Negative und positive sensible Symptome bei neuropathischen Schmerzen. (Modifiziert nach [23])

	Symptom, Befund	Definition	Untersuchung, Bedside-Test	Erwartete Antwort
Negativsymptome	Hypästhesie	Reduzierte Empfindung nichtschmerzhafter Reize	Bestreichen der Haut mit Fingern, Pinsel oder Watteträger	Reduzierte Empfindung, Taubheitsgefühl
	Pallhypästhesie	Reduzierte Empfindung eines Vibrationsreizes	Applikation der Stimmgabel über Knochen oder Gelenk	Verlust oder rasches Verschwinden des Vibrationsempfindens
	Hypalgesie	Reduzierte Empfindung schmerzhafter Reize	Berühren der Haut mit spitzem Gegenstand (z. B. mit Zahnstocher oder steifem von-Frey-Haar)	Empfindung nur als Druck, nicht als Schmerz
	Thermhypästhesie	Reduzierte Empfindung eines Warm- oder Kaltreizes	Berührung der Haut mit kalten Gegenständen (z. B. 10°C; Metallrolle, Wasserglas, Acetonspray); Berührung der Haut mit warmen Gegenständen (z. B. 45°C; Metallrolle, Wasserglas)	Reduzierte Wahrnehmung, bei Schädigung der Kaltfasern auch paradoxe Hitzeempfindung

Autonome Funktionsstörungen

Die Untersuchung autonomer Funktionsstörungen beschränkt sich klinisch auf die Pupillomotorik, die Beobachtung der Schweißsekretion und einfache Tests der kardiovaskulären Funktion, z. B. den Schellong-Test. Aufwendigere apparative Verfahren stehen je nach Indikationsstellung zur Verfügung.

Apparative Untersuchungsverfahren

Neurographie

Die konventionelle Neurographie erfasst nur die nichtnozizeptiven bemarkten Fasern

SSEP sind in Bezug auf den Nachweis einer Mitbeteiligung der zentralen Afferenzen wertvoll

In der diagnostischen Abklärung von Neuropathien ist die Elektroneurographie die wichtigste neurophysiologische Untersuchungsmethode. Die konventionelle Neurographie erfasst nur die nichtnozizeptiven bemarkten Fasern, allerdings lassen sich oft indirekte Schlüsse auf eine wahrscheinliche Mitbeteiligung der nozizeptiven Fasern ziehen. Auch die somatosensibel evozierten Potenziale (SSEP) erfassen die markhaltigen nichtnozizeptiven Bahnen, sind jedoch in Bezug auf den Nachweis einer Mitbeteiligung der zentralen Afferenzen wertvoll.

Die direkte mikroneurographische Ableitung unbemarkter Nervenfasern ist bislang wenigen Speziallabors vorbehalten [3]. Aδ-Nozizeptoren lassen sich mithilfe laserevozierter Potenziale (LEP; [24]), hitzeevozierter Potenziale ["contact heat evoked potentials" (CHEPS); [25]] oder schmerzevozierter Potenziale ["pain-related evoked potentials" (PREP); [26]] untersuchen.

Quantitative sensorische Testung

Die quantitative sensorische Testung (QST) ist eine Ergänzung und Vertiefung der sensiblen Untersuchung. Hierbei werden mit einer computergestützten Apparatur definierte thermische und mechanische Stimuli in aufsteigender Intensität nach einem standardisierten Algorithmus appliziert [27]. Der Proband gibt die Empfindungs- und Schmerzschwellen für den jeweiligen Reiz an; das standardisierte QST-Protokoll des Deutschen Forschungsverbunds Neuropathischer Schmerz (DFNS) erfasst zusätzlich auch Phänomene wie Allodynie und Hyperalgesie [27]. Interessant ist die Verteilung von Plus- und Minussymptomen, auch im Hinblick auf einen eventuellen prädiktiven Wert bezüglich des Ansprechens auf eine Therapie. Eine Datenbankauswertung zeigte deutliche Unterschiede in der Verteilung von Plus- und Minussymptomen zwischen diagnostischen Gruppen, aber auch innerhalb derselben (■ **Abb. 2,** [28]).

Tab. 3 Negative und positive sensible Symptome bei neuropathischen Schmerzen. (Modifiziert nach [23]) (Fortsetzung)

		Symptom, Befund	Definition	Untersuchung, Bedside-Test	Erwartete Antwort
Positivsymptome	Spontane Empfindung; Spontanschmerz	Parästhesie	Nichtschmerzhafte, anhaltende kribbelnde Empfindung (Ameisenlaufen)	Fragen nach Intensität (z. B. NRS)	–
		Dysästhesie	Unangenehme Missempfindung	Fragen nach Intensität (z. B. NRS)	–
		Einschießende Schmerzattacke	Elektrisierende Schocks von Sekundendauer	Fragen nach Anzahl pro Zeit und Intensität (z. B. NRS); Fragen nach auslösenden Faktoren	–
		Oberflächlicher Schmerz	Anhaltende schmerzhafte Empfindung, oft brennend	Fragen nach Intensität (z. B. NRS)	–
	Evozierter Schmerz	Mechanisch-dynamische Allodynie	Normalerweise nichtschmerzhafter leichter Reiz auf der Haut löst Schmerz aus	Bestreichen der Haut mit Pinsel oder Watteträger; Größe der Fläche in cm^2	Brennender, stechender Schmerz in der primär betroffenen Zone und darüber hinaus (sekundäre Zone)
		Mechanisch statische Allodynie	Normalerweise nichtschmerzhafter leichter statischer Druck auf der Haut löst Schmerz aus	Leichter Druck mit einem Watteträger auf der Haut; Größe der Fläche in cm^2	Dumpfer Schmerz in der primär betroffenen Zone
		Mechanische Pinprick-Hyperalgesie	Normalerweise leicht stechender Reiz auf der Haut löst einen stärkeren Schmerz aus	Berühren der Haut mit spitzem Gegenstand (z. B. mit Zahnstocher oder steifem von-Frey-Haar); Größe der Fläche in cm^2	Stechender Schmerz in der primär betroffenen Zone und darüber hinaus (sekundäre Zone)
		Kälteallodynie	Normalerweise nichtschmerzhafter Kaltreiz auf der Haut löst einen (stärkeren) Schmerz aus	Berührung der Haut mit kalten Gegenständen (z. B. 10°C; Metallrolle, Wasserglas, Acetonspray)	Schmerzhaft-brennende Temperaturmissempfindungen in der primär betroffenen Zone, paradoxe Hitzeempfindung
		Hitzeallodynie (Hyperalgesie)	Normalerweise nichtschmerzhafter (leicht schmerzhafter) Warmreiz auf der Haut löst einen (stärkeren) Schmerz aus	Berührung der Haut mit warmen Gegenständen (z. B. 40°C; Metallrolle, Wasserglas)	Schmerzhaft-brennende Temperaturmissempfindungen in der primär betroffenen Zone

NRS Numerische Ratingskala, bei der dem Wert 0 die Aussage „Symptom nicht vorhanden" und dem Wert 10 die Aussage „maximal vorstellbare Ausprägung des Symptoms" (z. B. Parästhesien oder Brennschmerzen) zugeordnet wird.

Hautbiopsie

Der Nachweis intraepidermaler Nervenfasern in Hautbiopsien kann bei sehr weit in der Peripherie lokalisierten Erkrankungen wie der Small-fiber-Neuropathie, bei denen die konventionelle Neurophysiologie unauffällige Befunde erbringt, diagnostisch hilfreich sein [29]. Kürzlich wurde eine verminderte Hautinnervation auch bei Patienten mit Fibromyalgiesyndrom nachgewiesen [30], was auf eine mögliche Beteiligung des peripheren Nervensystems bei diesem Beschwerdebild hinweist.

Der Nachweis intraepidermaler Nervenfasern in Hautbiopsien kann bei sehr weit in der Peripherie lokalisierten Erkrankungen diagnostisch hilfreich sein

Messung des „axon flare"

Eine weitere potenziell sehr nützliche Methode ist die Messung des „axon flare" nach Stimulation. Die Flare-Antwort (Hautrötung) entsteht durch Freisetzung von Neuropeptiden aus C-Fasern, die im Gewebe durch Vasodilatation und Verstärkung der Plasmaextravasation aus Gefäßen ein Ödem und Erythem hervorrufen. Die Ausdehnung des Flare-Areals korreliert relativ gut mit der Dichte intraepidermaler Nervenfasern [31].

Die Ausdehnung des Flare-Areals korreliert relativ gut mit der Dichte intraepidermaler Nervenfasern

Bildgebung

Unter den bildgebenden Verfahren sind die kranielle und spinale Computertomographie (CT) und Magnetresonanztomographie (MRT) Standarduntersuchungen zur Evaluation zentraler Schmerzursachen. Während sich etwa ein Thalamusinfarkt, der zentrale neuropathische Schmerzen verursacht, leicht nachweisen lässt, sind für den Nachweis zentraler Veränderungen bei anderen neurogenen Schmerzsyndromen, z. B. beim Phantomschmerz, Methoden der funktionellen Bildgebung (funktionelle MRT, PET) erforderlich. Diese haben allerdings noch nicht den Weg in die diagnostische Routine gefunden [19]. Läsionen peripherer Nerven lassen sich heute teilweise schon mithilfe der hochauflösenden MRT oder sonographisch nachweisen.

Verfahren der funktionellen Bildgebung haben noch nicht den Weg in die diagnostische Routine gefunden

Therapie

Nichtmedikamentöse Therapie

Nichtmedikamentöse Therapieverfahren werden bei neuropathischen Schmerzen rein empirisch angewendet

Die Evidenz zur Wirksamkeit der nichtmedikamentösen Therapieverfahren ist schwach, sodass rein empirisch vorgegangen wird. Manche Patienten profitieren von warmen Fußbädern oder milder Infrarotstrahlung. Bei anderen ist Kälte schmerzlindernd, es können Eisbeutel oder Gefrierelemente (für nicht mehr als 10–30 min) verwendet werden. Bei Parästhesien der Füße können Zweizellenbäder oder die **transkutane elektrische Nervenstimulation** (TENS) hilfreich sein. Eine Cochrane-Analyse schloss 25 Studien mit fast 1300 Teilnehmern zur TENS bei chronischen Schmerzen ein, inklusive neuropathischer Schmerzen [32]. In 13 von 22 Studien war die TENS wirksamer als Placebo. Daten zur **Akupunktur** bei neuropathischem Schmerz sind rar. In einer Metaanalyse aller Studien mit Akupunktur bei chronischem Schmerz fand sich eine schwache Evidenz für die Wirksamkeit [33].

Physiotherapie und Ergotherapie sind auch bei neuropathischen Schmerzen Bestandteil der interdisziplinären Schmerztherapie

Physiotherapie und Ergotherapie sind Bestandteil der interdisziplinären Schmerztherapie, dies gilt auch für neuropathische Schmerzen [34]. Neben der Schmerzlinderung wird hierdurch angestrebt, Fehlhaltungen zu beseitigen, pathologische Bewegungsabläufe zu kompensieren und eine adäquate Funktion zu erhalten. Fußpflege, adäquates Schuhwerk und ggf. Orthesen müssen bei Patienten mit Polyneuropathien bedacht werden.

Medikamentöse Therapie

Generelle Prinzipien

Eine kausale Therapie bzw. Therapie der Grunderkrankung sollte angestrebt werden, wo immer möglich, z. B. beim Karpaltunnelsyndrom oder bei der diabetischen Neuropathie. Die Dosierung muss individuell angepasst werden. Bei den meisten Substanzen kann erst nach einer Gabe über 2–4 Wochen die Wirksamkeit eingeschätzt werden. Unwirksame Medikamente sollten wieder abgesetzt werden.

Bei den meisten Substanzen kann erst nach einer Gabe über 2–4 Wochen die Wirksamkeit eingeschätzt werden

Verschiedene Fachgesellschaften haben Leitlinien zur medikamentösen Behandlung neuropathischer Schmerzen erstellt. Zu den aktuellsten gehören die Leitlinie der Deutschen Gesellschaft für Neurologie (DGN; [34]), der European Federation of Neurological Societies (EFNS; [35]), der Neuropathic Pain Special Interest Group (NeuPSIG) der IASP [36] und des britischen National Institute for Health and Clinical Excellence (NICE; [37]). Die Leitlinien gehen von der jeweils aktuellen Datenlage randomisierter klinischer Studien aus, unterscheiden sich jedoch in der Interpretation und Gewichtung, wobei auch nationale Aspekte der Zulassung und Verfügbarkeit zu beachten sind.

Eine breite Zulassung für die Therapie neuropathischer Schmerzen haben in Deutschland Gabapentin und Pregabalin

Eine breite Zulassung für die Therapie neuropathischer Schmerzen haben in Deutschland Gabapentin und Pregabalin, Antikonvulsiva mit Wirkung auf neuronale Kalziumkanäle. Für die Schmerztherapie im Allgemeinen zugelassen sind Amitriptylin, Clomipramin und Imipramin als Vertreter der **trizyklischen Antidepressiva**. Der **Serotonin-Noradrenalin-Wiederaufnahmehemmer** (SNRI) Duloxetin hat eine Zulassung für die schmerzhafte diabetische Neuropathie. Eine Indikation für mittelstarke und starke Opiate besteht bei starken, anderweitig nicht beherrschbaren Schmerzzuständen, wovon neuropathische Schmerzen nicht ausgenommen sind. Als **topische Therapeutika** gibt es das Lidocainpflaster Versatis® für die postherpetische Neuralgie und das hoch dosierte 8%-Capsaicinpflaster (Qutenza®) für peripher bedingte neuropathische Schmerzen mit Ausnahme der diabetischen Neuropathie (■ **Tab. 4**).

Tab. 4 Zusammenstellung der wichtigsten Substanzen zur Behandlung neuropathischer Schmerzen, ihrer Indikationen und Nebenwirkungen

Substanzgruppe	Substanzen	Zulassungsbereich in Deutschland	Häufige Nebenwirkungen
Kalziumkanal-antikonvulsiva	Gabapentin; Pregabalin	Periphere neuropathische Schmerzen, Pregabalin auch bei zentralen neuropathischen Schmerzen	Müdigkeit, Schwindel, Ödeme
Natriumkanal-antikonvulsiva	Carbamazepin	Trigeminusneuralgie	
Trizyklische Antidepressiva	Amitriptylin; Clomipramin; Imipramin	Schmerzbehandlung im Rahmen eines therapeutischen Gesamtkonzepts	Mundtrockenheit, Sedierung, Akkommodationsstörungen, Miktionsstörungen, Obstipation, Hypotonie; *cave:* atrioventrikulärer Block, Glaukom
Serotonin-Noradrenalin-Wiederaufnahmehemmer	Duloxetin	Schmerzhafte diabetische Neuropathie	Übelkeit, Harnverhalt
Mittelstarke Opiate	Tramadol	Behandlung mäßig starker bis starker Schmerzen	Übelkeit, Hypotonie, Schwindel
Starke Opiate	Morphin; Oxycodon	Starke und stärkste Schmerzen	Übelkeit, Erbrechen, Sedierung
Topische Lokalanästhetika	Lidocainpflaster 5%	Postherpetische Neuralgie	Hautreaktion an der Applikationsstelle
Topisches Capsaicin	Capsaicinpflaster 8%; Capsaicinsalbe 0,075%	Periphere neuropathische Schmerzen (nicht bei Diabetes)	Hautreaktion an der Applikationsstelle, Brennschmerz

Die Tabelle bildet nur eine Auswahl an Substanzen ab. Für eine vollständige Auflistung der Nebenwirkungen und Kontraindikationen sei auf die Rote Liste verwiesen. Gültigkeit zum Zeitpunkt der Erstellung.

Gabapentin

Bis auf anfängliche Müdigkeit und Schwindel sowie Knöchelödeme bei einigen Patienten wird Gabapentin im Allgemeinen gut vertragen. Die Dosissteigerung von 3-mal 100 mg zu Beginn bis zu einer typischen Tageshöchstdosis von 1200–2400 mg (maximal 3600 mg) kann einige Wochen dauern. Insgesamt wird Gabapentin als wirksames und meist gut verträgliches Medikament zur Behandlung neuropathischer Schmerzen empfohlen [34].

Gabapentin wird als wirksames und meist gut verträgliches Medikament zur Behandlung neuropathischer Schmerzen empfohlen

Pregabalin

Pregabalin ist bei verschiedenen Formen neuropathischer Schmerzen wirksam und hat einen schlafverbessernden und anxiolytischen Effekt [38]. Man beginnt mit 1-mal 50 mg bis 2-mal 75 mg und kann meist in wenigen Tagen auf die übliche Enddosis von 2-mal 150 mg aufdosieren (Maximaldosis: 600 mg/Tag). Bei älteren sowie bei empfindlichen Patienten ist es ratsam, die Dosis etwas langsamer zu steigern. Pregabalin kann bei guter Verträglichkeit als gut wirksames Medikament für periphere und zentrale neuropathische Schmerzen eingesetzt werden [34].

Pregabalin ist bei peripheren und zentralen neuropathischen Schmerzen gut wirksam

Carbamazepin

Carbamazepin ist nach wie vor das Mittel der Wahl bei der Trigeminusneuralgie [39]. Die erforderliche Tagesdosis variiert zwischen 300 und 1200 mg, die Aufdosierung muss langsam erfolgen. Es sollte ein retardiertes Präparat verwendet werden. Initial ist die Ansprechrate sehr hoch, es gibt allerdings sekundäre Therapieversager nach längerer Behandlungszeit, die dann ggf. über eine neurochirurgische Intervention aufgeklärt werden sollten. Für andere Arten neuropathischer Schmerzen gilt Carbamazepin aufgrund des ungünstigen Wirkungs-Nebenwirkungs-Profils als Mittel der zweiten bis dritten Wahl [36, 38, 40].

Carbamazepin ist nach wie vor das Mittel der Wahl bei der Trigeminusneuralgie

Trizyklische Antidepressiva

Trizyklische Antidepressiva haben weiterhin einen Stellenwert in der Behandlung neuropathischer Schmerzen. Die Aufdosierung wird jedoch oft durch Nebenwirkungen und Medikamenteninteraktionen verhindert. Man unterscheidet sedierende (z. B. Amitriptylin) von nichtsedierenden (z. B. Clo-

Die Aufdosierung trizyklischer Antidepressiva wird oft durch Nebenwirkungen und Medikamenteninteraktionen verhindert

mipramin) trizyklischen Antidepressiva und kann diese entsprechend der gewünschten Wirkung verordnen, so etwa Amitriptylin retard zur Nacht bei zusätzlichen Schlafstörungen [34]. Die wirksame Dosis variiert interindividuell sehr stark, sodass Tagesdosen zwischen 25 und 150 mg möglich sind. In jedem Fall ist eine langsame Aufdosierung erforderlich.

Duloxetin

Der selektive SNRI Duloxetin ist bei der schmerzhaften diabetischen Neuropathie wirksam. Das NICE wertet Duloxetin in der Dosierung von 60 mg/Tag als Medikament mit der besten Kosteneffizienz und dem höchsten zu erwartenden therapeutischen Nutzen bei der Behandlung der schmerzhaften diabetischen Polyneuropathie [41].

Opioidanalgetika

Opioidanalgetika gelten als Mittel der zweiten bis dritten Wahl

Opioidanalgetika sind wirksam in der Behandlung neuropathischer Schmerzen [42], jedoch gelten sie als Mittel der zweiten bis dritten Wahl. Nebenwirkungen und eine Toleranzentwicklung können die Anwendung in der Praxis limitieren [34]. Eine langfristige Therapiekontrolle mit Schmerztagebüchern und Dokumentation der therapeutischen Auswirkungen auf alle Lebensbereiche wird empfohlen [34].

Topische Therapeutika

Hoch dosierte Capsaicinpflaster können bei nichtdiabetischen Patienten mit peripheren neuropathischen Schmerzen angewendet werden

Das 5%-Lidocainpflaster kann zur Mono- oder Kombinationstherapie bei der postherpetischen Neuralgie eingesetzt werden [43]. Die Pflaster werden für 12 h auf das schmerzhafte Areal aufgeklebt, worauf ein mindestens 12-stündiges applikationsfreies Intervall folgen muss. Das hoch dosierte Capsaicinpflaster (8%) kann bei nichtdiabetischen Patienten mit peripheren neuropathischen Schmerzen angewendet werden. Der Therapieerfolg einer Anwendung kann bis zu 3 Monate anhalten. Die Patienten müssen allerdings gewarnt werden, dass an den ersten Tagen verstärkte Brennschmerzen auftreten können. Für diesen Fall sollten sie eine Bedarfsmedikation erhalten.

Medikamentöse Kombinationstherapie

Die Datenlage für einen Vorteil der Kombinationstherapie ist schwach

In der Praxis muss das wirksame Medikament bzw. die wirksame Kombination individuell durch Erprobung gefunden werden

Intuitiv erscheint es sinnvoll, Medikamente mit unterschiedlichen Angriffspunkten zu kombinieren, um bei niedrigeren Dosen und geringeren Nebenwirkungen eine optimale Wirkung zu erzielen. Besonders plausibel erscheint dies für die Kombination von lokalen und systemischen Präparaten, z. B. Lidocainpflaster und Pregabalin bei der postherpetischen Neuralgie. Die Datenlage für einen Vorteil der Kombinationstherapie ist jedoch schwach. Die zusätzlichen Effekte sind gering [44, 45] bzw. werden durch Addition von Nebenwirkungen aufgehoben [46]. Dabei handelt es sich insbesondere um ZNS-Nebenwirkungen. Zudem hatten die Gruppen mit Kombinationstherapie in Studien die höhere Abbruchrate [47]. In der Praxis muss das wirksame Medikament bzw. die wirksame Kombination individuell durch Erprobung gefunden werden; dabei sind das Beschwerdebild, die Nebenwirkungen und Kontraindikationen zu berücksichtigen [34].

Invasive Therapieverfahren

Invasive Maßnahmen sind Patienten mit ansonsten refraktären neuropathischen Schmerzen vorbehalten

Eine differenzierte Darstellung der invasiven Verfahren zur Behandlung neuropathischer Schmerzen sprengt den Rahmen dieser Darstellung. Es wird auf aktuelle Übersichtsartikel und Leitlinien verwiesen [48, 49]. Zur Verfügung stehen verschiedene **Neurostimulationsverfahren** sowie **Opiatpumpen**. Neuroablative Verfahren werden mit wenigen Ausnahmen sehr kritisch gesehen. Es besteht Konsens darüber, dass die invasiven Maßnahmen Patienten mit ansonsten refraktären neuropathischen Schmerzen vorbehalten sind. Etwas niedriger liegt die Schwelle für interventionelle Verfahren bei der klassischen Trigeminusneuralgie [50].

Fazit für die Praxis

- **Wenn die IASP-Definition von Schmerzen mit Läsion oder Erkrankung des somatosensorischen Systems beachtet wird, kann die Diagnose neuropathischer Schmerzen anhand der Anamnese und Untersuchung mit wenigen Zusatzuntersuchungen gestellt werden.**
- **Das aktuelle pathophysiologische Konzept geht von einer Kombination aus peripherer und zentraler Sensibilisierung aus.**

- Medikamente und andere Verfahren zur Behandlung neuropathischer Schmerzen stehen zur Verfügung. Evidenz und Empfehlungen sind in mehreren Leitlinien zusammengefasst worden.
- Die Therapieentscheidung muss individuell getroffen werden.

Korrespondenzadresse

Prof. Dr. C. Sommer
Neurologische Klinik, Universitätsklinikum Würzburg
Josef-Schneider-Str. 11, 97080 Würzburg
sommer@uni-wuerzburg.de

Einhaltung ethischer Richtlinien

Interessenkonflikt. C. Sommer ist Mitglied in wissenschaftlichen Beiräten der Firmen Astellas, Lilly sowie Pfizer und hat Vorträge im Auftrag dieser Firmen gehalten.

Dieser Beitrag beinhaltet keine Studien an Menschen oder Tieren.

Literatur

1. Treede RD, Jensen TS, Campbell JN et al (2008) Neuropathic pain: redefinition and a grading system for clinical and research purposes. Neurology 70:1630–1635
2. Ochoa JL, Campero M, Serra J, Bostock H (2005) Hyperexcitable polymodal and insensitive nociceptors in painful human neuropathy. Muscle Nerve 32:459–472
3. Serra J, Bostock H, Sola R et al (2012) Microneurographic identification of spontaneous activity in C-nociceptors in neuropathic pain states in humans and rats. Pain 153:42–55
4. Goldin AL, Barchi RL, Caldwell JH et al (2000) Nomenclature of voltage-gated sodium channels. Neuron 28:365–368
5. Dib-Hajj SD, Yang Y, Black JA, Waxman SG (2013) The Na(V)1.7 sodium channel: from molecule to man. Nat Rev Neurosci 14:49–62
6. Jin X, Gereau RWT (2006) Acute p38-mediated modulation of tetrodotoxin-resistant sodium channels in mouse sensory neurons by tumor necrosis factor-alpha. J Neurosci 26:246–255
7. Üçeyler N, Sommer C (2008) Cytokine regulation in animal models of neuropathic pain and in human diseases. Neurosci Lett 437:194–198
8. Üçeyler N, Rogausch JP, Toyka KV, Sommer C (2007) Differential expression of cytokines in painful and painless neuropathies. Neurology 69:42–49
9. Üçeyler N, Kafke W, Riediger N et al (2010) Elevated proinflammatory cytokine expression in affected skin in small fiber neuropathy. Neurology 74:1806–1813
10. Katz N, Borenstein DG, Birbara C et al (2011) Efficacy and safety of tanezumab in the treatment of chronic low back pain. Pain 152:2248–2258
11. Palazzo E, Luongo L, Novellis V de et al (2012) Transient receptor potential vanilloid type 1 and pain development. Curr Opin Pharmacol 12:9–17
12. Bierhaus A, Fleming T, Stoyanov S et al (2012) Methylglyoxal modification of Nav1.8 facilitates nociceptive neuron firing and causes hyperalgesia in diabetic neuropathy. Nat Med 18:926–933
13. Dubovy P (2011) Wallerian degeneration and peripheral nerve conditions for both axonal regeneration and neuropathic pain induction. Ann Anat 193:267–275
14. Woolf CJ (2011) Central sensitization: implications for the diagnosis and treatment of pain. Pain 152:S2–S15
15. Scholz J, Woolf CJ (2007) The neuropathic pain triad: neurons, immune cells and glia. Nat Neurosci 10:1361–1368
16. Kawasaki Y, Zhang L, Cheng JK, Ji RR (2008) Cytokine mechanisms of central sensitization: distinct and overlapping role of interleukin-1beta, interleukin-6, and tumor necrosis factor-alpha in regulating synaptic and neuronal activity in the superficial spinal cord. J Neurosci 28:5189–5194
17. Coull JA, Beggs S, Boudreau D et al (2005) BDNF from microglia causes the shift in neuronal anion gradient underlying neuropathic pain. Nature 438:1017–1021
18. Knabl J, Witschi R, Hosl K et al (2008) Reversal of pathological pain through specific spinal GABAA receptor subtypes. Nature 451:330–334
19. Haanpää M, Attal N, Backonja M et al (2011) NeuPSIG guidelines on neuropathic pain assessment. Pain 152:14–27
20. Galer BS, Jensen MP (1997) Development and preliminary validation of a pain measure specific to neuropathic pain: the Neuropathic Pain Scale. Neurology 48:332–338
21. Bouhassira D, Attal N, Fermanian J et al (2004) Development and validation of the Neuropathic Pain Symptom Inventory. Pain 108:248–257
22. Sommer C, Richter H, Rogausch JP et al (2011) A modified score to identify and discriminate neuropathic pain: a study on the German version of the neuropathic pain symptom inventory (NPSI). BMC Neurol 11:104
23. Baron R, Binder A, Birklein F et al (2012) Diagnostik neuropathischer Schmerzen. In: Diener H-C, Weimar C (Hrsg) Leitlinien für Diagnostik und Therapie in der Neurologie, 5. Aufl. Thieme, Stuttgart
24. Treede RD, Lorenz J, Baumgartner U (2003) Clinical usefulness of laser-evoked potentials. Neurophysiol Clin 33:303–314
25. Chen AC, Niddam DM, Arendt-Nielsen L (2001) Contact heat evoked potentials as a valid means to study nociceptive pathways in human subjects. Neurosci Lett 316:79–82
26. Hansen N, Obermann M, Üçeyler N et al (2012) Klinische Anwendung schmerzevozierter Potenziale. Schmerz 26:8–15
27. Rolke R, Baron R, Maier C et al (2006) Quantitative sensory testing in the German Research Network on Neuropathic Pain (DFNS): standardized protocol and reference values. Pain 123:231–243
28. Maier C, Baron R, Tolle TR et al (2010) Quantitative sensory testing in the German Research Network on Neuropathic Pain (DFNS): somatosensory abnormalities in 1236 patients with different neuropathic pain syndromes. Pain 150:439–450

29. Sommer C, Lauria G (2007) Skin biopsy in the management of peripheral neuropathy. Lancet Neurol 6:632–642
30. Üçeyler N, Zeller D, Kahn AK et al (2013) Small fibre pathology in patients with fibromyalgia syndrome. Brain 136(Pt 6):1857–1867
31. Bickel A, Heyer G, Senger C et al (2009) C-fiber axon reflex flare size correlates with epidermal nerve fiber density in human skin biopsies. J Peripher Nerv Syst 14:294–299
32. Nnoaham KE, Kumbang J (2008) Transcutaneous electrical nerve stimulation (TENS) for chronic pain. Cochrane Database Syst Rev:CD003222
33. Ezzo J, Berman B, Hadhazy VA et al (2000) Is acupuncture effective for the treatment of chronic pain? A systematic review. Pain 86:217–225
34. Baron R, Binder A, Birklein F et al (2012) Pharmakologische nicht-interventionelle Therapie chronisch neuropathischer Schmerzen. In: Diener HC, Weimar C (Hrsg) Leitlinien für Diagnostik und Therapie in der Neurologie, 5. Aufl. Thieme, Stuttgart
35. Attal N, Cruccu B, Baron R et al (2009) EFNS guidelines on the pharmacological treatment of neuropathic pain: 2009 revision. Eur J Neurol 17:1010–1018
36. Dworkin RH, O'Connor AB, Audette J et al (2010) Recommendations for the pharmacological management of neuropathic pain: an overview and literature update. Mayo Clin Proc 85:S3–S14
37. National Institute for Health and Clinical Excellence. http://www.nice.org.uk/guidance/CG96
38. Attal N, Cruccu G, Baron R et al (2010) EFNS guidelines on the pharmacological treatment of neuropathic pain: 2010 revision. Eur J Neurol 17:1113–e88
39. Zakrzewska JM, McMillan R (2011) Trigeminal neuralgia: the diagnosis and management of this excruciating and poorly understood facial pain. Postgrad Med J 87:410–416
40. Finnerup NB, Sindrup SH, Jensen TS (2010) The evidence for pharmacological treatment of neuropathic pain. Pain 150:573–581
41. Hoitsma E, Marziniak M, Faber CG et al (2002) Small fibre neuropathy in sarcoidosis. Lancet 359:2085–2086
42. Eisenberg E, McNicol E, Carr DB (2006) Opioids for neuropathic pain. Cochrane Database Syst Rev 3:CD006146
43. Khaliq W, Alam S, Puri N (2007) Topical lidocaine for the treatment of postherpetic neuralgia. Cochrane Database Syst Rev:CD004846
44. Gilron I, Bailey JM, Tu D et al (2009) Nortriptyline and gabapentin, alone and in combination for neuropathic pain: a double-blind, randomised controlled crossover trial. Lancet 374:1252–1261
45. Gilron I, Bailey JM, Tu D et al (2005) Morphine, gabapentin, or their combination for neuropathic pain. N Engl J Med 352:1324–1334
46. Gatti A, Sabato AF, Occhioni R et al (2009) Controlled-release oxycodone and pregabalin in the treatment of neuropathic pain: results of a multicenter Italian study. Eur Neurol 61:129–137
47. Wiffen PJ (2012) Combination pharmacotherapy for the treatment of neuropathic pain in adults. J Pain Palliat Care Pharmacother 26:380
48. Cruccu G, Aziz TZ, Garcia-Larrea L et al (2007) EFNS guidelines on neurostimulation therapy for neuropathic pain. Eur J Neurol 14:952–970
49. Nizard J, Raoul S, Nguyen JP, Lefaucheur JP (2012) Invasive stimulation therapies for the treatment of refractory pain. Discov Med 14:237–246
50. Zakrzewska JM, Coakham HB (2012) Microvascular decompression for trigeminal neuralgia: update. Curr Opin Neurol 25:296–301

Schmerz 2014 · 28:93–104
DOI 10.1007/s00482-013-1346-6
Online publiziert: 19. Februar 2014

Redaktion
H. Göbel, Kiel
R. Sabatowski, Dresden

G. Goßrau
UniversitätsSchmerzCentrum, Universitätsklinikum Dresden

Postzosterneuralgie

Zusammenfassung

Die Postzosterneuralgie ist ein neuropathisches Schmerzsyndrom. Charakteristisch sind Schmerzen im Dermatom der ursprünglichen Hauteffloreszenz, die 3 Monate nach deren Abheilung fortbestehen. Die Postzosterneuralgie tritt etwa bei jedem zehnten Zosterpatienten auf. Mit zunehmendem Lebensalter steigt die Prävalenz deutlich an. Klinische Charakteristika sind Dauerbrennschmerzen, einschießende Schmerzattacken und Allodynie. Außerdem finden sich sensorische Minus- und Plussymptome im betroffenen Areal. Pathophysiologisch konnten die periphere und zentrale Sensibilisierung auf dem Boden einer Nervenschädigung als wichtige Mechanismen der Schmerzentstehung nachgewiesen werden. Studien zur Therapie der Postzosterneuralgie konnten die Wirksamkeit von Antidepressiva, Antiepileptika, Opioiden sowie der topischen Analgetika Capsaicin und Lidocain zeigen. Es ist davon auszugehen, dass die Postzosterneuralgie als chronische Schmerzerkrankung eines multimodalen Behandlungsansatzes bedarf.

Schlüsselwörter

Herpes zoster · Postherpetische Neuralgie · Antidepressiva · Antiepileptika · Opioidanalgetika

Lernziel

Nach Lektüre dieses Beitrags zur Postzosterneuralgie
- **sind Sie mit wichtigen Aspekten der Entstehung und Aufrechterhaltung sowie mit der klinischen Präsentation der Erkrankung vertraut.**
- **kennen Sie die aktuellen Therapiemöglichkeiten, insbesondere die differenzierte medikamentöse Behandlung.**
- **wissen Sie, welche lokalen Therapien im multidisziplinären Ansatz angewendet werden.**
- **nehmen Sie die Betroffenen als chronische Schmerzpatienten mit biologisch-körperlichen Krankheitszeichen und psychischen sowie sozialen Beeinträchtigungen wahr.**

Epidemiologie

Die globale mediane Herpes-zoster-Inzidenz wird auf 4–4,5 pro 1000 Personen geschätzt

Aktuelle Daten zeigen eine Inzidenz des Herpes zoster in Deutschland von fast 6 pro 1000 Personen [1]. Eine globale mediane Herpes-zoster-Inzidenz von 4–4,5 pro 1000 Personen wird unter Berücksichtigung epidemiologischer Untersuchungen aus den USA, Kanada, Südamerika, Europa, Asien und Australien benannt [2]. Die meisten dieser Studien beschreiben auch einen Trend zur Zunahme der alterskorrigierten Herpes-zoster-Inzidenz in den letzten Jahren. Der Grund ist allerdings noch nicht bekannt.

Die PZN tritt im Mittel bei 5% aller Zosterpatienten auf

Die Postzosterneuralgie (PZN) tritt im Mittel bei 5% aller Zosterpatienten auf [1]. In Abhängigkeit von der Zusammensetzung der untersuchten Population und den verwendeten Diagnosekriterien gibt es unterschiedliche Angaben zur Häufigkeit der PZN. Sie liegen bei 2–23% der Zostererkrankten [2].

Die Prävalenz der PZN steigt mit zunehmendem Lebensalter deutlich an

Mit zunehmendem Lebensalter steigt die Prävalenz deutlich an, nach dem 50. Lebensjahr leiden 18%, nach dem 80. Lebensjahr bis zu 33% der Herpes-zoster-Erkrankten an einer PZN. 80% der PZN-Erkrankungen treten bei Personen >50 Jahre auf [2]. Frauen und Patienten mit **Zoster ophthalmicus** sowie Patienten mit starkem Initialschmerz und schmerzhaften **Prodromalsymptomen** des Zosters entwickeln häufiger eine PZN, Immundefizienz ist dagegen kein Risikofaktor [3].

Bei gesetzlich krankenversicherten Deutschen werden durch eine PZN Krankheitskosten von >1600 € pro behandelten Patienten verursacht [1]. Dies weist auf die gesundheitsökonomische Dimension der PZN im Rahmen des demografischen Wandels hin.

Postherpetic neuralgia

Abstract

Postherpetic neuralgia is considered to be a neuropathic pain syndrome. Typically, patients experience pain in the dermatomes of skin lesions persisting for more than 3 months after skin restitution. About 10% of patients with herpes zoster develop postherpetic neuralgia. Its prevalence increases with age. Common clinical symptoms include continuous burning pain, sharp pain attacks, and allodynia. Additionally, sensory hyperactivation or loss in the affected skin area is present. Pathophysiology includes mechanisms of peripheral and central sensitization, based on damaged nerve fibers as the main mechanisms for pain generation and its maintenance. Clinical studies did show pain relief in postherpetic neuralgia after administration of antidepressants, antiepileptic drugs, opioids, and topical capsaicin and lidocaine. Nevertheless, about one third of patients do not respond to conventional treatment. Given the fact that postherpetic neuralgia is considered to be a chronic pain disease, a multidisciplinary treatment approach is necessary.

Keywords

Herpes zoster · Neuralgia, postherpetic · Antidepressive agents · Antiepileptic agents · Analgesics, opioids

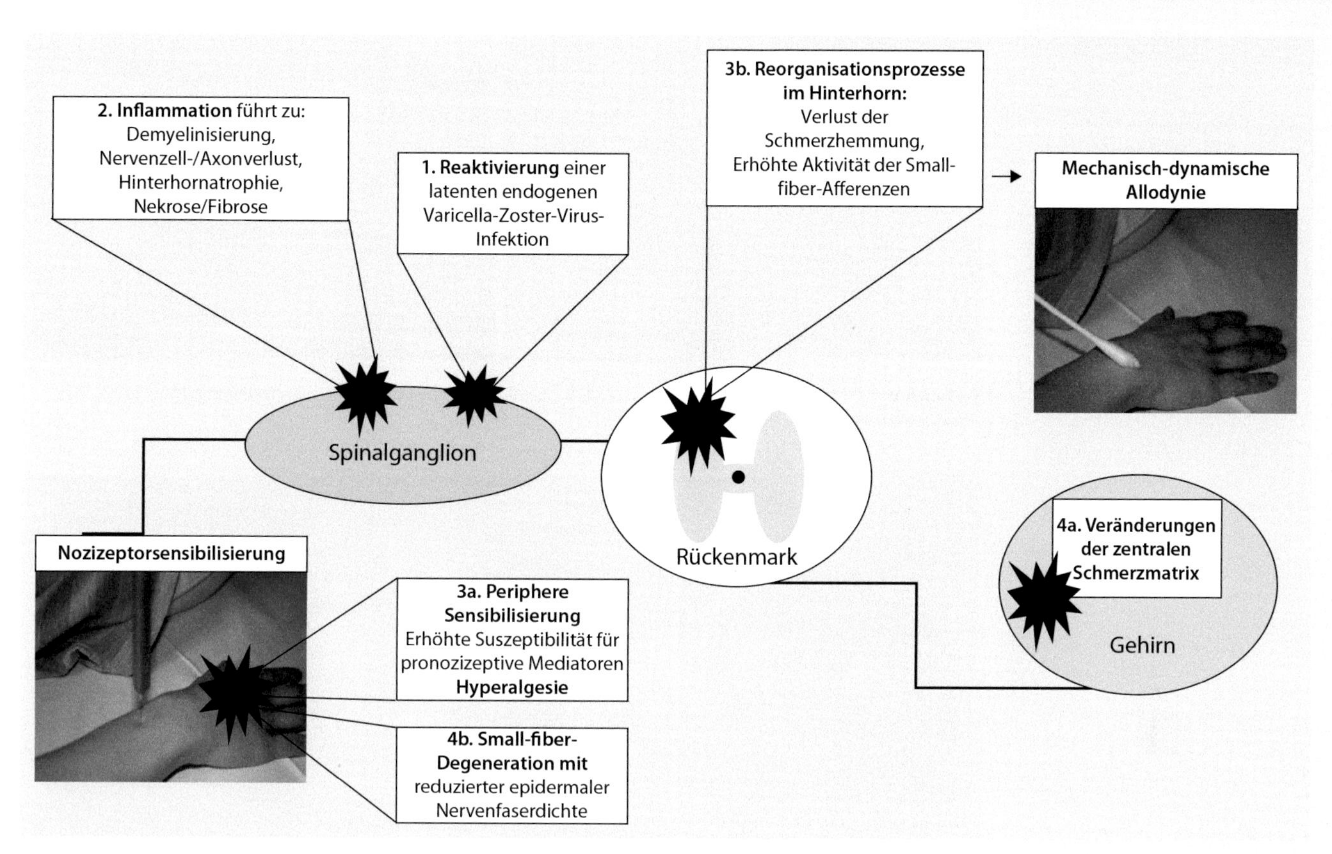

Abb. 1 ▲ Pathophysiologische Mechanismen der Postzosterneuralgie. *1* Die Reaktivierung einer latenten endogenen Varicella-Zoster-Virus-Infektion führt zur *2* Inflammation mit Demyelinisierung, Nervenzell-/Axonverlust, Hinterhornatrophie, Nekrose und Fibrose. *3a* Die erhöhte Aktivität der Small-fiber-Afferenzen resultiert in mechanischer Hyperalgesie und induziert Veränderungen in der Prozessierung sensorischer Signale. Eine Sensibilisierung von Nozizeptoren kann beobachtet werden. *3b* Reorganisationsprozesse im Hinterhorn folgen und führen zum Verlust der Schmerzhemmung, Phänomene der zentralen Sensibilisierung für Schmerz wie die mechanisch-dynamische Allodynie treten auf. *4a* Neuroplastische Veränderungen der zentralen Schmerzmatrix sind die Folge eines kontinuierlich erhöhten Nozizeptorinputs. *4b* Ausgelöst durch die Degeneration un- oder wenig myelinisierter peripherer Nervenfasern nimmt im Verlauf die epidermale Nervenfaserdichte ab

Ätiopathogenese

Die Reaktivierung einer latenten endogenen Varicella-Zoster-Virus(VZV)-Infektion verursacht den Herpes zoster [4]. Nach der **Varizelleninfektion** persistieren die Viren in sensorischen Ganglien. Nach einer **jahrzehntelangen Latenzphase** kommt es zu einem klinisch manifesten Rezidiv, meist in Form eines Herpes zoster. Die Virusreplikation resultiert in entzündlichen Veränderungen in den betroffenen sensorischen Hinterhornganglien und peripheren Nerven. Die Inflammation führt zu Demyelinisierung, Nervenzell- und Axonverlust, Hinterhornatrophie, Nekrose und Fibrose [4]. Eine reduzierte epidermale Nervenfaserdichte als Hinweis auf den Untergang der kleinen Nervenfasern wurde nachgewiesen [5].

VZV gelangen innerhalb der sensorischen Nerven zur Haut und verursachen dort den dermatomspezifischen Zoster

VZV gelangen innerhalb der sensorischen Nerven zur Haut und verursachen dort den dermatomspezifischen Zoster mit Erythem sowie papulovesikulösen und pustulösen Hautveränderungen (◘ **Abb. 2a,b**).

Ursächlich für die Entstehung der PZN sind Reorganisationsprozesse im Hinterhorn und eine periphere Nervenschädigung

Forschungsergebnisse weisen darauf hin, dass Reorganisationsprozesse im Hinterhorn und eine periphere Nervenschädigung durch Demyelinisierung afferenter sensorischer Nervenfasern sowie Small-fiber-Degeneration ursächlich für die Entstehung der PZN sind [6]. Durch einen Verlust der Schmerzhemmung und eine erhöhte Aktivität von Small-fiber-Afferenzen werden die neuropathischen Schmerzen ausgelöst und unterhalten. ◘ **Abb. 1** zeigt Mechanismen der Schmerzentstehung und -chronifizierung bei der PZN.

In Untersuchungen zu zentralnervösen Mechanismen der PZN wurde der zerebrale Blutfluss (CBF) mithilfe der funktionellen Magnetresonanztomographie gemessen. Die Studien konnten bei

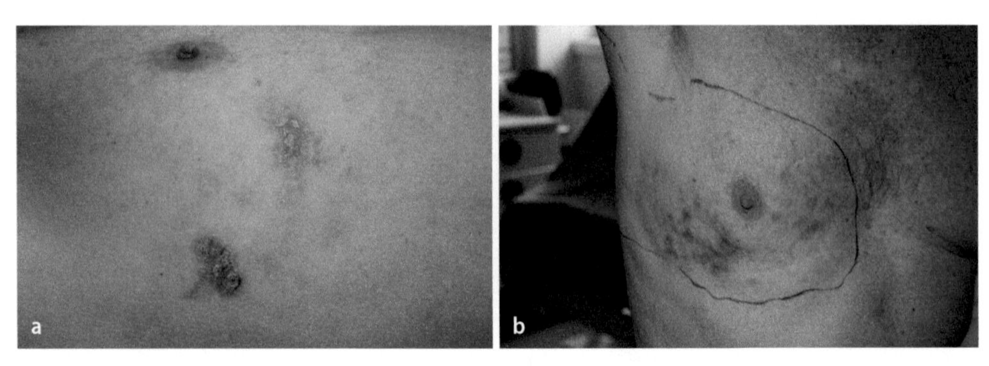

Abb. 2 ▲ **a** Papulovesikulöse Zostereffloreszenz. **b** Thorakaler Herpes zoster (Th4) in Abheilung, Markierung des Spontanschmerzareals

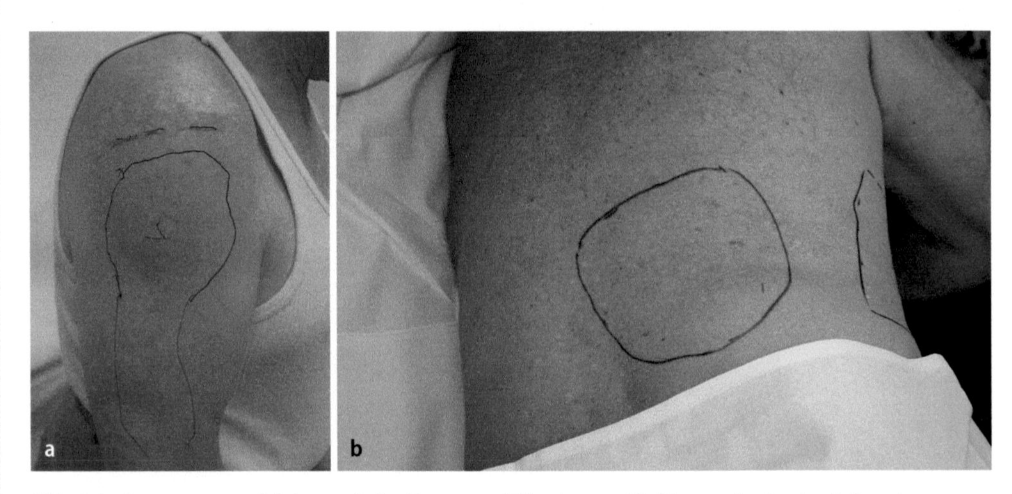

Abb. 3 ▲ **a** Postzosterneuralgie im zervikalen Dermatom (C6), schwarze Markierung des Areals mit Dauerbrennschmerz, rote Markierung des Allodynieareals. **b** Postzosterneuralgie im thorakalen Dermatom (Th9), Markierung des Areals mit Dauerbrennschmerz

PZN-Patienten einen signifikant erhöhten CBF in verschiedenen Arealen der zentralen Schmerzmatrix zeigen, u. a. in Thalamus, Insel, Amygdala und primärem somatosensorischem Kortex. Darüber hinaus konnten funktionelle Verbindungen einzelner zentraler „Schmerzkreisläufe" dargestellt werden [7].

Klinik und Diagnosestellung

Im Dermatom des Herpes zoster können bereits vor den Hautveränderungen Schmerzen und Parästhesien bemerkt werden. Gelegentlich tritt eine Begleitmeningitis auf. Einen Sonderfall stellt der Zoster sine herpete dar, der durch neuropathische Schmerzen ohne Hautveränderungen gekennzeichnet ist.

Der Schmerz des akuten Herpes zoster wird als scharf und stechend beschrieben

Der Schmerz des akuten Herpes zoster wird als scharf und stechend beschrieben (◘ **Abb. 2**). Meist lösen sich diese Schmerzen innerhalb von 4–8 Wochen nach Beginn des Herpes zoster auf. Bestehen Schmerzen im Dermatom der Hauteffloreszenz auch 3 Monate nach deren Heilung fort oder treten nach einem schmerzfreien Intervall erneut Schmerzen dort auf, liegt eine PZN vor.

Die PZN äußert sich als unangenehmer dauerhafter Brennschmerz mit einschießenden Schmerzattacken

Die PZN äußert sich als unangenehmer dauerhafter Brennschmerz mit einschießenden, auch elektroschockähnlichen Schmerzattacken. Häufig überschreiten der Schmerz und die begleitenden sensorischen Phänomene die Grenzen des ursprünglich betroffenen Dermatoms. Thorakale Dermatome sind am häufigsten betroffen (◘ **Abb. 3, 4**). Aufgrund der virusbedingten Nervenschädigung zeigen die Patienten im betroffenen Dermatom [6]

- Hyp- oder Anästhesie,
- Hypalgesie sowie
- Par- und Dysästhesien.

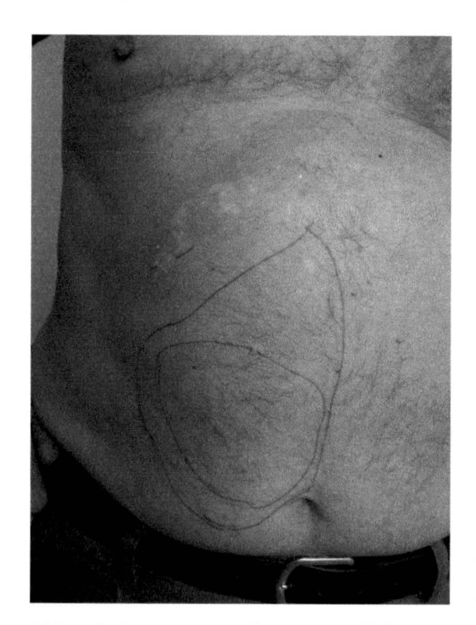

Abb. 4 ▲ Postzosterneuralgie im thorakalen Dermatom (Th9), schwarze Markierung des Areals mit Dauerbrennschmerz, rote Markierung des Allodynieareals

Die Mehrheit der PZN-Patienten leidet unter **mechanischer Allodynie**, üblicherweise in Arealen mit erhaltener Wahrnehmung taktil sensorischer Reize (■ **Abb. 4**). Spontanschmerz tritt dagegen häufiger in Dermatomen mit gestörter oder fehlender Wahrnehmung sensorischer Reize auf. Einige Patienten präsentieren auch einen Juckreiz im Postzosterareal. Auch muskuloskeletale Schmerzen aufgrund einer Herpes-zoster-induzierten Schädigung motorischer Nerven und konsekutiven Muskelhypotrophie kommen bei schwerer betroffenen Patienten vor.

Die psychosoziale Dimension der PZN stellt ein zentrales Problem dar

Die psychosoziale Dimension der PZN mit reduzierter Lebensqualität und verminderten Alltagsaktivitäten stellt ein zentrales Problem dar. Bei den betroffenen Patienten kann man häufig Schlafstörungen, allgemeine Schwäche, Appetitlosigkeit, Gewichtsverlust, verminderte Sozialkontakte, reduzierte Mobilität und damit eine zunehmende Abhängigkeit von externen Hilfsangeboten bis zur stationären Behandlung beobachten.

Psychologische Beeinträchtigungen im Rahmen der PZN beinhalten erhöhte Ängstlichkeit und Depressivität

Psychologische Beeinträchtigungen im Rahmen der PZN beinhalten erhöhte Ängstlichkeit und Depressivität. Über Suizide aufgrund der PZN wurde berichtet [8].

Die PZN ist eine klinische Diagnose. Der Herpes zoster mit typischen Hautveränderungen, gefolgt von Schmerzen im zugehörigen Dermatom, gehört zur typischen Anamnese. Gelegentlich treten die Schmerzen nach längerer Latenz wieder auf. Eine Reaktivierung der Herpes-zoster-Infektion mit erneuten Hautveränderungen durch präzipitierende Ereignisse, z. B. Infektionskrankheiten, Unfälle, Operationen oder emotionale Belastungssituationen, ist möglich. Eine PZN kann auch ohne anamnestisch fassbaren Herpes zoster vorliegen. Diagnostische Werkzeuge wie die quantitative sensorische Testung oder die Hautstanzbiopsie werden zur weiteren Diagnostik der Kleinfaserfunktion eingesetzt. Elektroneurographie und Elektromyographie können eine Beteiligung myelinisierter sensorischer bzw. motorischer Nervenfasern nachweisen.

Prävention der Postzosterneuralgie

Zur Prävention der PZN steht heute die Vakzinierung zur Verfügung. Es gibt 2 VZV-Vakzinen, beide enthalten einen abgeschwächten Lebendimpfstoff. Die Varizellenvakzinierung wird seit über 15 Jahren bei Kindern eingesetzt. Damit konnte eine deutliche Reduktion der Varizelleninzidenz erreicht werden sowie vorhersehbar eine Abnahme der Inzidenz von Herpes zoster und auch der PZN. Die Zostervakzinierung wurde zur Prävention des Herpes zoster entwickelt. Diese Vakzine soll die mit zunehmendem Alter abnehmende zellvermittelte Immunität gegen VZV wieder verstärken.

Seit 2008 wird die Zostervakzinierung für Personen in einem Alter >60 Jahre empfohlen

Seit 2008 wird die Impfung für Personen in einem Alter >60 Jahre empfohlen. In der Europäischen Union ist die Zostervakzine für Personen >50 Jahre zur Prävention des Herpes zoster und der PZN zugelassen. Im Unterschied zur Varizellenvakzine enthält sie eine 14-fach höhere Virionendosis [9].

Die Zostervakzine ist effizient in der Prävention des Herpes zoster

Die Zostervakzine ist effizient in der Prävention des Herpes zoster. Eine aktuelle Cochrane-Übersicht bisher publizierter randomisierter, kontrollierter Studien (RCT) beschreibt eine „number needed to benefit“ von 50 und eine „number needed to harm“ von 100. Die Gruppe der 60- bis 69-Jährigen profitiert stärker von der Vakzinierung, zeigt aber auch mehr Nebenwirkungen, z. B. Rötungen, Schwellungen, Juckreiz und varizellenartige Hautausschläge im Injektionsgebiet. Insgesamt wird die Zostervakzine gut toleriert. Systemische Nebenwirkungen sind selten und die lokalen Nebenwirkungen sind von geringer bis mittlerer Intensität [10].

Die Datenlage zur Prävention der PZN durch eine antivirale Therapie in den ersten 72 h nach Manifestation der Effloreszenzen ist nicht endgültig geklärt [11]. Eine aktuelle prospektive Studie mit mehr als 400 Personen weist aber darauf hin, dass die frühzeitige antivirale Therapie auch in Bezug auf die Entwicklung einer PZN sinnvoll ist [12].

Eine effiziente Schmerztherapie ist beim akuten Zosterschmerz unerlässlich

Eine effiziente Schmerztherapie ist beim akuten Zosterschmerz unerlässlich. Allerdings bleibt mit Blick auf die vorliegenden Studienergebnisse ungeklärt, ob und welche Pharmakotherapie oder

Intervention einen präventiven Effekt bezüglich der Entwicklung einer PZN hat.

Therapie der Postzosterneuralgie

Die PZN erfordert oft einen multidimensionalen Therapieansatz

Zur Therapie der PZN werden systemische und topische Medikamente, aber auch invasive Techniken, alternative, physikalische und psychologische Methoden eingesetzt. Wie bei vielen chronischen neuropathischen Schmerzen ist auch bei der PZN oft ein multidimensionaler Therapieansatz erforderlich. Die Identifikation der adäquaten Therapie ist ein mitunter langer Prozess (◘ **Abb. 5**).

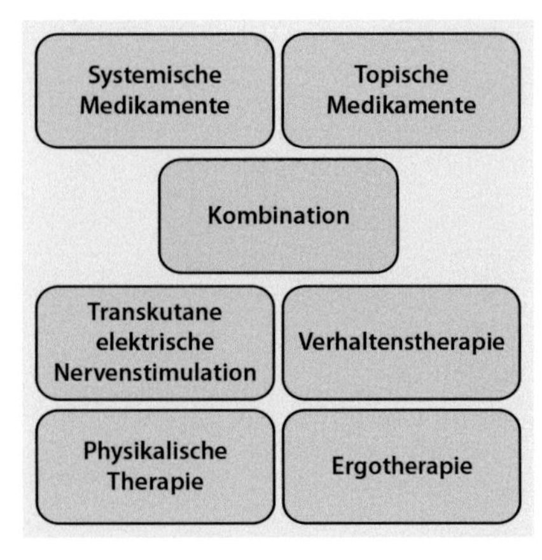

Abb. 5 ▲ Therapiebausteine bei Postzosterneuralgie

Eine realistische Einschätzung der Therapieziele ist für eine Sicherung der Compliance unerlässlich

Vor Therapiebeginn sollten die Ziele mit dem Patienten vereinbart werden. Eine realistische Einschätzung sowie die Aufklärung über mögliche Therapienebenwirkungen sind dabei für eine Sicherung der Compliance unerlässlich. Neben einer mindestens 30- bis 50%igen Schmerzreduktion sind im Sinne des **biopsychosozialen Schmerzmodells** auch eine Verbesserung von Aktivitäten des täglichen Lebens unter Erhaltung der sozialen Funktionalität, eine Verbesserung der Lebensqualität und die Reduktion von Schlafstörungen wichtige Therapieziele.

Trotz leitliniengerechter medikamentöser Therapie wird häufig keine Schmerzreduktion erreicht

Meist ist mit der medikamentösen Therapie keine komplette Schmerzfreiheit zu gewährleisten oder die Medikamentennebenwirkungen erreichen ein nicht tolerierbares Ausmaß. Bei etwa einem Drittel der Patienten, den Nonrespondern, kann trotz leitliniengerechter medikamentöser Therapie keine Schmerzreduktion erreicht werden oder die eingesetzten Medikamente werden nicht toleriert [13].

Systemische Medikamente

Die patientenspezifisch wirksame und tolerierte Dosierung wird durch Titration ermittelt

Die Wahl des eingesetzten Medikaments hängt vom individuellen Schmerzbild, den vorhandenen Kontraindikationen und den eventuellen Nebenwirkungen ab. Die patientenspezifisch wirksame und tolerierte Dosierung wird durch Titration ermittelt. Eine Aussage zur Wirkungslosigkeit eines Medikaments setzt in der Regel dessen Einnahme für 2–4 Wochen in ausreichender Dosierung voraus. RCT zur medikamentösen Therapie der PZN zeigen eine Wirksamkeit von (◘ **Tab. 1**; [14])
- trizyklischen Antidepressiva (Amitriptylin, Nortriptylin, Desipramin),
- Antikonvulsiva mit Wirkung auf neuronale Kalziumkanäle (Gabapentin, Pregabalin) und
- Opioidanalgetika (Tramadol und Morphin retardiert, Oxycodon).

Häufig werden zur Therapie der PZN Präparate ohne entsprechende Zulassung eingesetzt

Der Einsatz von TZA ist im Alter wegen der arrhythmogenen Wirkung risikoreich

Für das Antikonvulsivum Valproinsäure liegt lediglich eine Studie mit Hinweisen auf eine Wirksamkeit bei PZN vor [15]. Häufig werden zur Therapie der PZN Präparate ohne die entsprechende Zulassung eingesetzt („off-label"). Hier ist es wiederum erforderlich, den Patienten über die belegte bzw. erhoffte Wirksamkeit des Medikaments, die potenziellen Nebenwirkungen bzw. den Einsatz aufgrund fehlender Alternativen aufzuklären und dies zu dokumentieren. Wichtig ist die individuelle Auswahl des Medikaments entsprechend den Gegebenheiten des Patienten. Häufig sind PZN-Patienten älter und mehrfach vorerkrankt. So ist etwa der Einsatz von trizyklischen Antidepressiva (TZA) im Alter wegen der arrhythmogenen Wirkung risikoreich. Falls hier auf ein TZA nicht verzichtet werden kann, sollte bevorzugt Nortriptylin eingesetzt werden. Auch die zentralnervösen anticholinergen Nebenwirkungen der TZA bei älteren Patienten sind zu beachten: Häufig können bereits mittlere TZA-Dosierungen zu Verwirrtheit und Desorientierung führen.

Im Rahmen chronisch neuropathischer Schmerzen werden häufig auch folgende Medikamente eingesetzt:
- Tetrazyklische Antidepressiva, z. B. Maprotilin
- Selektive Serotonin-Noradrenalin-Wiederaufnahmehemmer (SNRI), wie Venlafaxin und Duloxetin
- Tapentadol als Agonist am μ-Opioidrezeptor und selektiver Noradrenalin-Wiederaufnahmehemmer

Tab. 1 Medikamentöse Therapie der Postzosterneuralgie

	Dosierung	Dosierungsintervall	Zulassung zur Therapie schwerer/chronischer/neuropathischer Schmerzen
Trizyklische Antidepressiva			
Amitriptylin	10–75 mg/Tag	1 Tagesdosis, abends	Ja
Nortriptylin	10–100 mg/Tag	2–3 Einzeldosen	Ja
Desipramin	25–100 mg/Tag	1 Tagesdosis	Nein
Antikonvulsiva mit Wirkung auf neuronale Kalziumkanäle			
Gabapentin	300–2400 mg/Tag	3 Einzeldosen	Ja
Pregabalin	75–600 mg/Tag	2–3 Einzeldosen	Ja
Opioidanalgetika			
Tramadol	100–600 mg/Tag	2 Einzeldosen	Ja
Oxycodon	20–80 mg/Tag	2 Einzeldosen	Ja
Morphin retardiert	20–200 mg/Tag	2 Einzeldosen	Ja
Topische Medikamente			
Lidocain-Pflaster	5%ig, 1–3 Pflaster für 12 h	12 h Behandlungspause	Ja
Capsaicin-Hochdosispflaster	8%ig, maximal 4 Pflaster für 60 oder 30 min (Füße)	Einmalige Behandlung mit nachfolgender 90-tägiger Behandlungspause	Ja
Capsaicin-Salbe	0,075%ige Salbe	2- bis 4-mal täglich für 4–6 Wochen	
Weitere verwendete Medikamente ohne Effektnachweis in randomisierten, kontrollierten klinischen Studien			
Tetrazyklische Antidepressiva			
Maprotilin	25–100 mg/Tag	1–3 Einzeldosen	Nein
Selektive Serotonin-Noradrenalin-Wiederaufnahmehemmer (SNRI)			
Venlafaxin	75–375 mg/Tag	2–3 Einzeldosen	Nein
Duloxetin	30–60 mg/Tag	1 Dosis morgens	Schmerzhafte diabetische Polyneuropathie
Agonist am μ-Opioidrezeptor und selektiver Noradrenalin-Wiederaufnahmehemmer			
Tapentadol	100–400 mg/Tag	2 Einzeldosen	Ja
Mit blockierender Wirkung auf neuronale Natriumkanäle			
Carbamazepin	200–1000 mg/Tag	2 Einzeldosen	Schmerzhafte diabetische Polyneuropathie, Trigeminusneuralgie, Glossopharyngeusneuralgie
Oxcarbazepin	300–1800 mg/Tag	2 Einzeldosen	Nein
Antikonvulsiva mit blockierender Wirkung auf neuronale Natriumkanäle und spannungsabhängige Kalziumkanäle			
Lamotrigin	25–300 mg/Tag	1–2 Einzeldosen	Nein

- Antikonvulsiva mit blockierender Wirkung auf neuronale Natriumkanäle, z. B. Carbamazepin oder Oxcarbazepin
- Lamotrigin mit blockierender Wirkung auf neuronale Natriumkanäle und spannungsabhängige Kalziumkanäle

Allerdings liegen zum Einsatz dieser Medikamente bei der PZN keine kontrollierten klinischen Studien vor, sodass die Verschreibung einem Heilversuch entspricht und erst nach Nichtansprechen oder Nebenwirkungen auf die o. g., in kontrollierten Studien überprüften und wirksamen Medikamente erfolgen sollte. Beim Einsatz von Pharmaka, deren Verwendung sich weder auf erfolgreiche Studiendaten noch auf eine Zulassung stützt, sollten Medikamenteninteraktionen und Nebenwirkungen besonders kritisch bedacht werden. Beispielsweise sind Blutdruckerhöhungen, Sexualstörungen, Übelkeit, Erbrechen, erhöhtes Suizidrisiko und psychotische Reaktionen als Komplikationen einer Therapie mit SNRI zu nennen. Die Gabe von Tapentadol während der Schwangerschaft führte zu Embryotoxizität und einer verzögerten Entwicklung des Embryos. Damit ist Tapentadol in Schwangerschaft und Stillzeit nicht einzusetzen. Carbamazepin wird über das Cytochrom-P_{450}-Enzymsystem der Leber abgebaut und induziert dieses auch. Hier ist das für Amitriptylin weiter unten beschriebene Interaktionspotenzial zu beachten. Oxcarbazepin induziert in mindestens einem Fünftel der Pa-

Die Gabe von Tapentadol während der Schwangerschaft führte zu Embryotoxizität und einer verzögerten Entwicklung des Embryos

tienten eine Hyponatriämie, außerdem kann es die Schilddrüsenfunktion beeinflussen und zu Benommenheit, Schwindel und Schläfrigkeit führen. Beim Einsatz von Lamotrigin ist auf eine langsame Eindosierung des Medikaments zu achten (Steigerung um 25 mg alle 2 Wochen). Treten im Rahmen der Therapie Hautausschläge neu auf, sollte das Medikament abgesetzt werden.

Beim Einsatz von Lamotrigin ist auf eine langsame Eindosierung des Medikaments zu achten

Kombinationstherapie

Kontrollierte Studien unterstützen die Erfahrung, dass eine Kombination von Wirkstoffen die Wahrscheinlichkeit einer Schmerzreduktion erhöhen kann [13, 16]. Allerdings müssen die Interaktionen der verschiedenen Medikamentengruppen beachtet werden. Beispielsweise eignen sich Antikonvulsiva wie Gabapentin oder Pregabalin gut zur Kombinationstherapie, da bisher keine relevanten Medikamenteninteraktionen bekannt sind. Aufgrund der renalen Elimination muss jedoch die Dosis bei Patienten mit Niereninsuffizienz angepasst werden. Das Trizyklikum Amitriptylin dagegen wird über den Cytochrom-P_{450}-Enzymkomplex verstoffwechselt; demzufolge kann eine Kombination mit Medikamenten bzw. Substanzen, die Inhibitoren dieses Enzymkomplexes sind, zu einer Akkumulation von Amitriptylin im Körper und zum Auftreten höhergradiger Herzrhythmusstörungen führen. Inhibitoren des Cytochrom-P_{450}-Systems sind beispielsweise Baldrian, Ginseng, Erythromycin, Metronidazol, Duloxetin, Verapamil und Metoprolol.

Eine Kombination von Wirkstoffen kann die Wahrscheinlichkeit einer Schmerzreduktion erhöhen

Amitriptylin wird über den Cytochrom-P_{450}-Enzymkomplex verstoffwechselt

Häufig eingesetzt werden Kombinationstherapien bestehend aus systemisch und topisch wirksamen Medikamenten, z. B. Pregabalin und Lidocain. Aber auch Kombinationen eines Trizyklikums und Antikonvulsivums, z. B. Gabapentin und Nortriptylin, eines Opioids und Antikonvulsivums, z. B. Morphin und Gabapentin, oder eines Trizyklikums und Opioids sind wirksam. Für Tramadol gilt die Einschränkung, dass es nicht mit Trizyklika kombiniert werden sollte. Da die Serotonin-Wiederaufnahmehemmung potenziert werden kann, droht sonst ein Serotoninsyndrom. Generell und insbesondere für Opioide gilt, dass eine langsame Dosisfindung durch Titration erfolgen sollte.

Tramadol sollte nicht mit Trizyklika kombiniert werden

Topische Medikamente

In klinischen Studien wurde die Wirksamkeit von

- Lidocain-Pflastern,
- Capsaicin-Hochdosispflastern und
- Capsaicin-Salbe

nachgewiesen (◘ **Tab. 1**; [17, 18, 19, 20]).

Dabei blockiert Lidocain neuronale Natriumkanäle und verhindert damit die Generierung ektoper Aktionspotenziale an geschädigten Nerven. Eine selektive, aber inkomplette Blockierung sensorischer Aδ- und C-Fasern durch lokale Lidocain-Applikation wurde nachgewiesen [21]. Es existieren mehrere klinische RCT, die den Nutzen von Lidocain-Pflastern in der Behandlung der PZN nachweisen [14, 18, 19].

Klinische Studien belegen den Nutzen von Lidocain-Pflastern in der Behandlung der PZN

Capsaicin stammt aus der Chilischote und aktiviert den Vanilloid-Rezeptor Typ 1 auf sensorischen C-Fasern. Die lokale Behandlung mit 8%igen Capsaicin-Hochdosispflastern führt zu einer anhaltenden Depolarisation und schließlich zur Degeneration dieser nozizeptiven Nervenfasern [13]. Im Behandlungsareal treten häufig Erytheme und lokaler Brennschmerz auf. Letzterer hält bis zu 2 Tage an. Besondere Vorsicht ist im Umgang mit Capsaicin geboten, da es nicht auf Schleimhäute und Augen gelangen darf. Zur Regeneration benötigen die Nervenendigungen etwa 3 Monate [13]. Das 8%ige Capsaicin-Pflaster ermöglicht eine 1-malige Anwendung und ist auch aufgrund der besseren Datenlage eher zu empfehlen als die Capsaicin-Salbe, die 2- bis 4-mal täglich aufgetragen werden muss [17, 20].

Capsaicin-Pflaster sind der Capsaicin-Salbe vorzuziehen

Invasive Therapien

Für die Effizienz subkutaner Botulinumtoxininjektionen als minimal-invasive Therapie der PZN liegen positive Fallberichte vor. Jedoch muss die Wirksamkeit in klinischen Studien genauer geprüft werden. Für die Akupunktur als weitere minimal-invasive Therapie der PZN gibt es keine Wirksamkeitsevidenz. Sympathikusblockaden wurden in RCT nur begrenzt untersucht, die Effekte sind fraglich. Deshalb sollten sie bei der PZN nicht angewendet werden.

Die Evidenz bezüglich der intrathekalen Lokalanästhetika- bzw. Steroidinjektion ist widersprüchlich. Der Einsatz intrathekaler Steroidinjektionen beschränkt sich aufgrund neurologischer Komplikationen wie adhesiver Arachnoiditis, Meningitis und Myelitis auf RCT.

Zur Radiofrequenztherapie liegen aussichtsreiche erste Studien vor, allerdings müssen auch diese Effekte in RCT reproduziert werden. Die schlechte Evidenzlage und das relativ hohe Nebenwirkungspotenzial machen weitere Anstrengungen in der Forschung erforderlich, bevor die Rückenmarkstimulation, Tiefenhirnstimulation und implantierbare intrathekale Medikamentenpumpen zur Therapie der PZN empfohlen werden können.

Zur Radiofrequenztherapie liegen aussichtsreiche erste Studien vor

Aufgrund der nicht überzeugenden Datenlage in Bezug auf invasive Therapien äußern sich die European Federation of Neurological Societies (EFNS), die American Academy of Neurology (AAN) und die Special Interest Group on Neuropathic Pain (NeuPSIG) in ihren Therapieempfehlungen sehr zurückhaltend [22].

Fachgesellschaften äußern sich in Bezug auf invasive Therapien sehr zurückhaltend

Nichtmedikamentöse Therapieverfahren

Die PZN als chronische Schmerzerkrankung ist meist nicht allein durch medikamentöse Therapien zu behandeln. Weitere Therapiebausteine sind erforderlich, um den Schmerz und auch dessen Folgezustände zu verbessern.

Transkutane elektrische Nervenstimulation

Positive Fallserien zur Verbesserung der PZN durch transkutane elektrische Nervenstimulation (TENS) existieren. Allerdings gibt es auch widersprüchliche Ergebnisse. Problematisch ist, dass die eingesetzten TENS-Programme u. a. hinsichtlich der eingesetzten Stromstärke, Frequenz und Reizdauer variieren und nur wenige kontrollierte Studien mit akzeptabler Verblindung existieren [23]. In einer RCT wurde durch Kombination von Pregabalin mit einer TENS-Therapie eine signifikant bessere Schmerzreduktion erreicht als mit Pregabalin und TENS-Placebo [24]. Obwohl die Datenlage begrenzt ist, kann die TENS als lokales Verfahren ohne systemische Nebenwirkungen gut eingesetzt werden. Die Elektroden werden über dem schmerzhaften Areal oder am Nervenstamm platziert, eine Reizung im Allodynieareal wird nicht empfohlen. Bei höhergradigen Afferenzstörungen bzw. Deafferenzierungen ist die Anwendung der TENS nicht sinnvoll.

Die TENS kann als lokales Verfahren ohne systemische Nebenwirkungen gut eingesetzt werden

Psychotherapie, physikalische Therapie und Ergotherapie

Die PZN beeinträchtigt die Lebensqualität auch durch Beeinflussung der physischen und emotionalen Integrität. Effekte der kognitiv-behavioralen Psychotherapie auf Patienten mit PZN wurden bislang nicht untersucht. Auf der Grundlage des biopsychosozialen Schmerzmodells ist die Psychotherapie als Bestandteil eines multimodalen Therapiekonzepts sinnvoll. Die Chronifizierung der PZN mit den begleitenden psychischen Reaktionen erfordert eine psychotherapeutische Begleitung der Patienten zur Aktivierung und Schmerzbewältigung. Daten zum Therapieerfolg aus kontrollierten Studien liegen bisher nicht vor [13].

Auf der Grundlage des biopsychosozialen Schmerzmodells ist die Psychotherapie als Bestandteil eines multimodalen Therapiekonzepts sinnvoll

Im Rahmen der multimodalen Behandlung von Patienten mit chronischen neuropathischen Schmerzen stellen die Physio- und Ergotherapie wichtige Behandlungsmodule dar. Dabei steht oft nicht die direkte Schmerztherapie im Zentrum, sondern der Umgang mit sekundär entstandenen Funktionsdefiziten. Zum Spektrum der eingesetzten Therapieverfahren zählen Krankengymnastik, Elektrostimulation, Thermotherapie sowie die motorisch-funktionelle und sensomotorisch-perzeptive Behandlung.

Physio- und Ergotherapie sind wichtige Module der multimodalen Behandlung

Internetadressen

- http://www.dgn.org/leitlinien.html
- http://www.awmf.org/leitlinien.html
- http://www.efns.org
- http://www.aan.com/guidelines/
- http://www.neupsig.org/

Fazit für die Praxis

- **Die Postzosterneuralgie ist eine häufige Komplikation des Herpes zoster. Sie tritt vermehrt bei älteren Patienten auf und ist auch aufgrund der demografischen Entwicklung eine relevante Schmerzerkrankung.**
- **Die Therapie der chronischen neuropathischen Schmerzen ist oft komplex und erfordert von Arzt und Patient ein kontinuierliches Arbeiten.**
- **Ein Therapieziel ist dabei neben der Schmerzreduktion die Aufrechterhaltung bzw. Verbesserung der psychosozialen Funktionen.**

Korrespondenzadresse

Dr. G. Goßrau
UniversitätsSchmerzCentrum, Universitätsklinikum Dresden
Fetscherstr. 74, 01307 Dresden
Gudrun.Gossrau2@uniklinikum-dresden.de

Einhaltung ethischer Richtlinien

Interessenkonflikt. G. Goßrau hat Honorare für Vorträge von Pfizer, Astellas und Grünenthal erhalten.

Dieser Beitrag beinhaltet keine Studien an Menschen oder Tieren.

Literatur

1. Ultsch B, Siedler A, Rieck T et al (2011) Herpes zoster in Germany: quantifying the burden of disease. BMC Infect Dis 11:173
2. Yawn BP, Gilden D (2013) The global epidemiology of herpes zoster. Neurology 81:928–930
3. Jung BF, Johnson RW, Griffin DR, Dworkin RH (2004) Risk factors for postherpetic neuralgia in patients with herpes zoster. Neurology 62:1545–1551
4. Weller TH (1983) Varicella and herpes zoster. Changing concepts of the natural history, control, and importance of a not-so-benign virus. N Engl J Med 309:1362–1368
5. Oaklander AL (2001) The density of remaining nerve endings in human skin with and without postherpetic neuralgia after shingles. Pain 92:139–145
6. Fields HL, Rowbotham M, Baron R (1998) Postherpetic neuralgia: irritable nociceptors and deafferentation. Neurobiol Dis 5:209–227
7. Liu J, Hao Y, Du M et al (2013) Quantitative cerebral blood flow mapping and functional connectivity of postherpetic neuralgia pain: a perfusion fMRI study. Pain 154:110–118
8. Schott GD (1998) Triggering of delayed-onset postherpetic neuralgia. Lancet 351:419–420
9. Gilden D (2011) Efficacy of live zoster vaccine in preventing zoster and postherpetic neuralgia. J Intern Med 269:496–506
10. Gagliardi AM, Gomes Silva BN, Torloni MR, Soares BG (2012) Vaccines for preventing herpes zoster in older adults. Cochrane Database Syst Rev 10:CD008858
11. Li Q, Chen N, Yang J et al (2009) Antiviral treatment for preventing postherpetic neuralgia. Cochrane Database Syst Rev 2:CD006866
12. Parruti G, Tontodonati M, Rebuzzi C et al (2010) Predictors of pain intensity and persistence in a prospective Italian cohort of patients with herpes zoster: relevance of smoking, trauma and antiviral therapy. BMC Med 8:58
13. Arbeitsgemeinschaft der Wissenschaftlichen Medizinischen Fachgesellschaften (AWMF) Leitlinie „Pharmakologische nicht-interventionelle Therapie chronisch neuropathischer Schmerzen". Registernummer 030/114
14. Edelsberg JS, Lord C, Oster G (2011) Systematic review and meta-analysis of efficacy, safety, and tolerability data from randomized controlled trials of drugs used to treat postherpetic neuralgia. Ann Pharmacother 45:1483–1490
15. Kochar DK, Garg P, Bumb RA et al (2005) Divalproex sodium in the management of post-herpetic neuralgia: a randomized double-blind placebo-controlled study. QJM 98:29–34
16. Attal N, Cruccu G, Baron R et al (2010) EFNS guidelines on the pharmacological treatment of neuropathic pain: 2010 revision. Eur J Neurol 17:1113-e88
17. Backonja M, Wallace MS, Blonsky ER et al (2008) NGX-4010, a high-concentration capsaicin patch, for the treatment of postherpetic neuralgia: a randomised, double-blind study. Lancet Neurol 7:1106–1112
18. Baron R, Mayoral V, Leijon G et al (2009) 5% lidocaine medicated plaster versus pregabalin in post-herpetic neuralgia and diabetic polyneuropathy: an open-label, non-inferiority two-stage RCT study. Curr Med Res Opin 25:1663–1676
19. Meier T, Wasner G, Faust M et al (2003) Efficacy of lidocaine patch 5% in the treatment of focal peripheral neuropathic pain syndromes: a randomized, double-blind, placebo-controlled study. Pain 106:151–158
20. Watson CP, Tyler KL, Bickers DR et al (1993) A randomized vehicle-controlled trial of topical capsaicin in the treatment of postherpetic neuralgia. Clin Ther 15:510–526
21. Krumova EK, Zeller M, Westermann A, Maier C (2012) Lidocaine patch (5%) produces a selective, but incomplete block of Aδ and C fibers. Pain 153:273–280
22. Dworkin RH, O'Connor AB, Kent J et al (2013) Interventional management of neuropathic pain: NeuPSIG recommendations. Pain 154:2249–2261
23. Dubinsky RM, Miyasaki J (2010) Assessment: efficacy of transcutaneous electric nerve stimulation in the treatment of pain in neurologic disorders (an evidence-based review): report of the Therapeutics and Technology Assessment Subcommittee of the American Academy of Neurology. Neurology 74:173–176
24. Barbarisi M, Pace MC, Passavanti MB et al (2010) Pregabalin and transcutaneous electrical nerve stimulation for postherpetic neuralgia treatment. Clin J Pain 26:567–572

Schmerz 2014 · 28:191–206
DOI 10.1007/s00482-014-1393-7
Online publiziert: 9. April 2014

Redaktion
H. Göbel, Kiel
R. Sabatowski, Dresden

H. Göbel · K. Heinze-Kuhn · I. Petersen · C. Göbel · A. Göbel · A. Heinze
Migräne- und Kopfschmerzzentrum, Neurologisch-verhaltensmedizinische Schmerzklinik Kiel

Klassifikation und Therapie des Medikamenten-Übergebrauch-Kopfschmerzes (MÜK)

Auswirkungen der 3. Auflage der internationalen Kopfschmerzklassifikation auf die Praxis

Zusammenfassung

Etwa 50% der Patienten mit mehr als 15 Kopfschmerztagen pro Monat seit mindestens 3 Monaten haben neben der ursprünglichen primären Kopfschmerzform zusätzlich als ursächlichen Grund für die zunehmende Häufung der Kopfschmerztage einen Medikamenten-Übergebrauch-Kopfschmerz (MÜK). Die meisten dieser Patienten zeigen durch eine adäquate Behandlung im Gegensatz zu der Ausgangssituation nach einer Medikamentenpause eine Reduktion der Kopfschmerztage pro Monat und ein erneutes Ansprechen auf vorbeugende Medikation. Der Artikel erläutert wichtige Änderungen der diagnostischen Merkmale der verschiedenen Unterformen des MÜK nach Einführung der ICHD(International Classification of Headache Disorders)-3beta im Jahre 2013. Die neue Klassifikation hat entscheidenden und unmittelbaren Einfluss auf die Prävention und Behandlung des MÜK. Zudem bestehen Wechselbeziehungen mit den neuen Kriterien der chronischen Migräne. Durch ein kontrolliertes Einnahmeverhalten nach der 10–20-Regel oder eine Medikamentenpause kann bei den meisten Patienten der MÜK remittieren. Führt die alleinige Information und Beratung des Patienten nicht zur Beendigung des Medikamentenübergebrauches ist eine spezialisiert geführte und koordinierte Medikamentenpause oder eine Entzugsbehandlung erforderlich. Diese kann ambulant, tagesklinisch-teilstationär oder stationär erfolgen. In unkomplizierten Fällen unterscheiden sich die Ergebnisse dieser drei Behandlungssettings nicht. Aus Kostengesichtspunkten ist daher die ambulante Behandlung bei unkomplizierten Fällen begründet. In komplizierten Fällen ist die vollstationäre Behandlung im Rahmen eines multimodalen Behandlungskonzeptes signifikant überlegen.

Schlüsselwörter

Migräne · Prednisolon · Schmerzwahrnehmung · Nichtsteroidale antiinflammatorische Substanzen · Chronische Schmerzen · Analgetikabedingter Rebound-Kopfschmerz

Nach Lektüre dieses Beitrags
- **sind Sie mit der neuen Klassifikation des Medikamenten-Übergebrauch-Kopfschmerzes (MÜK) in der ICHD(International Classification of Headache Disorders)-3beta vertraut, die auch als Betaversion bereits jetzt Standardstatus besitzt.**
- **überblicken Sie die Konsequenzen, die sich aus den neuen nosologischen Kriterien für die Diagnostik und letztlich auf für die Therapieentscheidungen ergeben.**
- **sind Ihnen die Voraussetzungen für eine nachhaltige Therapie und (Sekundär-)Prävention – Medikamentenpause/-entzug und die 10–20-Regel – des MÜK klar.**
- **kennen Sie die Optionen, Compliance sowie Adhärenz während der Medikamentenpause zu fördern und die Patienten bei auftretenden Komplikationen zu unterstützen.**
- **wissen Sie, welche Konzepte eine MÜK-Rezidivfreiheit ermöglichen können.**

Neue Klassifikation des Medikamenten-Übergebrauch-Kopfschmerzes (MÜK) in der ICHD-3

Kopfschmerzmedikamente können bei Übergebrauch selbst Kopfschmerzen verursachen

Kopfschmerzmedikamente können bei Übergebrauch selbst Kopfschmerzen verursachen. Eine häufige Komplikation bei chronischer Anwendung von Medikamenten zur Behandlung von Migräne und anderen primären Kopfschmerzen ist, dass durch übermäßigen Gebrauch der Medikamente das Kopfschmerzleiden intensiviert und chronifiziert werden kann. Dies gilt sowohl für Analgetika als auch für spezielle Migränemittel (**Triptane**, Ergotalkaloide; [20, 21, 31]).

Der bei weitem häufigste Grund für eine Migräne, die an 15 oder mehr Tagen pro Monat auftritt bzw. für ein Mischbild von Migräne und Kopfschmerzen vom Spannungstyp mit 15 oder mehr Kopfschmerztagen pro Monat, ist ein Übergebrauch spezifischer **Migränetherapeutika** oder Schmerzmittel [20, 21].

Entscheidend ist die Regelmäßigkeit der Einnahme, d. h. die Einnahme an mehreren Tagen pro Woche

Generell wird ein Medikamentenübergebrauch in **Einnahmetagen pro Monat** definiert. Entscheidend ist, dass die Einnahme *regelmäßig*, d. h. an mehreren Tagen pro Woche erfolgt. Ist das Limit z. B. 10 Tage im Monat, würde dies durchschnittlich 2–3 Einnahmetage in der Woche bedeuten. Folgen auf eine Häufung von Einnahmetagen längere Perioden ohne Medikation über mindestens 3 Ta-

Classification and therapy of medication-overuse headache · Impact of the third edition of the International Classification of Headache Disorders

Abstract

The diagnosis of medication-overuse headache (MOH) is of central importance because this secondary headache disorder can be treated very effectively and patients do not usually respond to headache prophylaxis as long as MOH persists. The article describes important changes in the diagnostic criteria of different MOH subtypes after publication of the International Classification of Headache Disorders (ICHD-3beta) in 2013. The new classification has a crucial and direct impact on prevention and treatment of MOH. In addition interactions exist with the new criteria of chronic migraine. With a controlled medication intake scheme according to the 10–20 rule and using a medication break, MOH usually remits in most patients. If patient education and advice does not lead to remission of MOH, a specialized managed medication break or withdrawal treatment becomes necessary. This can be done on an outpatient, day clinic or inpatient basis. In uncomplicated cases, the results of these three treatment settings do not differ. From a cost-effectiveness standpoint, the outpatient treatment should be given priority. In complicated cases, a fully inpatient withdrawal treatment using a multimodal treatment concept is significantly superior.

Keywords

Migraine · Prednisolone · Anti-inflammatory agents, non-steroidal · Pain perception · Chronic pain · Analgesic rebound headache

Tab. 1 Diagnostische Kriterien des Medikamenten-Übergebrauch-Kopfschmerzes (MÜK) ICHD-3beta

Kriterium	Beschreibung
A	Kopfschmerzen an mindestens 15 Tagen pro Monat bei Patienten mit vorbestehender Kopfschmerzerkrankung
B	Regelmäßiger Übergebrauch über mindestens 3 Monate eines oder mehrerer Wirkstoffe, die für die akute und/oder symptomatische Behandlung von Kopfschmerzen verwendet werden
C	Nicht besser ursächlich auf eine andere ICHD-3-Diagnose zurückzuführen

Tab. 2 Ergotamin-Übergebrauch-Kopfschmerz

Kriterium	Beschreibung
A	Kopfschmerz erfüllt die Kriterien für MÜK (◘ **Tab. 1**)
B	Regelmäßige Einnahme von Ergotamin an mindestens 10 Tagen pro Monat über mindestens 3 Monate

Tab. 3 Triptan-Übergebrauchkopfschmerz

Kriterium	Beschreibung
A	Kopfschmerz erfüllt die Kriterien für MÜK (◘ **Tab. 1**)
B	Regelmäßige Einnahme von einem oder mehreren Triptanen an mindestens 10 Tagen pro Monat über mindestens 3 Monate

Tab. 4 Monoanalgetika-Übergebrauch-Kopfschmerz

Kriterium	Beschreibung
A	Kopfschmerz erfüllt die Kriterien für MÜK (◘ **Tab. 1**)
B	Regelmäßige Einnahme von Monoanalgetika an mindestens 15 Tagen pro Monat über mindestens 3 Monate

Tab. 5 Opioid-Schmerzmittel-Übergebrauch-Kopfschmerz

Kriterium	Beschreibung
A	Kopfschmerz erfüllt die Kriterien für MÜK (◘ **Tab. 1**)
B	Regelmäßige Einnahme von Opioid-Schmerzmitteln an mindestens 10 Tagen pro Monat über mindestens 3 Monate

ge oder mehr, ist das Entstehen von Kopfschmerzen bei Medikamentenübergebrauch weit weniger wahrscheinlich.

Darüber hinaus haben Kopfschmerzen, die auf einen Medikamentenübergebrauch zurückzuführen sind, häufig die Eigenart, selbst innerhalb eines Tages zwischen den Charakteristika einer Migräne und denen eines Kopfschmerzes vom Spannungstyp zu wechseln, sodass ein neuer Kopfschmerztyp entsteht. Früher wurde dieser mit dem Begriff „Kombinations-Kopfschmerz" belegt. Er ist jedoch nicht definiert und sollte daher nicht gebraucht werden. Die Diagnose eines Kopfschmerzes bei Medikamentenübergebrauch ist von zentraler Bedeutung, weil einerseits diese sekundäre Kopfschmerzerkrankung sehr effektiv behandelt werden kann, andererseits die zugrunde liegende primäre Kopfschmerzerkrankung(en) üblicherweise nicht auf eine Kopfschmerzprophylaxe ansprechen, solange ein Medikamentenübergebrauch besteht.

Der Begriff Kombinationskopfschmerz ist obsolet

Nachfolgend werden die Einteilungen und die diagnostischen Merkmale der verschiedenen Unterformen nach ICHD-3beta aufgelistet [20]. Die Nutzung der ICHD-3beta ist trotz des vorläufigen Status Standard. Die aktuellen Kriterien sollten bereits jetzt angewandt werden, um mit den Entwicklungen in der Schmerztherapie Schritt halten zu können. Es ergeben sich dabei bedeutsame Veränderungen in der Klassifikation und der Diagnostik gegenüber der ICHD-2 [21]. Diese haben unmittelbare Auswirkungen auf die **Behandlungsentscheidungen** für diese häufige Kopfschmerzerkrankung.

Die ICHD-3beta-Kriterien sollten bereits jetzt angewandt werden, um mit den Entwicklungen in der Schmerztherapie Schritt zu halten

Die allgemeinen Kriterien des MÜK finden sich in ◘ **Tab. 1**. Die Klassifikation von verschiedenen Untergruppen des MÜK sind in ◘ **Tab. 2, 3, 4, 5, 6, 7, 8 und 9** aufgeführt.

10–20-Regel zur Prävention des Medikamenten-Übergebrauch-Kopfschmerzes

Wissen und Information des Patienten zum MÜK sind essenzielle Bausteine der Behandlung. Zerebrale **Imaging-Studien** haben strukturelle und funktionelle Veränderungen bei Patienten mit MÜK identifiziert. Aktuelle Daten belegen funktionelle Alterationen von intrinsischen neuronalen Netzwerken, nicht jedoch makrostrukturelle Veränderungen. **Abhängigkeitsrelevante Prozesse** scheinen dabei eine prominente Rolle in der Entwicklung und Unterhaltung des MÜK zu spielen [1]. Die Häufigkeit der Medikamenteneinnahme pro Monat ist ausschlaggebender signifikanter prognostischer Faktor für die Entstehung und Aufrechterhaltung [8, 35]. Die Rückfallquote ist mit psychologischen Entscheidungsprozessen korreliert, insbesondere mit erhöhten Abhängigkeit-Scores [35].

Das Wissen des Patienten über MÜK ist essenzieller Therapiebaustein

Funktionelle Alterationen von intrinsischen neuronalen Netzwerken sind belegt, nicht jedoch makrostrukturelle Veränderungen

Die Rückfallquote ist mit psychologischen Entscheidungsprozessen korreliert

Etwa 50% der Patienten mit mehr als 15 Kopfschmerztagen pro Monat seit mindestens 3 Monaten haben neben der ursprünglichen primären Kopfschmerzform zusätzlich als ursächlichen Grund für die zunehmende Häufung der Kopfschmerztage pro Monat einen MÜK. Die meisten dieser Patienten zeigen durch eine adäquate Behandlung im Gegensatz zu der Ausgangssituation nach einer Medikamentenpause [8, 9, 20, 21]

- eine Reduktion der Kopfschmerztage pro Monat und
- ein erneutes Ansprechen auf vorbeugende Medikation.

Tab. 6 Kombinationsschmerzmittel-Übergebrauch-Kopfschmerz

Kriterium	Beschreibung
A	Kopfschmerz erfüllt die Kriterien für MÜK (**Tab. 1**)
B	Regelmäßige Einnahme von Kombinationsschmerzmitteln an mindestens 10 Tagen pro Monat über mindestens 3 Monate

Tab. 7 Übergebrauch-Kopfschmerz bei Einnahme von mehreren Wirkstoffen, die einzeln nicht übergebraucht werden

Kriterium	Beschreibung
A	Kopfschmerz erfüllt die Kriterien für MÜK (**Tab. 1**)
B	Regelmäßige Einnahme von Kombinationen von Ergotamin, Triptanen, Monoanalgetika, NSAIDs und/oder Opioid-Analgetika an insgesamt mindestens 10 Tagen pro Monat über mindestens 3 Monate, ohne Übergebrauch einer einzelnen Substanz oder Wirkstoffklasse

10–20-Regel zur Vorbeugung umsetzen

Die einfache Beratung, das Wissen um den Zusammenhang und die Konsequenzen des MÜK, ist essentieller Baustein der Behandlung. Allein dieses Wissen kann schon ausreichen, die Vorgänge zu verstehen, sich richtig zu verhalten und die 10–20-Regel zur Vorbeugung umzusetzen [1, 8, 12, 16, 17, 18, 20, 24, 25, 30, 35, 36, 37, 38].

Wir haben die „10–20 Regel" zum Vermeiden und Erkennen von MÜK aus den Begrenzungen der Einnahmehäufigkeiten der ICHD-3 extrahiert (**Abb. 1**). Dabei wurde die Obergrenze auf 10 Einnahmetage pro Monat zur **Erhöhung der Sicherheit** festgelegt, auch wenn diese Schwelle für Monoanalgetika bei 15 Tagen pro Monat angesetzt wird. Eine ausschließliche Monoanalgetika-Behandlung führen jedoch schwer Betroffene in der Regel nicht durch, sodass die 10–20-Regel generell zugrunde gelegt werden kann. Schmerzmittel und spezifische Migränemittel sollten in der Akutbehandlung primärer Kopfschmerzen an weniger als 10 Tagen pro Monat verwendet werden. An diesen Tagen können die Kopfschmerzen so umfassend wie notwendig behandelt werden. Eine Häufigkeitszunahme der Kopfschmerzen ist dadurch nicht zu erwarten.

Schmerzmittel und spezifische Migränemittel sollten an weniger als 10 Tagen pro Monat verwendet werden

Mindestens 20 Tage im Monat sollten komplett frei von der Einnahme von Schmerzmitteln und/oder spezifischen Migränemitteln sein.

Bei dieser Regel werden *nicht* die an den 10 Tagen verwendeten Tabletten gezählt, sondern nur der jeweilige Tag, unabhängig von der eingenommen Menge. Das bedeutet: Besser an einem Tag mit **adäquater Dosis** behandeln, als an mehreren Tagen mit zu geringer Dosis. Die Erfassung der Kopfschmerztage und der Einnahme der Medikamente im Monatsverlauf mit einem **Schmerzkalender** ist daher für eine zeitgemäße Kopfschmerztherapie unerlässlich. Eine Limitierung auf drei hintereinander folgende Tage oder auf die Einnahme von „10 Mal pro Monat" findet sich weder in der internationalen Kopfschmerzklassifikation noch sind diese Grenzen durch Studien empirisch begründet.

Prinzipiell scheint jedes Medikament, das in der Akuttherapie primärer Kopfschmerzen wirksam ist, bei übermäßiger Anwendung selbst Kopfschmerzen erzeugen zu können. Entscheidend ist dabei das Einnahmeverhalten [16, 17, 18, 42, 52, 53]. Es werden sowohl schmerzmittel- als auch ergotamin- bzw. triptaninduzierte Kopfschmerzen unterschieden (**Tab. 2, 3, 4, 5, 6, 7, 8, 9**).

Entscheidend ist das Einnahmeverhalten

Schmerzmittelinduzierte Kopfschmerzen oder ergotamin- bzw. triptaninduzierte Kopfschmerzen müssen immer dann vermutet werden, wenn diese Medikamente an mehr als an 10 Tagen pro Monat erforderlich werden, gleichgültig, welche Dosis dabei verwendet wird [20, 21]. Die Diagnose eines medikamenteninduzierten Dauerkopfschmerzes kann oft erst sicher gestellt werden, wenn sich der substanzinduzierte Kopfschmerz nach dem Absetzen des Medikamentes bessert [16, 17, 18, 42, 52, 53]. Dies war nach den Regeln der ICHD-2 explizit gefordert. Besonders bedeutend ist dies für die Diagnosestellung der chronischen Migräne und des chronischen Kopfschmerzes vom Spannungstyp. Mit der ICHD-3 sind hier entscheidende Änderungen erfolgt [20, 21]. Die Diagnose chronische Migräne schließt die Diagnose des Kopfschmerzes vom Spannungstyp in allen seinen Unterformen aus, da chronische Migräne auch diesen Kopfschmerztyp mit einschließen kann. Grund für die Abgrenzung von episodischer und chronischer Migräne ist, dass es unmöglich ist, die Kopfschmerz-

Die Diagnose MÜK ist oft erst sicher zu stellen, wenn sich der Kopfschmerz nach Absetzen des Medikamentes bessert

Die Diagnose chronische Migräne schließt die Diagnose des Kopfschmerzes vom Spannungstyp in allen Unterformen aus

Die »10-20-Regel« zum Vermeiden und Erkennen von Medikamenten-Übergebrauch-Kopfschmerz (MÜK)

Mindestens 20 Tage im Monat sollten komplett frei von der Einnahme von Akutschmerzmitteln und spezifischen Migränemitteln sein

An weniger als 10 Tagen pro Monat sollten Akutschmerzmittel und/oder spezifische Migränemittel verwenden werden

Abb. 1 ◄ Allein das Wissen um die 10–20-Regel kann den MÜK verhindern. Die 10–20-Ampel soll daran erinnern

merkmale einzelner Kopfschmerzepisoden bei Patienten mit sehr häufigen oder permanent andauernden Kopfschmerzen präzise zu unterscheiden.

Tatsächlich können die **Kopfschmerzmerkmale** von Tag zu Tag und sogar innerhalb eines Tages wechseln.

Der natürliche, unbeeinflusste Verlauf der Kopfschmerzen kann zudem schwer beobachtet werden, da es in der Praxis kaum möglich ist, die Patienten medikamentenfrei zu halten. Daher werden alle Kopfschmerzepisoden bei der Klassifikation berücksichtigt, mit oder ohne Aura und ebenfalls der Kopfschmerz vom Spannungstyp.

Für die Klassifikation werden alle Kopfschmerzepisoden berücksichtigt, mit/ohne Aura und auch der Kopfschmerz vom Spannungstyp

Am häufigsten ist Medikamentenübergebrauch für Symptome verantwortlich, die eine chronische Migräne vermuten lassen. Circa 50% der Patienten, die scheinbar eine chronische Migräne aufweisen, haben nach einer Medikamentenpause oder einem Medikamentenentzug wieder eine episodische Migräne. Diese Patienten sind mit der Diagnose „chronische Migräne" falsch diagnostiziert.

Ähnlich kann sich die **Kopfschmerzhäufigkeit** bei Patienten, die scheinbar einen Übergebrauch von Akutmedikation vornehmen, nach einer Medikamentenpause oder -entzug nicht verbessern. Bei diesen Betroffenen wäre dann die Diagnose „Kopfschmerz, zurückzuführen auf Medikamentenübergebrauch" im eigentlichen Sinne unzutreffend, wenn man unterstellt, dass die **medikamentenbedingte Chronifizierung** generell immer durch die Medikamentenpause oder -entzug umkehrbar ist.

Aus diesen Gründen sollten die Kopfschmerzen bei Patienten, die die Kriterien der chronischen Migräne und des MÜK erfüllen, immer zunächst mit beiden Diagnosen erfasst werden.

Nach der Medikamentenpause bzw. -entzug kann die Migräne entweder in den **episodischen Verlauf** zurückkehren oder in der chronischen Verlaufsform verbleiben.

Tritt wieder ein episodischer Verlauf ein, wird die Diagnose chronische Migräne aufgehoben.

Verbleibt die Häufigkeit der Kopfschmerztage über 15 Tage pro Monat, kann die Diagnose MÜK gestrichen werden.

In einigen Ländern wird die Diagnose chronische Migräne erst bei der Entlassung nach stationärer Entzugsbehandlung gestellt. Zur Erfassung der Kopfschmerzmerkmale ist das Führen eines Kopfschmerztagebuches für mindestens einen Monat erforderlich. In der ICHD-3 fehlt eine Zeitangabe für die Dauer der Medikamentenpause. Diese war in der ICHD-2 auf 2 Monate festgelegt [8, 20, 21, 26, 27, 44]. Aus praktischen Gründen sollte die Pause nunmehr auf bis zu einen Monat angelegt werden, wenn nicht vorher **Kopfschmerzfreiheit** entsteht (◘ **Abb. 2, 3, 4**).

In der ICHD-3 fehlt eine Zeitangabe für die Dauer der Medikamentenpause

Behandlung des Medikamenten-Übergebrauch-Kopfschmerzes

Ohne spezielle Schmerzmittelpause keine nachhaltige Lösung

Studien dokumentieren konsistent eine Sensitivierung und erhöhte Erregbarkeit trigeminaler und kortikaler Neuronen

Studien zur Pathophysiologie des MÜK haben konsistent eine Sensitivierung und erhöhte Erregbarkeit von trigeminalen und kortikalen Neuronen dokumentiert [28, 45, 48, 49, 50]. Die kortikale Übererregbarkeit scheint die Entwicklung der kortikalen **„spreading depression"** zu begünstigen, die als Korrelat der Migräneaura angesehen wird. Die periphere und zentrale Hypersensitivierung scheint damit ebenfalls erhöht zu werden. Es wird angenommen, dass diese Veränderung auf serotoninergen (5-HT) und möglicherweise Endocannabinoid-vermittelten Mechanismen basiert. Die Expression von exzitatorischen kortikalen 5-HT_{2A}-Rezeptoren könnte die Wahrscheinlichkeit für die Aktivierung der kortikalen „spreading depression" erhöhen. Eine Erschöpfung der **zentralen Schmerzabwehrsysteme** könnte den Prozess der zentralen Sensitivierung aktivieren und weitere molekulare Prozesse der Hyperexzitabilität anfachen. Erniedrigte 5-HT-Spiegel können die Expression und die Freisetzung von „calcitonin gene-related peptide" (CGRP) erhöhen und die Sensitivierung trigeminaler Neurone weiter erhöhen. Die Erschöpfung der zentralen schmerzmodulierenden Systeme als Folge des chronischen Medikamentenübergebrauchs führt somit direkt zu einer graduell zunehmenden Sensitivierung der Schmerzwahrnehmung und bedingt kontinuierlich eine Häufigkeitssteigerung der Schmerzmitteleinnahme, die eine weitere Sensitivierung nach sich zieht. Ohne Unterbrechung dieser Rückkopplung kann so eine nach oben **offene Endlosschleife** entstehen [28, 45, 48, 49, 50]. Genau diese Entwicklung ist im klinischen Alltag zu beobachten [8]. Diese pathophysiologischen Mechanismen machen verständlich, warum vorbeugende Migränemedikamente in ihrer Wirksamkeit aufgehoben werden, wenn gleichzeitig ein MÜK besteht. Es ist sinnlos, einerseits mit einer medikamentösen Prophylaxe eine Reduktion der Hypersensitivierung anzustreben, gleichzeitig aber den unterhaltenden und weiter steigernden Grund für diese Hypersensitivierung, nämlich den Medikamentenübergebrauch, fortzuführen [8, 31].

Bei gleichzeitig bestehender MÜK wird die Wirksamkeit vorbeugender Migränemedikamente aufgehoben

Tab. 8 Medikamenten-Übergebrauch-Kopfschmerz, ursächlich zurückzuführen auf den unbestätigten Übergebrauch multipler Medikamentenklassen

Kriterium	Beschreibung
A	Kopfschmerz erfüllt die Kriterien für MÜK (Tab. 1)
B	Beide Kriterien müssen erfüllt sein
	1. Regelmäßige Einnahme von jeglichen Kombinationen von Ergotamin, Triptanen, Non-Opioid-Schmerzmitteln, NSAIDs und/oder Opioid-Analgetika an insgesamt mindestens 10 Tagen pro Monat über mindestens 3 Monate
	2. Die Art, die Menge und/oder das Einnahmemuster oder Übergebrauch dieser Wirkstoffe kann nicht zuverlässig bestätigt werden

Tab. 9 Medikamenten-Übergebrauch-Kopfschmerz, ursächlich zurückzuführen auf andere Medikamente

Kriterium	Beschreibung
A	Kopfschmerz erfüllt die Kriterien für MÜK (Tab. 1)
B	Regelmäßiger Übergebrauch an insgesamt mindestens 10 Tagen pro Monat über mindestens 3 Monate von einen oder mehreren Medikamenten, die oben nicht beschrieben sind und zur akuten oder symptomatischen Behandlung von Kopfschmerzen eingenommen werden

Für die **nachhaltige Therapie** gibt es daher nur eine Lösung: Die stetige Medikamentenzufuhr muss gestoppt werden und eine Medikamentenpause oder bei Substanzen, die nicht weiter verwendet werden dürfen, ein Medikamentenentzug eingehalten werden [16, 17, 18, 42, 52, 53]. Ziel ist die Erholung des erschöpften körpereigenen Schmerzabwehrsystems und Normalisierung der Schmerzempfindlichkeit. Es wird zwar der Einsatz von Onabotulinumtoxin und/oder Topiramat bei MÜK diskutiert. Die Zulassung für Botulinum-Toxin A weist jedoch explizit darauf hin, dass für die Behandlung des MÜK keine ausreichenden Daten vorliegen, ein sekundärer MÜK war Ausschlusskriterium in den Zulassungsstudien [2, 5, 41, 43]. Studien zum Einsatz von Topiramat sind klein und zeigen zudem neben klinisch kaum relevanten Änderungen der Kopfschmerzen eine weiter gleich große Einnahmefrequenz der Akutmedikation. Solange der kontinuierliche Übergebrauch weiter betrieben wird, kann kein Behandlungsverfahren eine entscheidende und nachhaltige Besserung erzielen. Es gibt keine grundlegende Lösung des Problems als eine kontrollierte und systematische Schmerzmitteleinnahmepause [8, 20, 21, 31].

Ziele sind Erholung des erschöpften körpereigenen Schmerzabwehrsystems und Normalisierung der Schmerzempfindlichkeit

Solange der kontinuierliche Übergebrauch besteht, kann keine Therapie entscheidende, nachhaltige Besserung erzielen

Die einzelnen Schritte der Schmerzmittelpause

Information, Aufklärung und Verständnis stehen im Vordergrund. Die alleinige Information und Aufklärung über den möglichen Zusammenhang zwischen chronischen Kopfschmerzen und einem Medikamentenübergebrauch führt bereits bei vielen Patienten zu einer Beendigung des Medikamen-

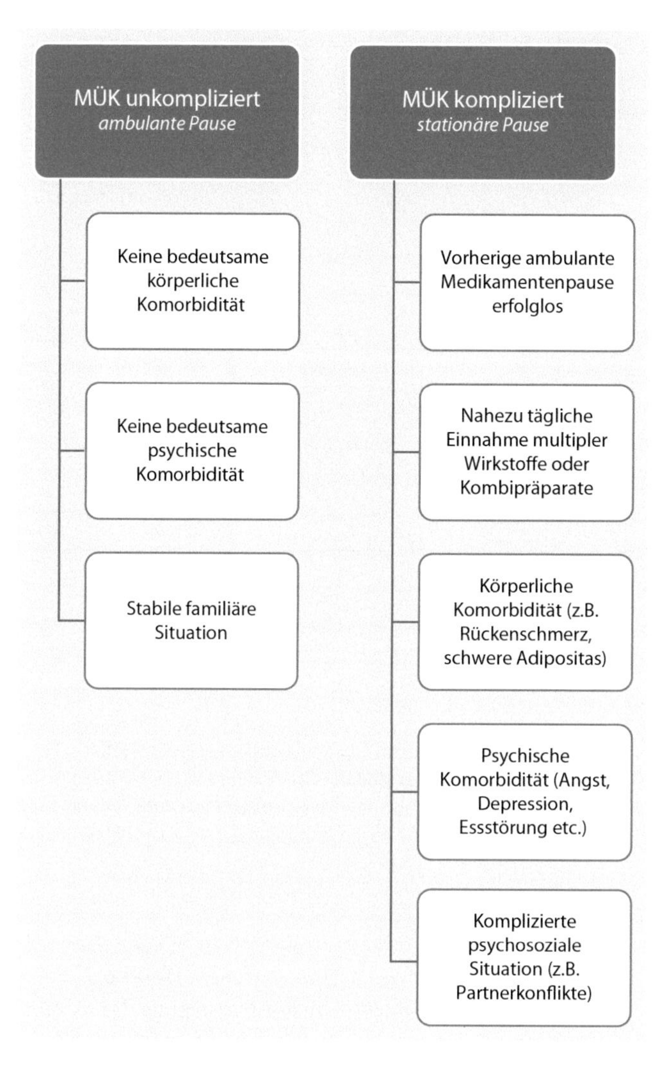

Abb. 2 ◀ Führt die alleinige Edukation des Patienten nicht zur Beendigung des Medikamentenübergebrauchs ist eine Medikamentenpause oder eine Entzugsbehandlung erforderlich. Diese kann ambulant, tagesklinisch-teilstationär oder stationär erfolgen. In unkomplizierten Fällen unterscheiden sich die Ergebnisse nicht. In komplizierten Fällen ist die stationäre Entzugsbehandlung im Rahmen eines multimodalen Behandlungskonzeptes signifikant überlegen. (Nach [3, 30, 31, 36, 37, 45])

tenübergebrauchs und einer Besserung der Kopfschmerzen [3, 13, 14, 20, 23, 30, 31, 36, 37, 38, 39, 40, 54]. Durch eine Medikamentenpause oder einen Medikamentenentzug kann bei den meisten Patienten ein Kopfschmerz bei Medikamentenübergebrauch unterbrochen werden. Hieraus resultieren eine bei vielen Patienten auch langfristige Besserung der Kopfschmerzen, eine Abnahme der kopfschmerzbedingten Behinderung, eine Abnahme von Angststörungen und Depressionen und eine finanzielle Entlastung des Gesundheitssystems.

Durch eine Medikamentenpause oder einen Medikamentenentzug kann bei den meisten Patienten ein MÜK unterbrochen werden

Der Begriff Medikamentenpause bezieht sich auf den Sachverhalt, dass nach erfolgreicher Pause die Kopfschmerzhäufigkeit wieder unter 10 Tage pro Monat zurück sinkt: Das **Akutmedikament** kann dann wieder eingesetzt werden. Ein Entzug generell ist nicht erforderlich, es muss jedoch ein Pausieren der Einnahme erfolgen.

In den diagnostischen Kriterien der ICHD-2 wurde eine **Verbesserung der Kopfschmerzsituation** innerhalb von 2 Monaten nach Beginn des Medikamentenentzuges zur Bestätigung der Diagnose eines Kopfschmerzes bei Medikamentenübergebrauch gefordert. In der ICHD-3beta (2013) ist diese zweimonatige Pause nicht mehr festgeschrieben (s. oben). Die Diagnose kann sofort bei Bestehen der diagnostischen Kriterien gestellt werden (◘ **Tab. 1, 2, 3, 4, 5, 6, 7, 8, 9**). Eine feste Zeitspanne für die Pause ist nicht mehr vorgegeben, und es kann im Einzelfall entschieden werden. In der Regel sind **2–4 Wochen** erforderlich.

Eine feste Zeitspanne für die Pause ist nicht mehr vorgegeben, es kann individuell entschieden werden

Aus praktischer Sicht sollte die Pause bis zu 4 Wochen eingehalten werden. In der Regel tritt jedoch eine signifikante Kopfschmerzbesserung bereits früher auf, sodass in Abhängigkeit von den übergebrauchten Substanzen eine Medikamentenpause in der Regel nur über 2–4 Wochen erfolgen muss [3, 13, 14, 20, 23, 30, 31, 36, 37, 38, 39, 40, 54]. Unter stationären Bedingungen ist Kopfschmerzfreiheit nach Auswertung unserer Behandlungsverläufe durchschnittlich nach 8–12 Tagen zu erreichen.

Unter stationären Bedingungen ist Kopfschmerzfreiheit nach Auswertung unserer Behandlungsverläufe durchschnittlich nach 8–12 Tagen zu erreichen

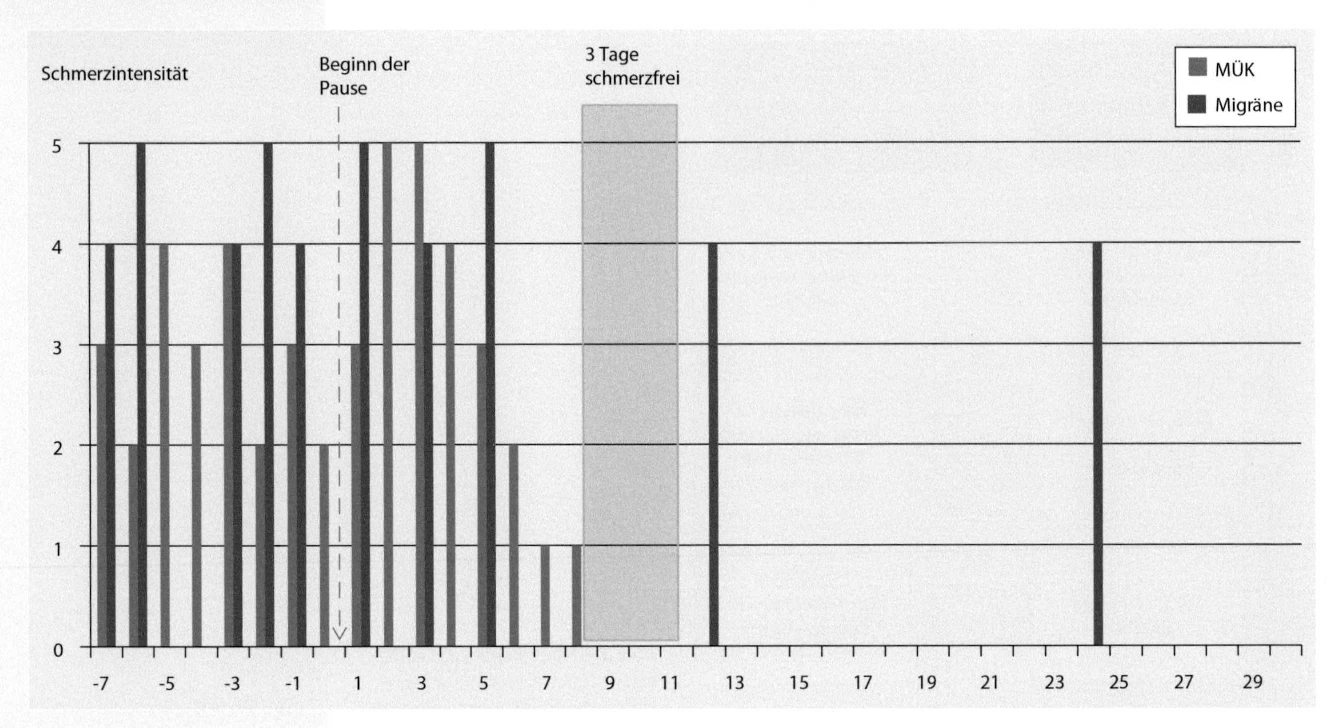

Abb. 3 ▲ Verlauf der typischen Medikamentenpause bei Medikamenten-Übergebrauch-Kopfschmerz (MÜK). Die Pause wird am Tag 1 gestartet. Zuvor sieht man die Überlagerung des MÜK mit der primären Migräne. Nach 8 Tagen klingt der MÜK ab. Es tritt Kopfschmerzfreiheit ein. Hält diese länger als drei zusammenhängende Tage an, kann die Medikamentenpause beendet werden. Die nächste Migräneattacke kann bereits wieder mit einem Akutmedikament behandelt werden

Bei Kopfschmerzfreiheit für weitere 3 Tage sehen wir die Pause als erfolgreich an, es kann dann wieder mit der Akutmedikation unter Beachtung der 10–20-Regel begonnen werden (■ **Abb. 2, 3, 4**).

Führt die alleinige Information und Beratung des Patienten nicht zur Beendigung des Medikamentenübergebrauchs, ist eine Medikamentenpause oder eine Entzugsbehandlung erforderlich [3, 36, 37, 38]. Diese kann ambulant, tagesklinisch-teilstationär oder stationär erfolgen [3, 4, 6, 30, 36, 37, 38]. In unkomplizierten Fällen unterscheiden sich die Ergebnisse dieser 3 Behandlungssettings nicht [3, 36, 37, 38]. Aus Kostengründen ist daher die ambulante Behandlung bei unkomplizierten Fällen vorzuziehen.

In komplizierten Fällen ist die vollstationäre Medikamentenpause im Rahmen eines multimodalen Therapiekonzeptes signifikant überlegen

Eine stationäre Medikamentenpause ist bei schweren Verläufen deutlich wirksamer und nachhaltiger. In komplizierten Fällen ist die vollstationäre Medikamentenpause im Rahmen eines multimodalen Behandlungskonzeptes signifikant überlegen [38]. Die Entscheidungskriterien für die Organisation einer ambulanten oder stationären Medikamentenpause sind in ■ **Abb. 2** dargelegt.

Dimenhydrinat besitzt ein Abhängigkeitspotenzial

Schmerzmittel während der Pause heben den Effekt auf

Zur Schmerzdistanzierung können trizyklische Antidepressiva, Antiepileptika oder schwach/mittelpotente Neuroleptika während der Pause eingesetzt werden

Mittel gegen Übelkeit (sog. **Antiemetika**), wie Metoclopramid, Domperidon oder Dimenhydrinat, können zur Behandlung von Übelkeit während einer Medikamentenpause zum Einsatz kommen [19]. Bei Einsatz von Dimenhydrinat ist jedoch darauf zu achten, dass diese Substanz selbst ein Abhängigkeitspotenzial besitzt. Schmerzmittel während der Pause heben den Effekt auf. Auf den Einsatz von Schmerzmitteln aller Art, wie z. B. Acetylsalicylsäure i.v. oder Naproxen, während der Medikamentenpause, sei es zur Akutbehandlung von **Rebound-Kopfschmerzen**, sei es zur Prophylaxe derselben – sollte grundsätzlich verzichtet werden [23, 33, 46]. Neben lerntheoretischen Gründen spricht hiergegen insbesondere die Potenz der Schmerzmittel selbst wieder einen Kopfschmerz bei Medikamentenübergebrauch hervorzurufen und die Hypersensitivierung zu unterhalten und zu steigern [28, 45, 48, 49, 50]. Der Zweck der „Pause" wäre damit zunichte gemacht. Der Sensitivierung entgegenwirkend können während der Medikamentenpause überbrückend trizyklische Antidepressiva, Antiepileptika oder schwach bzw. mittelpotente Neuroleptika zur Schmerzdistanzierung eingesetzt werden. Diese können Rebound-Kopfschmerzen lindern und die Symptome während der **Umstellungskopfschmerzspitzen** erträglicher machen. Nach unserer klinischen Praxis haben sich dabei z. B. Doxepin (oral oder i.v.) oder Melperon oral bewährt; sie können individuell nach Symptom-

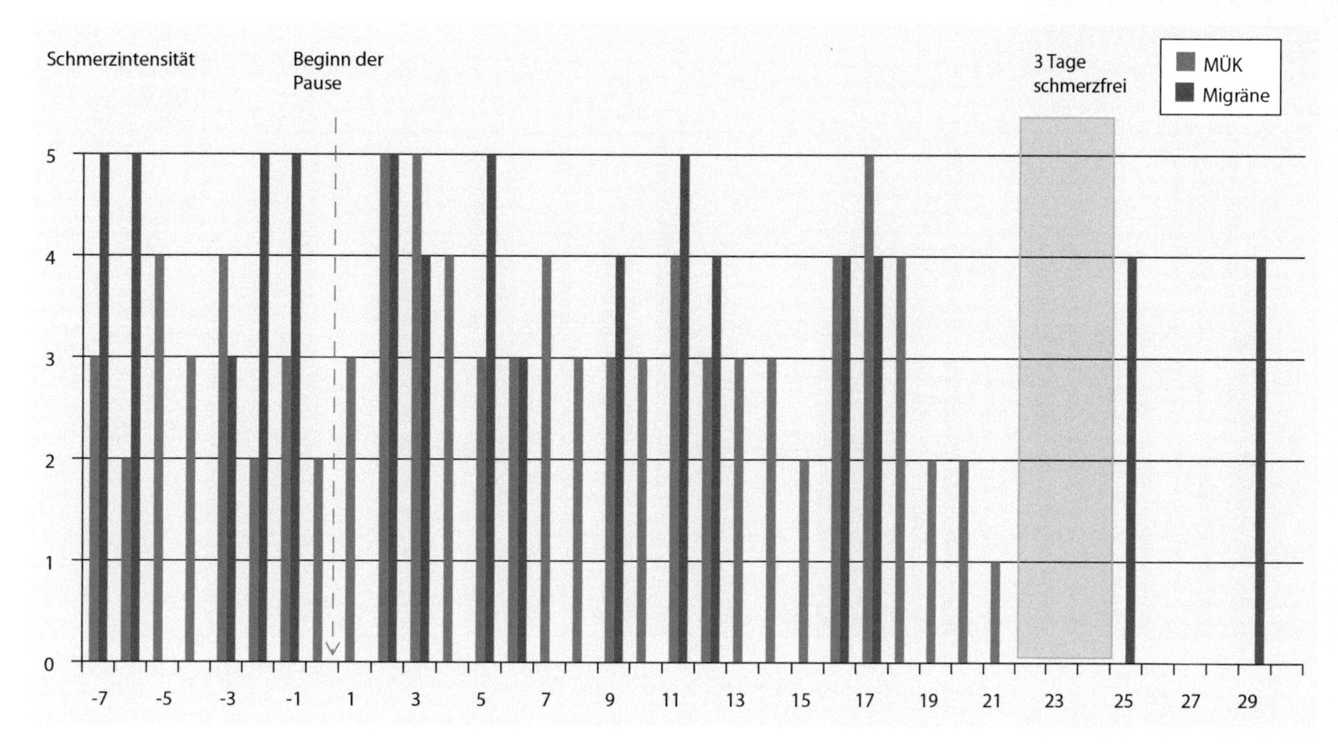

Abb. 4 ▲ Verlauf einer verlängerten Medikamentenpause bei Medikamenten-Übergebrauch-Kopfschmerz (MÜK). Die Pause wird am Tag 1 gestartet. Zuvor sieht man die Überlagerung des MÜK mit der primären häufig auftretenden Migräne. Nach 21 Tagen klingt der MÜK ab. Erst dann tritt Kopfschmerzfreiheit ein. Diese hält länger als 3 zusammenhängende Tage an. Erst dann ist die Pause erfolgreich durchgeführt worden und muss nicht weiter fortgeführt werden. Die nächste Migräneattacke kann jetzt wieder mit einem Akutmedikament behandelt werden. Sollte Kopfschmerzfreiheit jedoch nicht innerhalb von 4 Wochen eintreten, ist zu erwägen, ob eine chronische Migräne besteht, die Kopfschmerzhäufigkeit also nicht auf den Medikamentenübergebrauch zurückzuführen ist

ausprägung dosiert werden [8]. Die prophylaktische Gabe von Kortikoiden kann insbesondere in den ersten Tagen einer Medikamentenpause das Auftreten stärkerer Rebound-Kopfschmerzen häufig verhindern [32, 34, 37, 38, 51]. Diese klinische Beobachtung ließ sich in kontrollierten Studien bislang nicht sicher belegen, zeigt sich jedoch in offen beobachteten Behandlungsverläufen (◘ **Abb. 5**).

Nach erfolgreicher Medikamentenpause sind auf Dauer die **Einnahmeobergrenzen** für Kopfschmerzakutmedikation (weniger als 10 Tage/Monat bei Triptanen, Ergotaminen, Opioiden und/oder Mischanalgetika bzw. weniger als 15 Tage/Monat bei Monoanalgetika) einzuhalten. Das Risiko für eine erneute Entwicklung eines Kopfschmerzes bei Medikamentenübergebrauch ist grundsätzlich hoch. Die Rückfallquote beträgt bei Migränepatienten allein im ersten Jahr ca. 20% [13, 14, 15, 26, 27, 36, 37, 38, 39, 40]. Patienten mit einem Kopfschmerz bei Medikamentenübergebrauch sollten entweder während der oder direkt im Anschluss an die Medikamentenpause eine wirksame verhaltensmedizinische und medikamentöse Kopfschmerzprophylaxe erhalten, um das Risiko eines Rückfalls in den Medikamentenübergebrauch zu minimieren [6, 8, 9, 11, 15, 18, 20, 22, 30, 36, 37, 38, 42, 52, 53, 54].

Zur Minimierung des Rezidivrisikos dienen verhaltensmedizinische und medikamentöse Kopfschmerzprophylaxen

Stationäre Behandlung bei komplizierten Verläufen

Langjährige Erfahrungen und wissenschaftliche Studien zeigen, dass eine Medikamentenpause bei schweren Verläufen und **komplexen Begleiterkrankungen** unter stationären Bedingungen wesentlich effektiver und nachhaltiger behandelt werden kann als ambulant oder unter tagesklinischen Bedingungen [3, 6, 8, 9, 11, 30, 36, 37, 38]. Aus diesem Grunde sollte die Pause bei schweren Verläufen in aller Regel vollstationär und spezialisiert durchgeführt werden. Bei unkomplizierten Verläufen kann die Behandlung auch ambulant beim regional versorgenden Arzt erfolgen.

Eine Medikamentenpause sollte bei komplizierten Fällen stationär durchgeführt werden

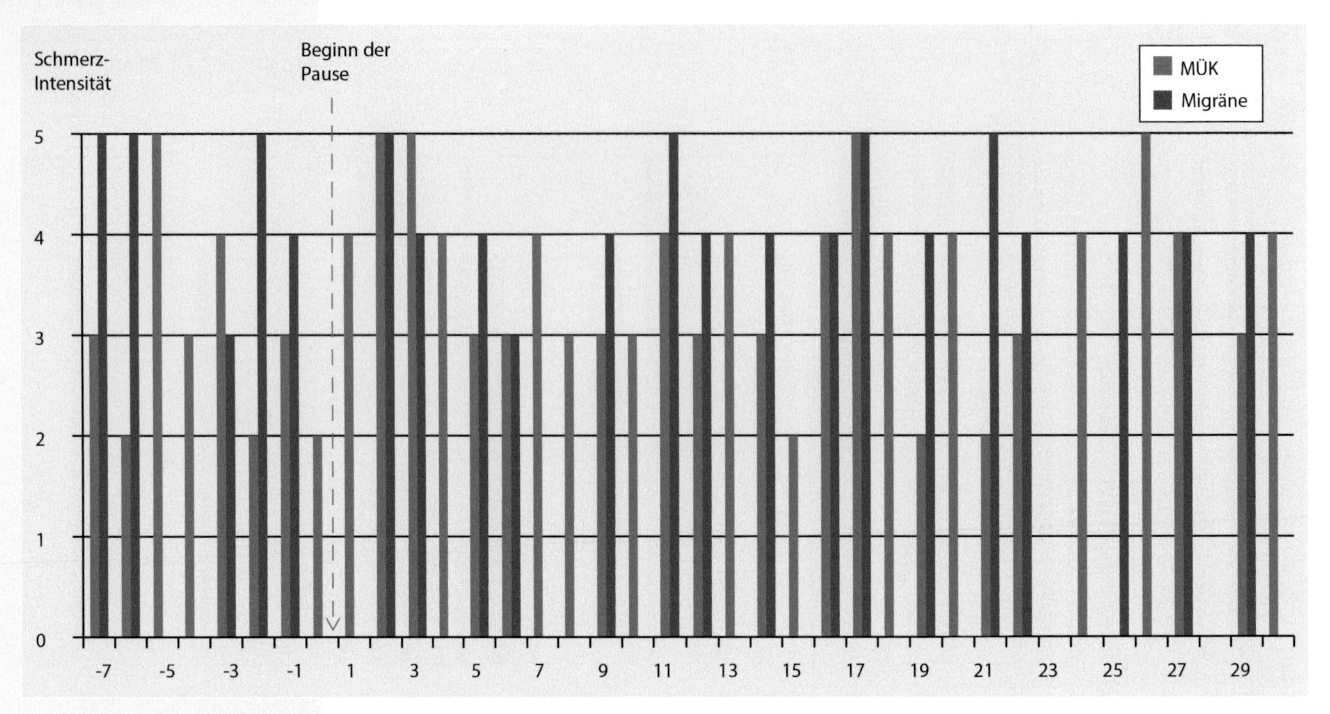

Abb. 5 ▲ Verlauf einer Medikamentenpause bei fraglichen Medikamenten-Übergebrauch-Kopfschmerz (MÜK) und chronischer Migräne. Die Pause wird am Tag 1 gestartet. Zuvor sieht man die Überlagerung des angenommenen MÜK mit der primären häufig auftretenden Migräne. Innerhalb 28 Tagen entsteht keine Kopfschmerzfreiheit über mindestens 3 Tage. Da die Kopfschmerzhäufigkeit nicht unter 15 Tage pro Monat gesunken ist, ist eine chronische Migräne zu diagnostizieren, die Kopfschmerzhäufigkeit ist nicht auf den Medikamentenübergebrauch zurückzuführen

Durchführung der Medikamentenpause

Der MÜK entwickelt sich in der überwiegenden Zahl der Fälle als Komplikation einer **Fehlbehandlung** einer Migräne oder eines Spannungskopfschmerzes. Nur in sehr seltenen Fällen liegt ein chronischer Clusterkopfschmerz zugrunde.

Nicht die eingesetzte Dosis, sondern die Häufigkeit der Einnahme ist für die Entstehung des Kopfschmerzes bei Medikamentenübergebrauch entscheidend. Generell ist jede Einnahme von Kopfschmerz- oder Migränemitteln an insgesamt mehr als 10 Tagen im Monat mit der Gefahr der Kopfschmerzhäufung und der Entstehung eine MÜK verbunden. Warnzeichen sind neben einer Steigerung der Einnahmehäufigkeit eines eigentlich bewährten Medikamentes auch dessen Wirkverlust oder eine Abnahme der Wirkdauer. Typisch ist neben einer Zunahme der Migränehäufigkeit auch die Entwicklung eines **Dauerkopfschmerzes** zwischen den Migräneattacken. Wichtig ist das Verständnis der 10–20-Regel: Es kommt *nicht* auf die Anzahl der Tabletten an (also nicht zehn Tabletten pro Monat), sondern auf die Einnahmetage pro Monat. So ist es z. B. möglich, an 7 Tagen pro Monat jeweils zwei Tabletten einzunehmen (diese bleiben dann immer noch sieben Einnahmetage). Halbiert man jedoch sieben Tabletten und nimmt jeweils eine halbe Tablette an 14 Tagen ein, entsteht ein MÜK. Es zählt auch jede Einnahme verschiedener Medikamente mit: Nimmt man z. B. an 6 Tagen ein Kombinationspräparat über **Selbstmedikation** und an weiteren 5 Tagen ein Triptan, zählt dies als elf Einnahmetage und die Grenze von weniger als 10 Tage ist bereits überschritten [8, 20, 21].

Warnzeichen für einen MÜK sind Steigerung der Einnahmehäufigkeit eines bewährten Mittels, dessen Wirkverlust bzw. eine Abnahme der Wirkdauer

Entscheidend für den Langzeiterfolg ist das Verständnis der 10–20-Regel

Damit Patientinnen und Patienten diese Regel einhalten können, müssen vorbeugende Behandlungsmaßnahmen eingeleitet und durchgeführt werden. Ziel ist, dass die primären Kopfschmerzen an weniger als 10 Tagen pro Monat auftreten. Diese Maßnahmen sind Schwerpunkt der Behandlung in der Zeit während und nach der Medikamentenpause.

Besteht ein MÜK, kann in der Regel die vorbeugende Migränetherapie nicht wirken! Die entscheidende Behandlung für die Besserung des Kopfschmerzleidens ist daher die Medikamentenpause. Erst dann können wieder vorbeugende Behandlungsmaßnahmen effektiv sein [8, 20, 21].

Während eines Zeitraumes von bis zu 4 Wochen ist i.d.R. konsequent auf alle Schmerz-/Migränemittel zu verzichten

Medikamentenpause heißt: Während eines Zeitraumes von bis zu 4 Wochen muss in der Regel konsequent auf alle Schmerz- oder Migränemittel verzichtet werden.

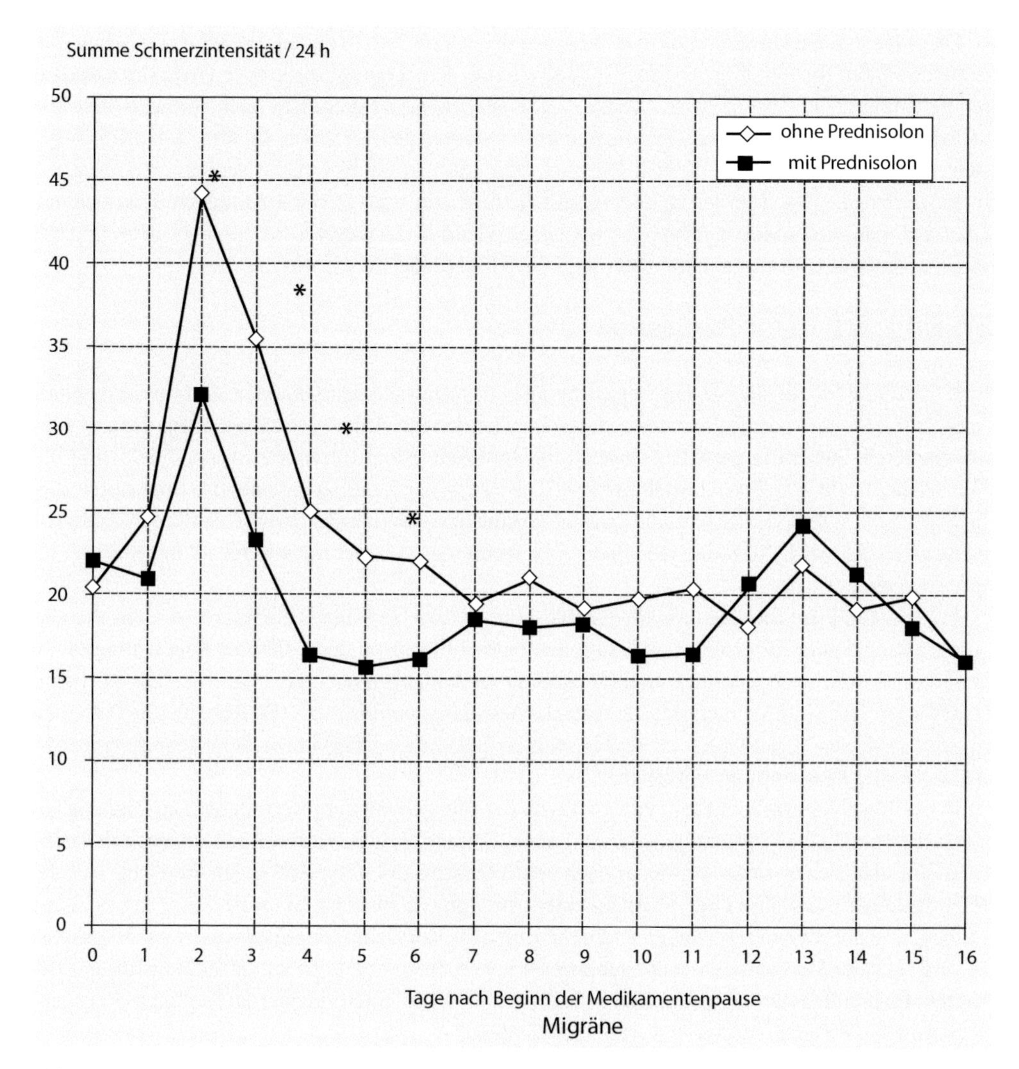

Abb. 6 ▲ Der Verlauf von Umstellungskopfschmerzen während einer Medikamentenpause bei primär bestehender Migräne. Auswertung von Behandlungsverläufen an der Schmerzklinik Kiel mit und ohne Prednisolon. Die stärksten Umstellungskopfschmerzen treten 2 Tage nach dem Absetzen der Akutmedikation auf. Patienten, die eine Begleittherapie mit Prednisolon erhielten, zeigen signifikant geringere Umstellungskopfschmerzen und auch einen leichteren Gesamtverlauf im Vergleich zu Patienten ohne diese Begleitbehandlung. Nach Absetzen des Prednisolonschutzes am zehnten Tag steigt der Umstellungskopfschmerz jedoch wieder an und erreicht nach 16 Tagen in beiden Gruppen gleiche Werte

Mit den heutigen Behandlungsmethoden reichen jedoch in der Regel nach Auswertung unserer Behandlungsverläufe 8 bis 12 Tage aus. Den zu erwartenden **Umstellungskopfschmerzen** und der Entzugssymptomatik kann mit verschiedenen Maßnahmen entgegen gewirkt werden, ohne dass auf Schmerz- oder Migränemittel in dieser Phase zurückgegriffen werden muss. Zum Einsatz kommen verhaltensmedizinische Therapien, wie **Schmerzbewältigungstraining**, Ruhe, körperliche Schonung und Reizabschirmung. Zusätzlich können Medikamente gegen Übelkeit und zur Schmerzdistanzierung eingesetzt werden. Übelkeit, Erbrechen, Dehydration und Störungen des Elektrolythaushaltes können ggf. mit Infusionen entgegengewirkt werden. Unter anderem müssen Herz- und Kreislauffunktionen sowie der Elektrolythaushalt überwacht werden.

Zusätzlich können Medikamente gegen Übelkeit und zur Schmerzdistanzierung eingesetzt werden

Typischerweise werden am Tag nach der vollstationären Aufnahme sämtliche Kopfschmerzakutmedikamente abgesetzt [3, 4, 8, 9, 12, 13, 14, 15, 16, 18, 20, 23, 24, 25, 27, 30, 31, 32, 33, 34, 36, 37, 38, 40, 44, 46, 47, 51, 52, 53, 54]. Nach wenigen Stunden treten **Absetzkopfschmerzen** auf, die in der Regel als stark bis sehr stark erlebt werden. Dazu können **Begleitsymptome** wie Übelkeit, Erbrechen, Schwindel, Tachykardien, Unruhe, Schlafstörungen, Erregbarkeit, Angstzustände, gelegentlich Trugwahrnehmungen und auch Fieber kommen.

Absetz- oder Umstellungskopfschmerzen dauern ca. 7–10 Tage

Die Absetz- oder Umstellungskopfschmerzen dauern ca. 7–10 Tage an. Im Mittel erreichen diese Beschwerden ihr Maximum nach 2–3 Tagen. In der Regel dauert diese erste Phase der stationären Behandlung mit Absetzkopfschmerzen 5–8 Tage, zumeist ist spätestens nach 14 Tagen diese erste Phase überstanden. Einzelne Verläufe und Entscheidungsphasen sind in ◘ **Abb. 3, 4 und 5** dargestellt. Die Zeit des Entzugs ist für viele Patienten sehr schwer. Durch ärztliche Maßnahmen muss versucht werden, die Beschwerden zu lindern und die Auswirkungen soweit wie möglich zu reduzieren. Überlässt man die Patienten sich selbst, wird diese Phase in der Regel nicht durchgehalten, und der vorschnelle Griff zu Akutmedikamenten und der Misserfolg sind vorprogrammiert.

Die Zeit des Entzugs ist für viele Patienten sehr schwer

Möglicher Schutz mit Prednisolon

Eine optionale Möglichkeit in der Begleittherapie, die Umstellungsreaktionen abzumildern, ist die zeitweise Gabe von Prednisolon oder anderen Kortikoiden (◘ **Abb. 5**). Die Studienlage dazu ist kontrovers, offene Behandlungsverlaufsauswertungen weisen jedoch auf eine klinische Effektivität hin [32, 34, 36, 37, 38, 51]. Der Umstellungskopfschmerz in der Medikamentenpause kann durch diese Begleitbehandlung deutlich milder verlaufen, ohne dass das Behandlungsziel der Medikamentenpause gefährdet wird. Dies wäre jedoch der Fall, wenn man Akutschmerzmittel als Tablette oder als Infusion geben würde.

Prednisolon kann den Umstellungskopfschmerz mildern, ohne das eigentliche Behandlungsziel zu gefährden

Prednisolon kann für eine individuelle Zeitspanne von 5 bis 8 Tagen eingesetzt werden. Wir setzen es optional über die ersten 3 bis 5 Tage ein, da hier die Spitze des **Rebound-Kopfschmerzes** zu erwarten ist, welche abgemildert wird (◘ **Abb. 5**). In den Tagen nach dem Absetzen des Kortisonschutzes ist man für eine neue Migräneattacke besonders empfindlich (◘ **Abb. 6**). Die Patienten müssen an diesen Tagen (meist achter bis zwölfter Behandlungstag) körperliche Schonung beachten, Ruhe und Entspannung einplanen.

In der Regel kommt innerhalb von 14 Tagen der Morgen, an dem Betroffene meist fassungslos aufwachen und keine Kopfschmerzen mehr haben. Dieses für die Betroffenen seit langem unbekannte Gefühl stellt sich erstmals oft wieder nach vielen Dauerkopfschmerzjahren ein, und viele realisieren mit Staunen, dass dies ohne Medikamenteneinnahme möglich ist. In dieser Phase ist besonders wichtig, dass die Patienten verstehen und lernen, dass die Kopfschmerzfreiheit wieder zurückgekehrt ist, weil sie *keine* Medikamente mehr genommen haben. In einer Langzeituntersuchung unserer Behandlungsverläufe zeigte sich, dass über 90% der mit medikamenteninduzierten Kopfschmerzen aufgenommenen Patienten dieses Ziel erreichen können.

Die für viele Betroffene seit langem unbekannte Kopfschmerzfreiheit stellt sich meist innerhalb von 14 Tagen ein

Was nach der Medikamentenpause geschehen muss

Nach Abklingen der akuten Entzugsphase ist der MÜK unterbrochen. Damit ist das Problem der Patienten jedoch nur zur Hälfte gelöst. Das primäre Kopfschmerzleiden besteht nämlich weiterhin und muss jetzt intensiv einer wirksamen Behandlung unterzogen werden, damit nicht wieder das **inadäquate Einnahmeverhalten** von Kopfschmerzmedikamenten eingeleitet wird [13, 14, 15, 26, 27, 36, 37, 38, 39, 40]. Die Migräne, der häufigste Grund für medikamenteninduzierte Kopfschmerzen, muss wirksam therapiert werden, das gleiche gilt für den Kopfschmerz vom Spannungstyp. Dabei müssen alle nichtmedikamentösen und medikamentösen Möglichkeiten je nach individuellen Gegebenheiten ausgeschöpft werden [4, 7, 9, 10, 11, 20, 29]. Ziel ist, möglichst viele Kopfschmerzanfälle zu vermeiden, damit Kopfschmerz-Akutmedikamente nur maximal an 10 Tagen pro Monat eingenommen werden müssen [16, 17, 18, 41, 54].

Ziel der Medikamentenpause ist es, möglichst viele Schmerzanfälle zu vermeiden

Korrespondenzadresse

Prof. Dr. H. Göbel
Migräne- und Kopfschmerzzentrum,
Neurologisch-verhaltensmedizinische Schmerzklinik Kiel
Heikendorfer Weg 9–27, 24149 Kiel
hg@schmerzklinik.de

Einhaltung ethischer Richtlinien

Interessenkonflikt. H. Göbel, K. Heinze-Kuhn, I. Petersen, C. Göbel und A. Heinze geben an, an, dass kein Interessenkonflikt besteht.

Dieser Beitrag beinhaltet keine Studien an Menschen oder Tieren.

Literatur

1. Chanraud S, Di Scala G, Dilharreguy B et al (2014) Brain functional connectivity and morphology changes in medication-overuse headache: clue for dependence-related processes? Cephalalgia
2. Christie SN, Giammarco R, Gawel M et al (2010) Botulinum toxin type A and acute drug costs in migraine with triptan overuse. Can J Neurol Sci 37:588–594
3. Creac'h C, Frappe P, Cancade M et al (2011) In-patient versus out-patient withdrawal programmes for medication overuse headache: a 2-year randomized trial. Cephalalgia 31:1189–1198
4. Diener HC, Gaul C, Jensen R et al (2011) Integrated headache care. Cephalalgia 31:1039–1047
5. Freitag FG, Diamond S, Diamond M et al (2008) Botulinum Toxin Type A in the treatment of chronic migraine without medication overuse. Headache 48:201–209
6. Gaul C, Bromstrup J, Fritsche G et al (2011) Evaluating integrated headache care: a one-year follow-up observational study in patients treated at the Essen headache centre. BMC Neurol 11:124
7. Goadsby PJ, Zanchin G, Geraud G et al (2008) Early vs. non-early intervention in acute migraine-'Act when Mild (AwM)'. A double-blind, placebo-controlled trial of almotriptan. Cephalalgia 28:383–391
8. Göbel H (2012) Die Kopfschmerzen. Springer, Berlin Heidelberg New York Tokio
9. Göbel H, Heinze-Kuhn K, Petersen I et al (2013) Integrated headache care network. Kiel Migraine and Headache Center and German National Headache Treatment Network. Schmerz 27:149–165
10. Göbel H, Heinze A (2011) Botulinum toxin type A in the prophylactic treatment of chronic migraine. Schmerz 25:563–570 (quiz 571)
11. Göbel H, Heinze A, Heinze-Kuhn K et al (2009) Development and implementation of integrated health care in pain medicine: the nationwide German headache treatment network. Schmerz 23:653–670
12. Grande RB, Aaseth K, Benth JS et al (2011) Reduction in medication-overuse headache after short information. The Akershus study of chronic headache. Eur J Neurol 18:129–137
13. Grazzi L, Andrasik F, Usai S et al (2013) Day-hospital withdrawal for chronic migraine with medication overuse: results at 3 years follow-up. Neurol Sci 34(Suppl 1):S167–S169
14. Grazzi L, Andrasik F, Usai S et al (2008) In-patient vs. day-hospital withdrawal treatment for chronic migraine with medication overuse and disability assessment: results at one-year follow-up. Neurol Sci 29(Suppl 1):S161–S163
15. Grazzi L, Usai S, Prunesti A et al (2009) Behavioral plus pharmacological treatment versus pharmacological treatment only for chronic migraine with medication overuse after day-hospital withdrawal. Neurol Sci 30(Suppl 1):S117–S119
16. Hagen K, Albretsen C, Vilming ST et al (2011) A 4-year follow-up of patients with medication-overuse headache previously included in a randomized multicentre study. J Headache Pain 12:315–322
17. Hagen K, Linde M, Steiner TJ et al (2012) Risk factors for medication-overuse headache: an 11-year follow-up study. The Nord-Trondelag Health Studies. Pain 153:56–61
18. Hagen K, Stovner LJ (2011) A randomized controlled trial on medication-overuse headache: outcome after 1 and 4 years. Acta Neurol Scand Suppl 191:38–43
19. Halpert AG, Olmstead MC, Beninger RJ (2002) Mechanisms and abuse liability of the anti-histamine dimenhydrinate. Neurosci Biobehav Rev 26:61–67
20. Headache Classification Committee of the International Headache S (2013) The international classification of headache disorders, 3rd edition (beta version). Cephalalgia 33:629–808
21. Headache Classification Subcommittee of the International Headache S (2004) The international classification of headache disorders: 2nd edition. Cephalalgia 24(Suppl 1):9–160
22. Heinze A, Heinze-Kuhn K, Göbel H (2010) Preventive medication in migraine headache: individualized clinical pathways. Schmerz 24:73–79 (quiz 80)
23. Hering R, Steiner TJ (1991) Abrupt outpatient withdrawal of medication in analgesic-abusing migraineurs. Lancet 337:1442–1443
24. Jonsson P, Jakobsson A, Hensing G et al (2013) Holding on to the indispensable medication – a grounded theory on medication use from the perspective of persons with medication overuse headache. J Headache Pain 14:43
25. Jonsson P, Linde M, Hensing G et al (2012) Sociodemographic differences in medication use, health-care contacts and sickness absence among individuals with medication-overuse headache. J Headache Pain 13:281–290
26. Katsarava Z, Fritsche G, Muessig M et al (2001) Clinical features of withdrawal headache following overuse of triptans and other headache drugs. Neurology 57:1694–1698
27. Katsarava Z, Muessig M, Dzagnidze A et al (2005) Medication overuse headache: rates and predictors for relapse in a 4-year prospective study. Cephalalgia 25:12–15
28. Le Grand SM, Supornsilpchai W, Saengjaroentham C et al (2011) Serotonin depletion leads to cortical hyperexcitability and trigeminal nociceptive facilitation via the nitric oxide pathway. Headache 51:1152–1160
29. Moessner M, Aufdermauer N, Baier C et al (2013) Efficacy of an internet-delivered aftercare program for patients with chronic back pain. Psychother Psychosom Med Psychol
30. Munksgaard SB, Bendtsen L, Jensen RH (2012) Detoxification of medication-overuse headache by a multidisciplinary treatment programme is highly effective: a comparison of two consecutive treatment methods in an open-label design. Cephalalgia 32:834–844
31. Olesen J (2012) Detoxification for medication overuse headache is the primary task. Cephalalgia 32:420–422
32. Pageler L, Katsarava Z, Diener HC et al (2008) Prednisone vs. placebo in withdrawal therapy following medication overuse headache. Cephalalgia 28:152–156
33. Pascual J, Berciano J (1993) Daily chronic headache in patients with migraine induced by abuse of ergotamine-analgesics: response due to a protocol of outpatient treatment. Neurologia 8:212–215
34. Rabe K, Pageler L, Gaul C et al (2013) Prednisone for the treatment of withdrawal headache in patients with medication overuse headache: a randomized, double-blind, placebo-controlled study. Cephalalgia 33:202–207
35. Radat F, Chanraud S, Di Scala G et al (2013) Psychological and neuropsychological correlates of dependence-related behaviour in medication overuse headaches: a one year follow-up study. J Headache Pain 14:59
36. Rossi P, Di Lorenzo C, Faroni J et al (2006) Advice alone vs. structured detoxification programmes for medication overuse headache: a prospective, randomized, open-label trial in transformed migraine patients with low medical needs. Cephalalgia 26:1097–1105
37. Rossi P, Faroni JV, Nappi G (2008) Medication overuse headache: predictors and rates of relapse in migraine patients with low medical needs. A 1-year prospective study. Cephalalgia 28:1196–1200
38. Rossi P, Faroni JV, Tassorelli C et al (2013) Advice alone versus structured detoxification programmes for complicated medication overuse headache (MOH): a prospective, randomized, open-label trial. J Headache Pain 14:10
39. Sances G, Galli F, Ghiotto N et al (2013) Factors associated with a negative outcome of medication-overuse headache: a 3-year follow-up (the,CARE' protocol). Cephalalgia 33:431–443
40. Sances G, Ghiotto N, Galli F et al (2010) Risk factors in medication-overuse headache: a 1-year follow-up study (care II protocol). Cephalalgia 30:329–336
41. Sandrini G, Perrotta A, Tassorelli C et al (2011) Botulinum toxin type-A in the prophylactic treatment of medication-overuse headache: a multicenter, double-blind, randomized, placebo-controlled, parallel group study. J Headache Pain 12:427–433

42. Shah AM, Bendtsen L, Zeeberg P et al (2013) Reduction of medication costs after detoxification for medication-overuse headache. Headache 53:665–672
43. Silberstein SD, Blumenfeld AM, Cady RK et al (2013) OnabotulinumtoxinA for treatment of chronic migraine: PREEMPT 24-week pooled subgroup analysis of patients who had acute headache medication overuse at baseline. J Neurol Sci 331:48–56
44. Silberstein SD, Olesen J, Bousser MG et al (2005) The international classification of headache disorders, 2nd edition (ICHD-II) – revision of criteria for 8.2 medication-overuse headache. Cephalalgia 25:460–465
45. Srikiatkhachorn A, Le Grand SM, Supornsilpchai W et al (2014) Pathophysiology of medication overuse headache-an update. Headache 54:204–210
46. Starling AJ, Hoffman-Snyder C, Halker RB et al (2011) Risk of development of medication overuse headache with nonsteroidal anti-inflammatory drug therapy for migraine: a critically appraised topic. Neurologist 17:297–299
47. Straube A, Gaul C, Forderreuther S et al (2012) Therapy and care of patients with chronic migraine: expert recommendations of the German Migraine and Headache Society/German Society for neurology as well as the Austrian Headache Society/ Swiss Headache Society. Nervenarzt 83:1600–1608
48. Supornsilpchai W, Le Grand SM, Srikiatkhachorn A (2010) Cortical hyperexcitability and mechanism of medication-overuse headache. Cephalalgia 30:1101–1109
49. Supornsilpchai W, Le Grand SM, Srikiatkhachorn A (2010) Involvement of pro-nociceptive 5-HT2A receptor in the pathogenesis of medication-overuse headache. Headache 50:185–197
50. Supornsilpchai W, Sanguanrangsirikul S, Maneesri S et al (2006) Serotonin depletion, cortical spreading depression, and trigeminal nociception. Headache 46:34–39
51. Trucco M, Meineri P, Ruiz L et al (2005) Preliminary results of a withdrawal and detoxification therapeutic regimen in patients with probable chronic migraine and probable medication overuse headache. J Headache Pain 6:334–337
52. Usai S, Grazzi L, Andrasik F et al (2004) Chronic migraine with medication overuse: treatment outcome and disability at 3 years follow-up. Neurol Sci 25(Suppl 3):S272–S273
53. Usai S, Grazzi L, D'amico D et al (2008) Reduction in the impact of chronic migraine with medication overuse after day-hospital withdrawal therapy. Neurol Sci 29(Suppl 1):S176–S178
54. Valguarnera F, Tanganelli P (2010) The efficacy of withdrawal therapy in subjects with chronic daily headache and medication overuse following prophylaxis with topiramate and amitriptyline. Neurol Sci 31(Suppl 1):S175–S177

Schmerz 2014 · 28:319–338
DOI 10.1007/s00482-014-1421-7
Online publiziert: 6. Juni 2014

Redaktion
H. Göbel, Kiel
R. Sabatowski, Dresden

C. Maihöfner MHBA
Klinik für Neurologie, Klinikum Fürth

Komplexes regionales Schmerzsyndrom

Eine aktuelle Übersicht

Zusammenfassung

Ein komplexes regionales Schmerzsyndrom („complex regional pain syndrome", CRPS) kann sich als Komplikation nach Frakturen und Verletzungen der Extremitäten, aber auch nach Nervenläsionen oder Schädigungen des Zentralnervensystems entwickeln. Als klinisches Bild findet sich eine charakteristische Trias, die autonome, sensorische und motorische Störungen umfasst. Die Diagnose wird in erster Linie klinisch anhand der Budapest-Kriterien gestellt. Die Therapie ist multidisziplinär und individuell zu planen. Verschiedene Methoden der physikalischen Medizin und medikamentöse Verfahren sind integrale Bestandteile des Therapiekonzepts. Medikamentöse Therapien orientieren sich an der spezifischen Symptomkonstellation und umfassen Glukokortikoide, Radikalfänger, die Pharmakotherapie von neuropathischen Schmerzen und Substanzen, die in den Knochenstoffwechsel eingreifen. In ausgewählten Fällen können invasive Verfahren eingesetzt werden.

Schlüsselwörter

Neuropathischer Schmerz · Kortikale Reorganisation · Multimodale Therapie · Physikalische Therapieverfahren · Glukokortikoide

Widmung
Den Patienten meiner CRPS-Sprechstunde gewidmet.

Lernziele

Nach Absolvierung dieser Lerneinheit
- **kennen Sie die klinische Manifestation des komplexen regionalen Schmerzsyndroms (CRPS).**
- **kennen Sie die wichtigsten epidemiologischen Charakteristika dieses Krankheitsbilds.**
- **verstehen Sie die wesentlichen pathophysiologischen Grundlagen.**
- **sind Sie in der Lage, ein CRPS anhand der Budapest-Kriterien zu diagnostizieren.**
- **sind Sie in der Lage, die wesentlichen nichtmedikamentösen Therapieverfahren zu indizieren.**
- **können Sie eine differenzierte Pharmakotherapie beim CRPS einsetzen.**
- **kennen Sie den Stellenwert invasiver Therapieverfahren beim CRPS.**

Einleitung und historischer Hintergrund

Ein komplexes regionales Schmerzsyndrom ["complex regional pain syndrome" (CRPS)] kann sich als Komplikation nach Verletzungen der Extremitäten entwickeln. Klinisch handelt es sich um ein verblüffendes Krankheitsbild mit einer auffälligen Diskrepanz zwischen dem auslösenden Trauma und der daraus resultierenden Symptomatik. Nach einem oft verhältnismäßig kleinen Trauma entwickelt sich ein „komplexes" klinisches Syndrom, das sich generalisiert in der betroffenen Extremität (regional) durch Schmerz, sensorische Veränderungen und autonome, motorische sowie trophische Störungen manifestiert [1, 2].

Beim CRPS besteht eine auffällige Diskrepanz zwischen auslösendem Trauma und resultierender Symptomatik

Vermutlich existiert die Krankheitsentität seit Menschengedenken. In der Literatur findet man laut Veldman [3] erstmals im 16. Jahrhundert eine klinische Beschreibung durch den Wundarzt Ambroise Paré (1510–1590), der am französischen Hofe tätig war. Eine erste systematische Beschreibung erfolgte schließlich durch Silas Weir Mitchell 1864 im amerikanischen Bürgerkrieg. Bei Soldaten mit Nervenverletzungen beobachtete er an der betroffenen Extremität eine ungewöhnliche Konstellation von Symptomen: brennende Dauerschmerzen in Kombination mit zunehmenden trophischen Veränderungen. Abgeleitet von den griechischen Bezeichnungen „καυσισ" („kausis"; das Brennen) und „αλγοσ" („algos"; der Schmerz) nannte er dieses Schmerzsyndrom **„Kausalgie"**.

Vermutlich existiert die Krankheitsentität des CRPS seit Menschengedenken

Im ersten Weltkrieg (1916) gelang es René Leriche, ähnliche Krankheitsbilder erfolgreich mit einer chirurgischen Sympathektomie zu behandeln. Schließlich entwickelte John Bonica in den 1950er-Jahren des letzten Jahrhunderts invasive Techniken zur temporären Blockade des sympathischen Nervensystems. Beeindruckt von der Effektivität therapeutischer Sympathikusblockaden führte Evans 1946 den Begriff **„sympathische Reflexdystrophie"** für dieses Krankheitsbild ein [4].

In Deutschland hielt bereits im Jahr 1900 der Chirurg Paul Sudeck [5] einen Vortrag auf dem 24. Kongress der Deutschen Gesellschaft für Chirurgie über zwei Patienten mit einer „akuten entzündlichen Knochenatrophie". Sudeck war aufgefallen, dass dieses Syndrom mit den Kardinalsym-

Complex regional pain syndrome · A current review

Abstract
Complex regional pain syndrome (CRPS) may develop following fractures, limb trauma, or lesions of the peripheral or central nervous system. The clinical picture consists of a triad of symptoms including autonomic, sensory, and motor dysfunction. Diagnosis is based on clinical signs and symptoms according to the Budapest criteria. Therapy is based on an individual and multidisciplinary approach. Distinct methods of physical therapy and pharmacological strategies are the mainstay of therapy. Pharmacotherapy is based on individual symptoms and includes steroids, free radical scavengers, treatment of neuropathic pain, and agents interfering with bone metabolism. In some cases invasive methods may be considered.

Keywords
Neuropathic pain · Cortical reorganization · Multimodal treatment · Physical therapy modalities · Glucocorticoids

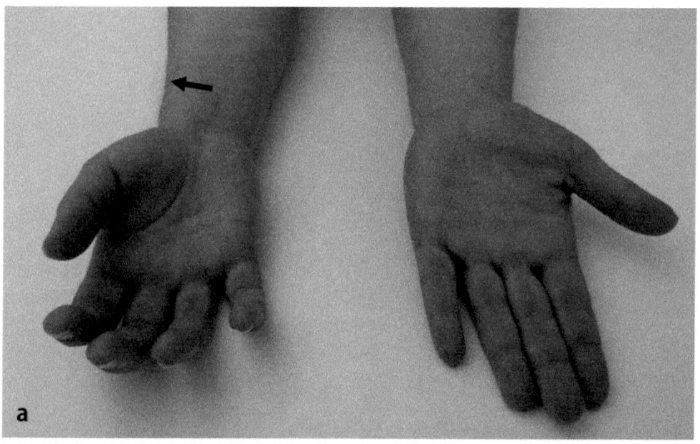

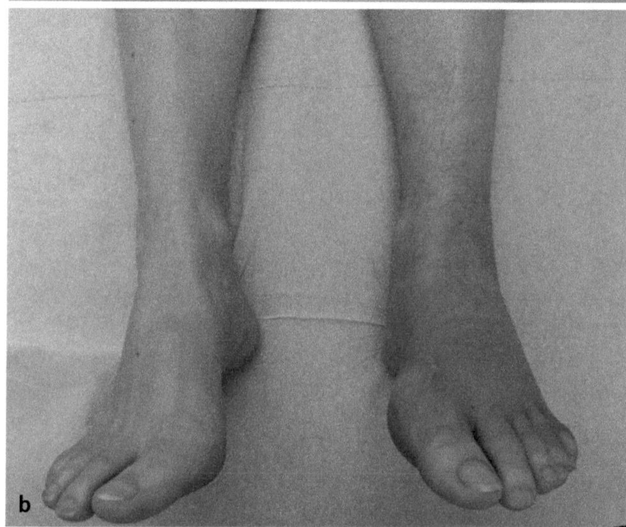

Abb. 1 ◀ Klinische Symptome bei *CRPS*. **a** CRPS Typ I im akuten Stadium mit Schwellung, Hypertrichose (*Pfeil*) und Funktionseinschränkung der *rechten* Hand. Ursache war eine distale Radiusfraktur. **b** Schwellung, Rötung, Hypertrichose und Hyperkeratose bei einem CRPS Typ I an der linken unteren Extremität. *CRPS* Komplexes regionales Schmerzsyndrom

ptomen einer Entzündung einhergeht und ganz erheblich über das ursprünglich von einer Verletzung betroffene Gebiet hinausgehen kann. Die Erkrankung beschäftigte ihn Zeit seiner ärztlichen Tätigkeit. Ihm zu Ehren wurde die Erkrankung v. a. von Traumatologen als **„Morbus Sudeck"** bezeichnet.

In den folgenden Jahren wurden sowohl Hinweise für eine „entzündliche" als auch für eine „sympathische" Pathogenese aufgezeigt. Aufgrund dieser Unklarheit wurde auf einer Konsensuskonferenz 1993 in Orlando, Florida, der mechanistische Begriff „sympathische Reflexdystrophie" im internationalen Sprachgebrauch verlassen. Als rein deskriptive Bezeichnung wurde stattdessen das „komplexe regionale Schmerzsyndrom" eingeführt [6]. Dies ist die bis heute gültige offizielle Bezeichnung der International Association for the Study of Pain (IASP). Man differenziert zwischen CRPS Typ I ohne klinisch nachweisbare Nervenläsion (früher Morbus Sudeck) und CRPS Typ II, das sich auf Fälle mit klinisch eindeutiger Nervenläsion bezieht (frühere Kausalgie).

„Komplexes regionales Schmerzsyndrom" ist die heute gültige offizielle Bezeichnung

Klinische Manifestation

Das klinische Bild eines CRPS kann interindividuell teilweise stark differieren. Ebenfalls finden sich oftmals im Verlauf intraindividuell unterschiedliche Symptome. Bei etwa 70% der Patienten entwickelt sich ein „warmes" CRPS, während bis zu 30% der Patienten bereits initial ein „kaltes" CRPS entwickeln. Ein „kaltes" CRPS geht häufiger mit motorischen Störungen einher und ist eventuell mit einer schlechteren Prognose assoziiert [7]. Die früher gern angewendete Einteilung in ein „inflammatorisches", „dystrophes" und „atrophes" Stadium ist daher aus heutiger Sicht nicht mehr allgemeingültig. Die folgenden Störungen kommen in unterschiedlicher Ausprägung vor.

Im Verlauf finden sich oft intraindividuell unterschiedliche Symptome

Autonome und trophische Störungen

Ein häufiges Symptom ist das Auftreten eines **distalen Ödems** (◘ **Abb. 1a, b**). Man findet es in etwa 80% der Fälle [1, 2]. Hauttemperaturunterschiede zwischen der betroffenen und nichtbetroffe-

Hauttemperaturunterschiede zwischen der betroffenen und nichtbetroffenen Seite kommen bei ungefähr 80% der Patienten vor

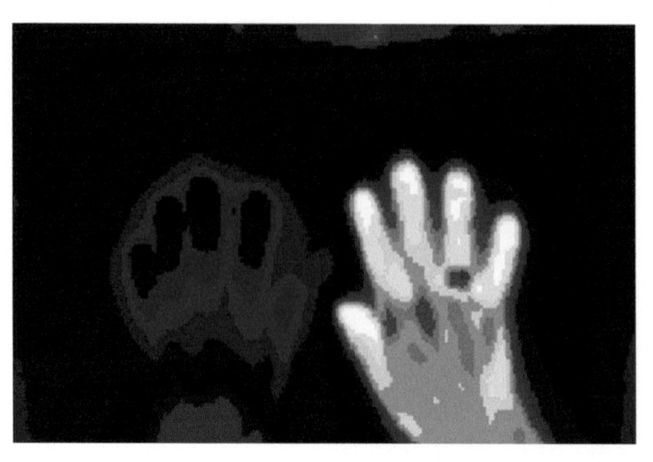

Abb. 2 ◂ Chronisches komplexes regionales Schmerzsyndrom. Häufig zeigt sich eine im Seitenvergleich verminderte Hauttemperatur, die in diesem Fall mittels Infrarotthermographie an der *linken* Hand dargestellt wurde

nen Seite kommen bei ungefähr 80% der Patienten vor [8]. Da die Hauttemperatur sehr stark von der Umgebungstemperatur abhängt, sollte sich der Patient vor Messung akklimatisiert haben. In den meisten Studien wird eine Temperaturdifferenz von 1°C als signifikant angenommen. Die Hautfarbe ist anfangs oft rötlich, im chronischen Stadium weißlich-blass oder bläulich-livide (◻ **Abb. 2**). Bei 55% der Patienten kommt es ferner zu einer Schwitzstörung. Eine Hyperhidrose (60%) ist häufiger als eine Hypohidrose (20%; [1, 8]). In 30–40% der Fälle bestehen ausgeprägte **trophische Störungen** von Haut und Hautanhangsgebilden. Bereits früh kann das Haar- oder Nagelwachstum gesteigert sein (◻ **Abb. 1a**). In fortgeschrittenen Stadien können Atrophien von Haut und Muskulatur sowie Kontrakturen vorkommen [1, 8].

Bei 55% der Patienten kommt es zu einer Schwitzstörung

Schmerz und Sensibilitätsstörungen

Charakteristischerweise lassen sich die Sensibilitätsstörungen nicht auf das Innervationsterritorium einer einzelnen Nervenwurzel oder eines einzelnen peripheren Nervs beziehen. Sie sind handschuh- oder strumpfförmig ausgeprägt („regionales" Schmerzsyndrom). Die meisten Patienten berichten über spontane Schmerzen. Die Qualität dieser Schmerzen wird häufig als brennend, ziehend oder stechend angegeben. Eine Schmerzlokalisation in der Tiefe (Muskulatur und Knochen; 68%) ist häufiger als an der Oberfläche (Haut; 32%; [1, 8]). Die Schmerzen werden oft durch Orthostase, Aufregung, Anstrengung, oder Temperaturänderung (kalt/warm) verstärkt. Regelmäßig findet man **evozierbare Schmerzen**, z. B. eine starke Überempfindlichkeit auf leichte schmerzhafte Reize (Hyperalgesie) oder Schmerzen bei Berührung (Allodynie; [1, 8]). Sensible Ausfallerscheinungen können in Form von Hypästhesie und Hypalgesie auftreten.

Die meisten Patienten berichten über spontane Schmerzen

Sensible Ausfallerscheinungen können in Form von Hypästhesie und Hypalgesie auftreten

Motorische Störungen

Fast alle Patienten haben eine **motorische Schwäche** [1, 8]. Insbesondere komplexe Bewegungen wie Pinzettengriff oder Faustschluss sind deutlich eingeschränkt (◻ **Abb. 1a**). Initial kann die Beweglichkeit durch das begleitende Ödem zusätzlich eingeschränkt sein, später dann durch Kontrakturen und Fibrosen. Nicht selten zeigt sich jedoch auch eine **Neglect-ähnliche Symptomatik** [9]. Dabei gelingt das Greifen von Gegenständen oft nur unter visueller Kontrolle. Rund die Hälfte der Patienten entwickelt einen feinschlägigen Tremor [2, 8]. Insbesondere bei CRPS Typ II kommen **Myoklonien** oder **Dystonien** vor (etwa 30% der Patienten; [2]).

Rund die Hälfte der Patienten entwickelt einen feinschlägigen Tremor

Epidemiologie

Die epidemiologische Datenlage zum CRPS ist teilweise widersprüchlich. In retrospektiven Follow-up-Studien war die Häufigkeit sehr unterschiedlich; die Angaben reichen von 0,03% bis teilweise sogar über 30% nach Frakturen [10].

Die Altersverteilung folgt annähernd einer Normalverteilung mit einem Maximum zwischen dem 40. und 50. Lebensjahr [1, 2]. Aber auch Kinder und ältere Menschen können ein CRPS entwickeln.

Frauen sind doppelt so häufig betroffen wie Männer

Frauen sind doppelt so häufig betroffen wie Männer (Verhältnis 2–3:1), die obere Extremität doppelt so häufig wie die untere [1, 2, 8].

Mittlerweile liegen populationsbasierte Daten aus den USA und den Niederlanden vor. Für die USA wurden auf der Grundlage von Daten einer regionalen Population (Olmsted County, Minnesota) eine Inzidenz von 5,46/100.000/Jahr und eine Prävalenz von 20,57/100.000 gefunden [11]. Demgegenüber zeigte sich in einer niederländischen Studie eine Inzidenz von 26,2/100.000/Jahr [12]. Damit war im Vergleich zu den amerikanischen Daten die Inzidenz in dieser Studie mehr als 4-mal höher. Verschiedene methodische Gründe sind dafür vermutlich die Ursache, u. a. war die Zahl der durch einen Schmerzspezialisten diagnostizierten Fälle in der niederländischen Studie mit 86% deutlich höher als in der amerikanischen Untersuchung (19%). Die Diagnose konnte also häufiger durch einen Experten gestellt werden.

Zusammenfassend ist das CRPS damit sicher keine seltene Erkrankung. In den großen Schmerzambulanzen ist ein CRPS häufig anzutreffen. In der Vergangenheit war die Erkrankung allerdings vermutlich oft unterdiagnostiziert, bedingt durch unterschiedliche Benennungen und das Fehlen einheitlicher Diagnosekriterien über viele Jahre hinweg bis hin zum kompletten Negieren einer derartigen Krankheitsentität [1, 2, 13].

Das CRPS ist keine seltene Erkrankung

Ätiologie

Meist lässt sich ein Trauma in der Anamnese eruieren. Bei rund 40% der Patienten ist eine Fraktur oder eine Operation vorausgegangen, 30% der Patienten hatten zuvor eine operative Dekompression des N. medianus. Nervenwurzel- oder traumatische Myelonläsionen sind in 9 bzw. 6% der Fälle ein Auslöser. In etwa 10% der Fälle findet sich lediglich ein Bagatelltrauma wie eine Distorsion in der Vorgeschichte, in 5–10% der Fälle entwickelt sich das CRPS spontan [10, 14, 15, 16]. Typischerweise existiert keine eindeutige Korrelation zwischen der Schwere des Traumas und der Ausprägung des CRPS [6].

Typischerweise existiert keine eindeutige Korrelation zwischen der Schwere des Traumas und der Ausprägung des CRPS

Pathophysiologie

In den letzten Jahren haben Forscher faszinierende Einblicke in die Pathophysiologie des CRPS gewonnen. Verschiedene Mechanismen führen zur klinischen Manifestation eines teilweise heterogenen Krankheitsbilds [2, 13].

Verschiedene Mechanismen führen zur klinischen Manifestation eines teilweise heterogenen Krankheitsbilds

Hervorzuheben ist, dass sich die im Folgenden beschriebenen pathophysiologischen Veränderungen keineswegs ausschließen, sondern gegenseitig ergänzen. Die verschiedenen Erkenntnisse haben innerhalb kürzester Zeit zur Einführung neuer innovativer Therapiekonzepte wie der Spiegeltherapie geführt (s. unten).

Im Wesentlichen existieren drei pathophysiologische Konzepte für die Entstehung eines CRPS: eine neurogene Entzündung, eine pathologische sympathikoafferente Kopplung und schließlich neuroplastische Veränderungen des Zentralnervensystems (ZNS).

Inflammation und oxidativer Stress

Bereits Paul Sudeck fiel auf, dass bei den Patienten die klinische Trias einer Entzündung aus Dolor, Rubor und Calor vorliegt [5]. Die Inflammation scheint insbesondere in den frühen Stadien der Erkrankung eine Rolle zu spielen, während im Verlauf immer stärkere neuroplastische Veränderungen hinzukommen. Unsere Arbeitsgruppe fand erhöhte Spiegel des löslichen Tumor-Nekrose-Faktor(TNF)-α-Rezeptors im Serum von CRPS-Patienten, die mit einer mechanischen Hyperalgesie assoziiert waren [17]. Als generelles Muster findet sich in Studien eine Erhöhung von proinflammatorischen Zytokinen, wohingegen antiinflammatorische Zytokine vermindert sind [18, 19].

Die Inflammation scheint insbesondere in den frühen Stadien der Erkrankung eine Rolle zu spielen

Eine aktuelle Metaanalyse von 15 Studien kommt zu dem Schluss, dass ein CRPS generell mit einer Erhöhung von proinflammatorischen Mediatoren im Plasma, der interstitiellen Flüssigkeit und teilweise auch im Liquor assoziiert ist [20]. Dabei bestätigte sich die Vermutung, dass v. a. im akuten Stadium die Proinflammation überwiegt. Zytokine können zu einer peripheren Sensibilisierung von Nozizeptoren führen. Auch Neuropeptide, v. a. Substanz P und das „calcitonin gene-related peptide" (CGRP), spielen in der Akutphase eine Rolle. Substanz P vermittelt eine Plasmaextravasation (Ödembildung), CGRP eine Vasodilatation (Überwärmung und Rötung der Haut; [13]). In Mikrodialyseex-

Auch Neuropeptide spielen in der Akutphase eine Rolle

perimenten konnte gezeigt werden, dass eine elektrisch induzierte Plasmaextravasation, die ein Maß für die Substanz-P-Freisetzung ist, nur bei CRPS-Patienten, nicht aber bei Gesunden auftritt [21, 22]. Auch die elektrisch induzierte Axonreflexvasodilatation, ein Maß für die CGRP-Freisetzung, war auf der CRPS-erkrankten Seite signifikant erhöht [21, 22]. Eine weitere Untersuchung wies schließlich eine signifikante Erhöhung der Serumkonzentrationen von CGRP bei CRPS nach [23]. Dieser Befund normalisierte sich wieder unter suffizienter Therapie. Erhöhte CGRP-Spiegel waren auch mit autonomen Symptomen assoziiert, v. a. mit Hyperhidrose [23].

Marker für oxidativen Stress waren in Studien bisher nicht systematisch verändert

Somit gibt es überzeugende Hinweise für eine gesteigerte neurogene Entzündung bei CRPS. Über die Neuropeptidwirkungen könnten insbesondere Symptome wie Schwellung, Überwärmung, Rötung und Hyperhidrose erklärt werden. Marker für oxidativen Stress waren dagegen in Studien bisher nicht systematisch verändert [24]. Ebenfalls noch unklar ist die Rolle **kutaner Mastzellen**, die theoretisch ebenfalls an der Inflammation beteiligt sein könnten. Zumindest die Mastzelltryptase war in einer Studie erhöht [25].

Sympathische Störungen

Die Störungen des sympathischen Nervensystems sind stadienabhängig

Die ausgeprägten autonomen Störungen bei CRPS deuten auf eine Beteiligung des sympathischen Nervensystems hin. Mehrere Untersuchungen konnten zeigen, dass diese Störungen stadienabhängig sind. Die initiale Überwärmung der Extremität im Akutstadium ist – neben den Mechanismen der neurogenen Entzündung – auch Folge einer funktionellen Inhibition der sympathischen Vasokonstriktorneurone mit entsprechender Vasodilatation [13].

Es bestehen zunehmend Zweifel an der ursächlichen Beteiligung des sympathischen Nervensystems

Allerdings bestehen zunehmend Zweifel an der ursächlichen Beteiligung des sympathischen Nervensystems [2, 13]. Interessanterweise reicht bei chronischen CRPS-Patienten bereits die Vorstellung einer Bewegung aus, um den Sympathikus zu aktivieren [26]. Bei Überkreuzung der Hände kehrt sich die Sympathikusstörung um, was an eine Störung der peripersonellen Raumrepräsentation denken lässt [27]. Schließlich zeigen einige CRPS-Patienten im Serum Autoantikörper gegen Acetylcholin- und Adrenorezeptoren [28, 29]. Unklar ist aber nach wie vor, inwiefern es sich hier um ein Epiphänomen bei einem Trauma handelt.

Maladaptive kortikale Plastizität

Klinische Befunde deuten auf eine Beteiligung des ZNS hin

Verschiedene klinische Befunde deuten auf eine Beteiligung des ZNS hin. So lässt sich beispielsweise das handschuh- oder strumpfförmig ausgeprägte Muster der sensorischen Störungen nicht auf das Innervationsterritorium eines einzelnen peripheren Nervs limitieren [2, 13]. Auch halbseitige sensorische Störungen wurden beschrieben [30]. Diese Befunde waren Ausgangspunkt mehrerer Untersuchungen mit Methoden der funktionellen Bildgebung. Untersucht wurde u. a. die Ausdehnung der Handrepräsentation im primären somatosensorischen Kortex auf der gesunden und CRPS-betroffenen Seite [31, 32]. Überraschenderweise zeigte sich eine drastische Verkleinerung der Region der CRPS-Hand im kontralateralen S1-Kortex (◘ **Abb. 3**). Das Ausmaß der Reorganisation korrelierte positiv mit der Ausdehnung der mechanischen Hyperalgesie und der Schmerzhaftigkeit des CRPS.

Die plastischen kortikalen Veränderungen sind prinzipiell reversibel

Die plastischen kortikalen Veränderungen sind prinzipiell reversibel und können unter suffizienter Therapie rückgängig gemacht werden [32]. Ähnliche Befunde wurden mittlerweile von verschiedenen Arbeitsgruppen publiziert [33].

Plastische ZNS-Veränderungen können die komplexen sensorischen Symptome erklären, z. B. handschuhförmige Sensibilitätsstörungen, das Gefühl einer „fremden" Hand oder Mislokalisationen nach taktiler Stimulation. Eine fehlende Re-Reorganisation könnte einen wichtigen Faktor für die Schmerzchronifizierung darstellen. Weiterhin konnte nachgewiesen werden, dass sich die kortikale Verarbeitung mechanischer Reize auf der hyperalgetischen CRPS-Seite substanziell von Aktivierungen während identischer Stimulation auf der gesunden Seite unterscheidet [34, 35]. Es zeigte sich v. a. eine Mehraktivierung von Hirnarealen, die gemeinhin mit der affektiv-motivationalen Schmerzverarbeitung in Verbindung gebracht werden, d. h. insbesondere des Cingulums und frontaler Kortexareale.

Viele CRPS-Patienten leiden unter einer Neglect-ähnlichen Symptomatik mit deutlicher Vernachlässigung der betroffenen Extremität

Diese funktionellen Bildgebungsstudien werden ergänzt durch psychophysische Untersuchungen, die belegen, dass viele CRPS-Patienten unter einer Neglect-ähnlichen Symptomatik mit deutlicher Vernachlässigung der betroffenen Extremität leiden [9, 36]. Insbesondere die Befunde über eine zentralnervöse Beteiligung haben zur Implementierung neuartiger Behandlungsmethoden geführt. Das

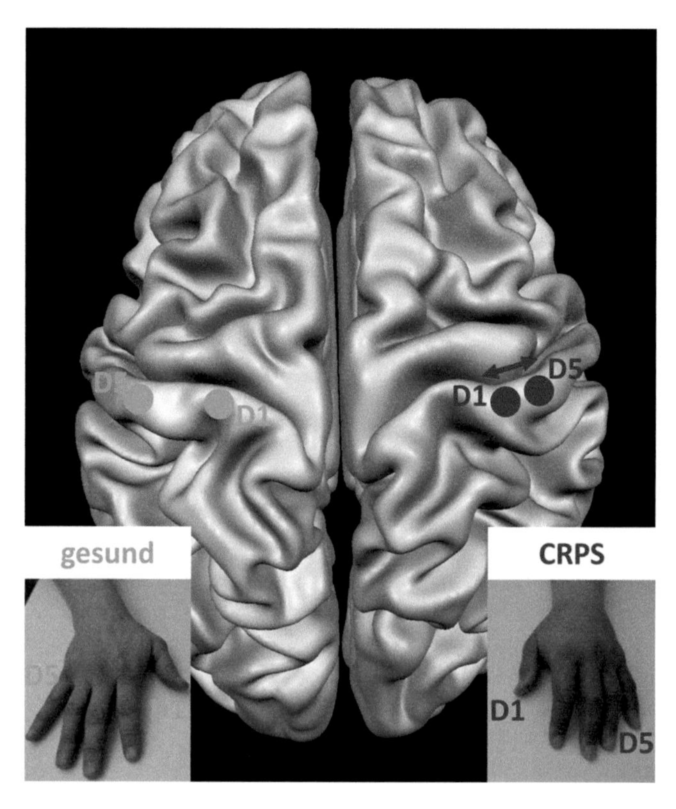

Abb. 3 ◄ Exemplarische Darstellung der kortikalen Reorganisation beim CRPS. Die Ausdehnung der Handrepräsentation im primären somatosensorischen Kortex ist auf der CRPS-betroffenen Seite (*rot*) deutlich kleiner als auf der nichtbetroffnen Seite (*blau*). *CRPS* Komplexes regionales Schmerzsyndrom; *D1* Daumen/erster Finger; *D5* kleiner/fünfter Finger.

CRPS ist damit ein eindrucksvolles Beispiel dafür, wie klinisch orientierte Grundlagenwissenschaft neue und nachhaltige Impulse für die Therapie einer Erkrankung geben kann.

Genetische Prädisposition

Die distale Radiusfraktur ist eine der häufigsten Frakturen des Menschen, aber nur eine begrenzte Zahl von Patienten entwickelt ein CRPS. Daher stellt sich die Frage, ob es Faktoren gibt, die für ein CRPS prädisponieren. Mikrodialyseversuche weisen darauf hin, dass die Substanz-P-induzierte Plasmaextravasation gegenüber Kontrollpersonen bilateral, d. h. sowohl an der betroffenen als auch an der gesunden Extremität, erhöht ist [22]. Daraus könnte man ableiten, dass die Prädisposition für eine gesteigerte neurogene Entzündung bei CRPS-Patienten vorliegt. Allerdings gelang bisher kein Nachweis eines Zusammenhangs zwischen Polymorphismen in Genen von Neuropeptid-abbauenden Enzymen, z. B. dem „angiotensin-converting enzyme", und der Manifestation eines CRPS [37].

Andere genetische Untersuchungen legen eine Assoziation mit den HLA-II-Lozi DR15 und DQ1 nahe. Eine überzufällige Häufung von HLA-DR13 konnte auch bei Patienten mit generalisierter oder multifokaler Dystonie nachgewiesen werden [2, 38, 39]. Schließlich wurde eine überzufällige Assoziation zwischen CRPS und Migräne gezeigt [40].

Obwohl die Frage nach einer genetischen Prädisposition noch im Fluss ist, erscheint angesichts des klinisch sehr heterogenen Bilds eine monogene Ursache unwahrscheinlich. Dennoch werden in unserer CRPS-Spezialambulanz am Klinikum Fürth auch mehrere „CRPS-Familien" betreut.

Angesichts des klinisch sehr heterogenen Bilds erscheint eine monogene Ursache des CRPS unwahrscheinlich

Diagnose

Die Diagnose CRPS ist eine klinische Diagnose. Deshalb ist die klinisch-neurologische Untersuchung nach wie vor der entscheidende Schritt in der Diagnosefindung. Von der IASP wurden operationale Kriterien für die Diagnosefindung erarbeitet und publiziert, bei deren Anwendung man mit ausreichender Sensitivität und Spezifität ein CRPS diagnostizieren kann.

Die klinisch-neurologische Untersuchung ist nach wie vor der entscheidende Schritt in der Diagnosefindung

Tab. 1 Revidierte operationale Diagnosekriterien des komplexen regionalen Schmerzsyndroms (gemäß Konsensus 2003, Budapest)	
1. Anhaltender Schmerz, der unverhältnismäßig zu jedwedem schädigenden Ereignis steht	
2. Mindestens ein Symptom aus mindestens 3 der 4 Kategorien muss anamnestisch vorliegen oder vorgelegen haben:	
– Sensorisch:	Hyperalgesie/Allodynie
– Vasomotorisch:	Temperaturasymmetrien, Veränderungen/Asymmetrien der Hautfarbe
– Sudomotorisch/Ödem:	Ödeme, Veränderungen/Asymmetrien der lokalen Schwitzeigenschaften
– Motorisch/trophisch:	Motorische Dysfunktionen (Schwäche, Tremor, Dystonie), Abnahme des Bewegungsausmaßes oder trophische Veränderungen (Haare, Nägel, Haut)
3. Mindestens ein klinisches Zeichen aus mindestens 2 der 4 Kategorien muss zum Zeitpunkt der Untersuchung vorliegen:	
– Sensorisch:	Hyperalgesie/Allodynie
– Vasomotorisch:	Temperaturasymmetrien (>1°C), Veränderungen/Asymmetrien der Hautfarbe
– Sudomotorisch/Ödem:	Ödeme, Veränderungen/Asymmetrien der lokalen Schwitzeigenschaften
– Motorisch/trophisch:	Ödeme, Veränderungen/Asymmetrien der lokalen Schwitzeigenschaften
4. Es darf keine andere Erkrankung vorliegen, welche die Symptome und klinischen Zeichen besser erklären würde.	
Bei wissenschaftlicher Anwendung muss weiterhin aus jeder der 4 Kategorien ein Symptom aus der Anamnese eruierbar sein.	

Budapest-Kriterien

Essenziell für die Diagnose eines CRPS ist nach aktuell geltendem Konsens der Nachweis spezifischer Zeichen und Symptome

Essenziell für die Diagnose eines CRPS ist nach aktuell geltendem Konsens der Nachweis spezifischer Zeichen und Symptome. Anlehnend an die 1995 veröffentlichten Orlando-Kriterien [6] erfolgte 2003 die Modifikation durch Gruppierung häufiger Symptome und klinischer Zeichen in 4 Kategorien (■ **Tab. 1**; [41]), die sog. **Budapest-Kriterien**. Die zugrunde liegenden Kategorien beinhalten **sensorische Veränderungen** in Form einer Hyperalgesie (leicht schmerzhafte Reize werden vermehrt schmerzhaft empfunden) oder Allodynie (normalerweise nicht schmerzhafte Reize werden als schmerzhaft empfunden), **vasomotorische Phänomene** wie vom Patienten wahrgenommene Asymmetrien der Temperatur oder Hautfarbe im Vergleich zur gesunden Seite sowie **sudomotorische/ödematöse Veränderungen** mit vermehrtem Schwitzen und ödematöser Schwellung der betroffenen Extremität. Der vierten Kategorie unterliegen **motorische Veränderungen** im Sinne von Schwäche der betroffenen Extremität, Zittern, Verkrampfungen, Bewegungseinschränkungen, Initiationsschwierigkeiten (Start einer Bewegung mit zeitlicher Latenz, Erfordernis einer größeren Konzentration) und Zeichen trophischer Defizite mit Asymmetrien des Haar- und Nagelwachstums sowie trophischen Hautveränderungen.

Neben einem prolongierten, zum initial schädigenden Ereignis unverhältnismäßigen Schmerz ist zur Erfüllung dieser o. g. operationalen Kriterien obligat, dass der Patient im Rahmen der Anamnese jeweils mindestens ein Symptom aus mindestens 3 der Kategorien schildert. Zusätzlich muss zum Untersuchungszeitpunkt mindestens ein Symptoms aus mindestens 2 der Kategorien vorhanden sein. In einer multizentrischen Validierungsstudie zeigte sich für diese Diagnosekriterien eine Sensitivität von 0,99 und eine Spezifität von 0,68 [42].

Differenzialdiagnosen

Zu den Differenzialdiagnosen und damit zu den Ursachen, die ausgeschlossen werden müssen, zählen insbesondere

- Erkrankungen des rheumatischen Formenkreises;
- Entzündungen:
  - erregerbedingte Arthritiden,
  - Infektionen nach Knochenchirurgie und

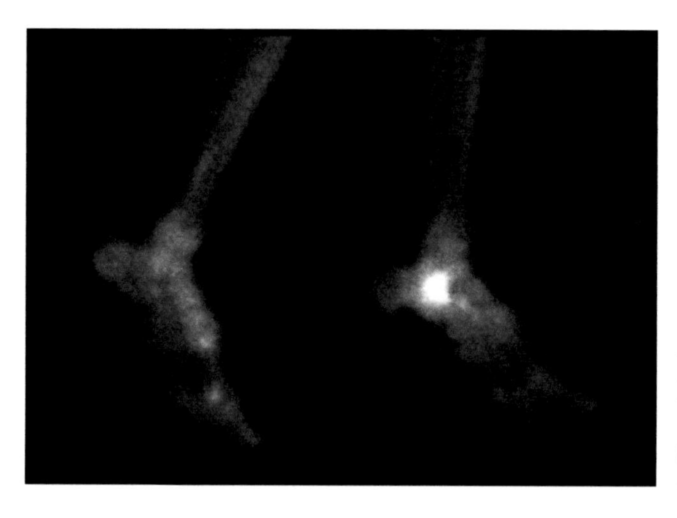

Abb. 4 ◀ Mehranreicherung in der Spätphase (Mineralisationsphase) der 3-Phasen-Skelettszintigraphie bei einem komplexen regionalen Schmerzsyndrom Typ I des *linken* Fußes

- Neuritiden;
- thrombembolische Erkrankungen;
- Kompartmentsyndrome und
- Nervenkompressionssyndrome (v. a. beim CRPS Typ II).

Apparative Diagnostik

Ein spezifischer apparativer „Goldstandard" existiert für das komplexe regionale Schmerzsyndrom nicht – die Diagnosestellung beruht auf den o. g. operationalen klinischen und anamnestischen Kriterien. Zur Diagnosebestätigung können apparative Methoden aber unterstützend herangezogen werden [43]. Bedingt durch eine mitunter geringe Sensitivität und nur moderate Spezifität sind sie als Screening-Verfahren jedoch ungeeignet [43]. Auch bei Vorliegen von Normalbefunden in der apparativen Diagnostik kann daher ein CRPS nicht ausgeschlossen werden. Die Entscheidung über eine Therapieinitiierung sollte unbeeinflusst bleiben. Folgende apparative Zusatzuntersuchungen stehen zur Verfügung.

Zur Diagnosebestätigung können unterstützend apparative Methoden herangezogen werden

Normalbefunde in der apparativen Diagnostik schließen ein CRPS nicht aus

Konventionelle Röntgenaufnahmen

Insbesondere im Vergleich zur gesunden Seite 2–8 Wochen posttraumatisch können konventionelle Röntgenaufnahmen der betroffenen Extremität kleinfleckige, osteoporotisch demineralisiert anmutende Veränderungen zur Darstellung bringen, v. a. in gelenknahen Arealen [44]. Diese Befunde liegen bei etwa 40–50% der Patienten vor. Im Verlauf können betroffene Regionen ein milchglasartiges Bild oder periartikular kortikale Erosionen zeigen. Als Verlaufsuntersuchung werden konventionelle Röntgenaufnahmen aber nicht empfohlen [43].

Konventionelle Röntgenaufnahmen eignen sich nicht als Verlaufsuntersuchung

3-Phasen-Knochenszintigraphie

Auch die 3-Phasen-Knochenszintigraphie mit Technetium-99m-Bisphosphonat eignet sich nicht für die Follow-up-Untersuchung, kommt aber in der unterstützenden Diagnostik zum Einsatz [43, 45, 46]. Verglichen mit der gesunden Seite kann eine diffus vermehrte Perfusion in der frühen Phase gefunden werden. Weiterhin findet sich eine diffuse Aktivitätszunahme in der Blutpoolphase, insbesondere in der metakarpal-phalangealen Region sowie juxtakortikal. Besonders typisch für das Vorliegen eines CRPS ist eine bandenförmige, gelenknahe Anreicherung in der Spätphase (Mineralisationsphase), gelegentlich mit Beteiligung distaler Anteile der Ulna und des Radius (■ **Abb. 4**).

Typisch für das Vorliegen eines CRPS ist eine bandenförmige, gelenknahe Anreicherung in der Spätphase der 3-Phasen-Knochenszintigraphie

Abhängig von der Dauer der Symptome zeigt sich die größte Sensitivität mit einer Latenz von 7 Wochen nach Symptombeginn, um dann im Verlauf der Erkrankung deutlich abzunehmen [43, 45, 46]. Im akuten Stadium der Erkrankung wird der Szintigraphie ein prognostischer Wert bezüglich der Schwere der Erkrankung sowie des therapeutischen Ansprechens zugeschrieben. Berücksichtigt werden muss aber, dass es durch eine frische Fraktur in jeder der 3 Phasen zu Auffälligkeiten kommen kann; diese Areale dürfen nicht zur Beurteilung herangezogen werden [43, 45, 46].

Im akuten Stadium der Erkrankung wird der Szintigraphie prognostischer Wert zugeschrieben

Die MRT dient vornehmlich der differenzialdiagnostischen Abgrenzung oder dem Frakturnachweis

Magnetresonanztomographie

Die Magnetresonanztomographie der betroffenen Extremität dient vornehmlich der differenzialdiagnostischen Abgrenzung oder dem Frakturnachweis. Aufgrund fehlender Sensitivität, insbesondere im frühen Stadium des CRPS, ist sie zur Diagnosestellung ungeeignet [43, 44]. Charakteristischerweise finden sich im akuten Stadium eine verdickte Haut sowie eine subkutane und periartikuläre Kontrastmittelaufnahme nach Gabe von Gadolinium, weiterhin ödematöse Veränderungen in Bindegewebe und Muskulatur. Ebenfalls können im frühen Stadium der Erkrankung ein Gelenkerguss, nach Chronifizierung Atrophien und eine Fibrosierung periartikulären Gewebes darstellbar sein. All diese Zeichen sind aber nicht spezifisch für ein CRPS und können nur als ergänzende Hinweise dienen [43, 44].

Quantitative sensorische Testung

Zur Objektivierung des somatosensorischen Profils kann eine quantitative sensorische Testung (QST) durchgeführt werden [47, 48]. Vergleichend mit der kontralateralen, in der Regel gesunden Extremität, wird der Patient aufgefordert, standardisierte mechanische, thermische, Vibrations- und Druckstimuli unterschiedlicher Intensität anhand einer Skala zu bewerten, die von 0 (weder schmerzhaft noch unangenehm) bis 100 (stärkster vorstellbarer Schmerz) reicht. Des Weiteren soll der Patient die Wahrnehmung eines nur diskreten Stimulus (Reizapplikation durch von-Frey-Haare) angeben oder zwischen spitz und stumpf (Pinprick-Stimulation) unterscheiden.

Die QST kann zeit- und kosteneffizient einen orientierenden Eindruck liefern

Die insgesamt etwa eine Stunde währende Prozedur ist im klinischen Alltag von derzeit noch untergeordneter Relevanz, kann aber, bei alternativer Verwendung von Wattestäbchen und Zahnstocher, zeit- und kosteneffizient einen orientierenden Eindruck liefern. In der QST zeigen sich bei CRPS-Patienten gegenüber einer peripheren Nervenverletzung Unterschiede bezüglich der Hitze- und Druckschmerzschwellen. Beide sind beim CRPS im Sinne einer Hyperalgesie signifikant erniedrigt [47]. Zusätzlich zeigte sich ein stärkerer Verlust der mechanischen Detektionsfähigkeit bei CRPS Typ II im Vergleich zu Typ I [47].

Infrarotthermographie

Eine Temperaturdifferenz findet sich auch bei vielen Gesunden, insbesondere in der frühen posttraumatischen Phase

Zur seitenvergleichenden Messung von Temperaturunterschieden kann neben einem Infrarotthermometer auch die Infrarotthermographie herangezogen werden (■ **Abb. 2**). Eine Temperaturdifferenz findet sich allerdings auch bei vielen Gesunden und insbesondere bei Messungen in der frühen posttraumatischen Phase. Entsprechend muss sie kein Zeichen einer pathologischen Vasomotorik sein [43]. Typischerweise ist im frühen Stadium des CRPS eine Überwärmung der betroffenen Extremität nachweisbar, später zeigt sich eher eine im Vergleich zur Gegenseite verminderte Temperatur. Die geringe Sensitivität kann gesteigert werden, indem unter autonomem Stress, z. B. durch Senkung der Umgebungstemperatur, die thermische Regulation gemessen wird [49].

Laborchemie

Zum Ausschluss einer anderen Genese sollten Routinelaborparameter bestimmt werden

Spezifische laborchemische Befunde gibt es für das CRPS nicht, zum Ausschluss einer anderen, insbesondere infektiologischen Genese sollten Routineparameter aber bestimmt werden. Systemisch finden sich beim CRPS regelmäßig normale Leukozytenzahlen sowie ein normwertiges C-reaktives Protein.

Elektrophysiologische Messungen

In elektrophysiologischen Messungen sowohl der sensiblen [somatosensibel evoziertes Potenzial (SSEP)] als auch der motorischen Fasern [transkranielle Magnetstimulation (TMS)] weisen Patienten mit einem CRPS Typ I einen Normalbefund auf [43]. Ohne vorherige Differenzierung in CRPS Typ I oder II kann bei 24% der Patienten ein auffälliges SSEP sowie bei 46% eine pathologische Nervenleitgeschwindigkeit gefunden werden und somit eine Zuordnung zum CRPS Typ I oder II gelingen [43].

Therapiekonzepte

Die Verbesserung und Wiederherstellung der Extremitätenfunktion ist ein integraler Bestandteil der Therapie

Die Therapie ist immer individuell und idealerweise multidisziplinär zu planen. Bedingt durch die große klinische Heterogenität des CRPS lässt sich kein allgemeingültiges Therapiekonzept formulieren. Integraler Bestandteil ist nicht nur die Schmerztherapie, sondern auch die Verbesserung und Wiederherstellung der Extremitätenfunktion. Dabei zielt die Therapie in der Akutphase auf die Ver-

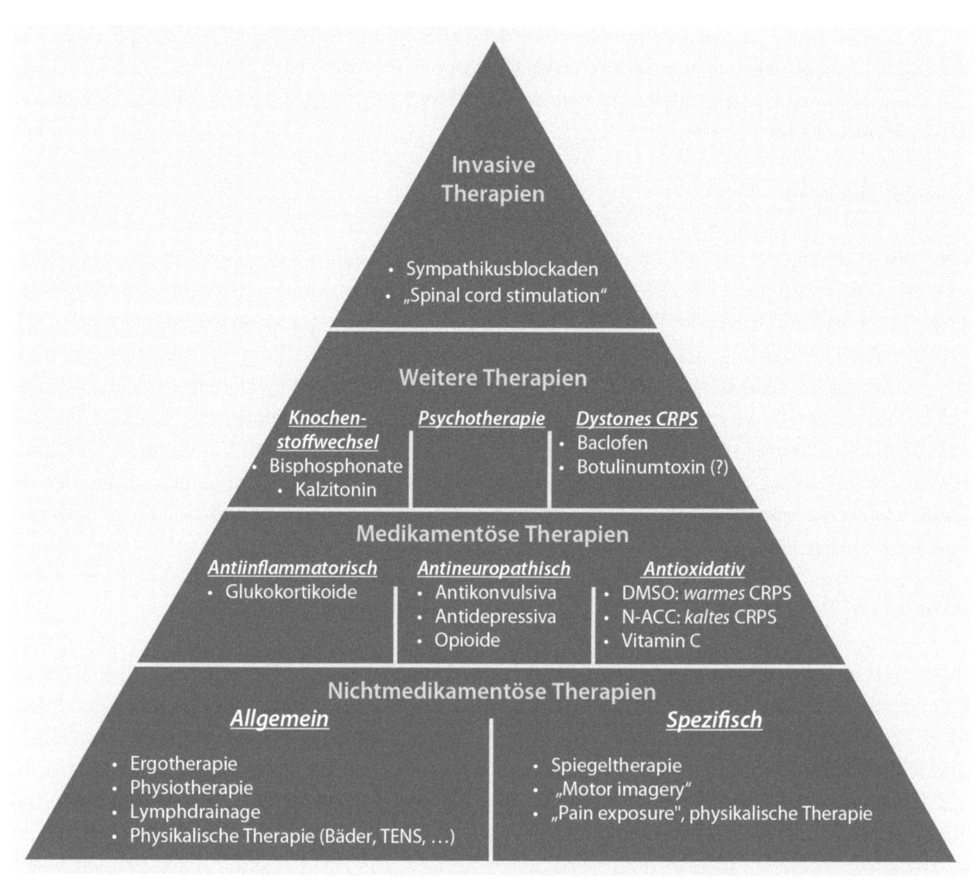

Abb. 5 ▲ Zusammenfassung der wichtigsten Therapiebausteine beim CRPS. *CRPS* Komplexes regionales Schmerzsyndrom; *DMSO* Dimethylsulfoxid; *N-ACC* N-Acetylcystein; *TENS* transkutane elektrische Nervenstimulation

hinderung einer Chronifizierung. Eine grafische Zusammenfassung der wichtigsten Therapieformen findet sich in ◻ **Abb. 5**.

Nichtmedikamentöse Therapie

Nichtmedikamentöse Therapiestrategien binden den Patienten aktiv in das Behandlungskonzept ein. Ziel ist insbesondere die Verbesserung von Beweglichkeit und Funktion der betroffenen Extremität.

Physiotherapeutische Übungen sollten frühzeitig erfolgen

Physiotherapeutische Übungen sollten frühzeitig erfolgen, um Atrophien und Kontrakturen zu vermeiden. Studien belegen die Effektivität [50]. Physiotherapie führte dabei zu einer Reduktion von Schmerzen und Bewegungseinschränkungen, insbesondere bei frühzeitigem Beginn. Oberstes Gebot ist aber eine Behandlung *unterhalb* der Schmerzgrenze. Zu frühe oder zu intensive Physiotherapie kann ein CRPS erheblich verschlechtern. Angewendet werden sollten v. a. funktionelle Bewegungsübungen, bei denen Alltagsbewegungen wie Faustschluss, Spitz-, Pinzetten- und Betgriff trainiert werden. Durch Minderbewegung der betroffenen Extremität kommt es häufig auch zu Fehlbelastungen proximaler Körperabschnitte, z. B. der Schultergürtelmuskulatur. Entsprechend resultieren myofasziale Schmerzen, die in der Physiotherapie berücksichtigt werden sollten.

Oberstes Gebot der Physiotherapie ist eine Behandlung unterhalb der Schmerzgrenze

Lymphdrainagen können die Rückbildung des Ödems merklich unterstützen

Lymphdrainagen können die Rückbildung des Ödems merklich unterstützen. Auch die **Ergotherapie** spielt eine wichtige Rolle. Sie dient der Verbesserung von Funktionsfähigkeit und Koordination der Extremität. Somatosensorische Stimuli, z. B. durch Pinsel oder Raps, werden von den Patienten initial häufig als unangenehm empfunden, später allerdings gut toleriert. Perzeptive Lernstrategien, wie die Perfetti-Methode, könnten zumindest theoretisch mit den o. g. Phänomenen der kortikalen Reorganisation interferieren.

Bäder werden von den meisten Patienten als angenehm empfunden

Physikalische Maßnahmen im Sinne von Bädern werden von den meisten Patienten als angenehm empfunden. Absteigende Bäder sind bei Überwärmung der Extremität, aufsteigende Bäder bei Abkühlung indiziert.

Die transkutane elektrische Nervenstimulation (**TENS**) kann die analgetische Therapie ergänzen. Eine kleine Fallserie konnte eine Schmerzreduktion bei CRPS zeigen [51]. Hier muss individuell auf den Patienten eingegangen werden, da insbesondere Patienten mit Allodynie und Hyperalgesie die TENS oft nicht tolerieren.

Spiegeltherapie

Die Einschränkung der aktiven Beweglichkeit kann häufig auch durch die Spiegeltherapie gebessert werden. Dabei wird zwischen die CRPS-betroffene und nichtbetroffene Extremität ein Spiegel gestellt, wobei der Patient bei anschließenden Übungen ausschließlich das Spiegelbild der gesunden Seite betrachtet. Damit erfolgt die Illusion einer nun gesunden, durch den Spiegel verdeckten CRPS-Extremität. Diese Strategie ist der Therapie von Phantomschmerzpatienten nachempfunden. Vermutlich kommt es zur Aktivierung von Spiegelneuronensystemen im frontalen Kortex, die einen Einfluss auf das Ausgestalten von Bewegungsprogrammen haben [52]. Bei längerem Verlauf des CRPS müssen die Patienten aber oft durch Lernprogramme wieder an die Bewegung herangeführt werden. In Studien wirkt die Spiegeltherapie daher am besten bei einem CRPS als Folge eines Schlaganfalls und in der Akutphase [53, 54].

In Studien wirkt die Spiegeltherapie am besten bei einem CRPS als Folge eines Schlaganfalls und in der Akutphase

„Graded motor imagery"

Das Programm der „graded motor imagery" besteht aus einer mehrwöchigen Sequenz. Initial erfolgt eine Handlateralitätserkennung, bei der der Patient das Bild einer Hand sieht und erkennen muss, ob es sich um eine linke oder rechte Hand handelt. Darauf folgen eine Vorstellung von Bewegungen und schließlich eine Spiegeltherapie. In monozentrischen Studien war dieses Programm nicht nur bei CRPS, sondern auch bei anderen neuropathischen Schmerzen wirksam. Die „number needed to treat" lag in einer Studie bei 3,4 [55]. Allerdings konnten die positiven Effekte in einer gut designten multizentrischen Studie in England nicht reproduziert werden [56]. Im klinischen Alltag handelt es sich um eine Bereicherung der Therapie, die aber auch zu einer Schmerzverstärkung führen kann [57].

Die „graded motor imagery" kann auch zu einer Schmerzverstärkung führen

„Pain exposure physical therapy"

Einen anderen Ansatz verfolgt die „pain exposure physical therapy" (PEPT; [58]). Wie der Name bereits andeutet, geht es hier um eine progrediente Mobilisation der betroffenen Extremität. Ziel ist eine schrittweise Reduktion von bewegungs- und krankheitsbezogenen Ängsten durch Gespräche und physikalische Therapie. Tatsächlich kam es in Studien zu einer signifikanten Schmerzreduktion und einer Zunahme der Bewegungsfähigkeit. Es handelt es sich um eine aktive Therapie, in der sich der Patient im Rahmen einer Dekonditionierung zunehmend selbst gegenüber Bewegungen und damit Schmerzen exponiert. Grundvoraussetzung ist also die Motivation und Compliance des Patienten.

Ziel der PEPT ist eine schrittweise Reduktion von bewegungs- und krankheitsbezogenen Ängsten durch Gespräche und physikalische Therapie

Psychologische Faktoren und Psychotherapie

Ob psychologische Faktoren wie kritische Lebensereignisse oder inadäquate Coping-Strategien mögliche Risikofaktoren darstellen, die eine Entstehung oder den Schweregrad eines CRPS beeinflussen, wird kontrovers diskutiert. In einer Studie hatten etwa 80% der Patienten mit CRPS an der oberen Extremität 2 Monate vor bzw. einen Monat nach Entwicklung des CRPS sog. „stressful life events"; in der Kontrollgruppe waren es lediglich 20% [16]. Ähnliche Befunde finden sich allerdings auch bei anderen Krankheitsbildern, wie Malignomen oder kardiovaskulären Erkrankungen. In unserem eigenen Patientengut zeigten sich in einer jüngeren Studie bei mehreren Patienten Hinweise auf eine posttraumatische Belastungsstörung [59]. Klare psychologische Prädiktoren für die Entwicklung eines CRPS fanden sich in der Literatur allerdings bisher nicht.

Die Indikation für eine (Schmerz-)Psychotherapie sollte stets bedacht werden. Wichtige mögliche Inhalte sind die Vermittlung eines biopsychosozialen Schmerzmodells bei chronischen Verlaufsformen, Edukation, Entspannungsverfahren, Stressbewältigungs- und ressourcenorientierte Schmerzbewältigungsverfahren, Imaginationsverfahren sowie die Psychotherapie einer eventuell vorliegenden posttraumatischen Belastungsstörung.

Die Indikation für eine (Schmerz-) Psychotherapie sollte stets bedacht werden

Medikamentöse Therapie

Glukokortikoide

Die positive Wirkung von Glukokortikoiden bei CRPS konnte in kontrollierten Studien belegt werden [60]. Pragmatisch hat sich insbesondere im Initialstadium bei ausgeprägtem Ödem und Überwärmung die Gabe von Kortison bewährt. In Fürth setzen wird Prednisolon in einer Dosierung von 100 mg/Tag für 4 Tage ein, dann erfolgt eine Reduktion um je 20 mg/Tag alle 4 Tage. Kommt es nach dieser Therapie erneut zur Ausbildung eines Ödems, kann die Therapie wiederholt werden. Die Langzeittherapie mit Kortison sollte aufgrund des Nebenwirkungsprofils vermieden werden. Unbedingt ausgeschlossen werden sollte vor der Kortisontherapie eine Entzündung nach dem jeweiligen Trauma im Sinne einer Osteomyelitis.

Die Langzeittherapie mit Kortison sollte aufgrund des Nebenwirkungsprofils vermieden werden

Radikalfänger

Unter der Annahme, dass sich bei Trauma, Entzündungsprozessen und Ischämien freie Radikale bilden, kann der Einsatz von Radikalfängern erfolgen. In einer kontrollierten Studie wurde 4-mal am Tag fettige 50%ige Dimethylsulfoxid(DMSO)-Creme auf die erkrankte Extremität aufgetragen. So ließen sich Schmerzen und Entzündungssymptome effektiv behandeln [61]. Eine weitere Studie belegte eine prophylaktische Wirkung von Vitamin C auf das Auftreten eines CRPS nach Handfraktur [62]. Weiterhin wurde über die positive Wirkung von N-Acetylcystein in einer Dosierung von 3-mal 200 mg berichtet [63], wobei die Wirksamkeit moderat und bei einem „kalten" CRPS stärker war. In dieser Studie zeigte sich auch eine stärkere Wirkung vom DMSO auf ein „warmes" CRPS.

Schmerzmedikamente

Schmerzmedikamente werden häufig in Analogie zu anderen neuropathischen Schmerzsyndromen eingesetzt, da speziell in Bezug auf das CRPS zu vielen Substanzen keine randomisierten Studien existieren.

Nichtsteroidale Antirheumatika

Die Wirksamkeit nichtsteroidaler Antirheumatika (NSAR) bei CRPS ist nicht systematisch untersucht worden. Dennoch wird diese Substanzklasse häufig zur primären Therapie eingesetzt, d. h. vor Überweisung in eine spezialisierte Einrichtung. Nach eigener Erfahrung berichten dabei die meisten Patienten über eine leichte Schmerzreduktion. Aufgrund der ulzerogenen Wirkung ist die Gabe von NSAR zusammen mit Glukokortikoiden kontraindiziert. Bei Beginn einer Kortisontherapie sollten sie deshalb abgesetzt werden.

Aufgrund der ulzerogenen Wirkung ist die Gabe von NSAR zusammen mit Glukokortikoiden kontraindiziert

Opioide

Die Effektivität von Opioiden bei neuropathischen Schmerzen ist belegt [64]. Es empfiehlt sich daher bei starken Schmerzen ein Therapieversuch mit zentralen Analgetika der Stufen II und III. Wichtig ist eine suffiziente Dosierung und Therapiekontrolle. Eine Alternative stellt eventuell **Tapentadol** dar, das einen μ-Rezeptor-Agonismus mit einer Noradrenalinwiederaufnahmehemmung vereint. Bei unzureichender Wirkung sollten Opioide aufgrund ihres Abhängigkeitspotenzials wieder abgesetzt werden.

Bei starken Schmerzen empfiehlt sich ein Therapieversuch mit zentralen Analgetika der Stufen II und III

Symptomatische Therapie neuropathischer Schmerzen

Die wichtigsten Substanzgruppen in der symptomatischen Therapie neuropathischer Schmerzen sind Antidepressiva und Antikonvulsiva [64]. In der Gruppe der trizyklischen Antidepressiva (TZA) haben sich insbesondere Amitriptylin und Nortriptylin bewährt. Der analgetische Effekt beruht auf einer Hemmung der Wiederaufnahme von Noradrenalin und Serotonin im ZNS und einer peripheren Blockade von Natriumkanälen. Aufgrund der sedierenden Komponente kann Amitriptylin bei Schmerzen eingesetzt werden, die nachts akzentuiert sind. Eine Alternative zu TZA sind neue Antidepressiva der Klasse der kombinierten **Serotonin-Noradrenalin-Wiederaufnahmehemmer**, wie

In der Gruppe der TZA haben sich insbesondere Amitriptylin und Nortriptylin bewährt

Venlafaxin oder Duloxetin [64]. Dies gilt v. a., wenn Nebenwirkungen im Vordergrund stehen. Beide Substanzen werden beim CRPS allerdings „off label" eingesetzt.

Antikonvulsiva zeigten beim CRPS einen positiven Effekt auf die Schmerzsymptomatik

In randomisierten Studien konnte die Wirksamkeit der Antikonvulsiva Gabapentin und Pregabalin bei der diabetischen und der postherpetischen Neuralgie bestätigt werden [64]. Auch beim CRPS zeigte sich ein positiver Effekt auf die Schmerzsymptomatik [65]. Zumindest Pregabalin soll positiv auf die Schlafarchitektur bei schmerzkranken Patienten einwirken [64]. Systematische Studien über den Einsatz bei CRPS liegen bisher nicht vor.

Hemmung der Osteoklastenaktivität

Kalzitonin

Kalzitonin scheint einen zentralen analgetischen Effekt zu haben

Kalzitonin hat einen festen Platz in der Therapie von Knochenschmerzen, die durch osteolytische Metastasen bedingt sind. Pharmakologisch greift Kalzitonin in den Knochenstoffwechsel ein. Es führt zur Hemmung der Osteoklasten und einer vermehrten Kalziumeinlagerung in den Knochen. Daneben scheint es aber auch einen zentralen analgetischen Effekt zu haben. Es aktiviert vermutlich das endogene Schmerzhemmsystem, da Kalzitonin neben seiner Wirkung als Peptidhormon auch ein Neurotransmitter im ZNS ist. Kalzitonin hat einen Effekt auf den Ruheschmerz [66]. Ein positiver Effekt auf die CRPS-assozierten osteoporotischen Knochenveränderungen wurde allerdings nicht gefunden. Aufgrund der höheren biologischen Aktivität wird meist Lachskalzitonin eingesetzt.

Bisphosphonate

Die Wirkung von Bisphosphonaten ist eher auf die akute Phase mit Inflammation beschränkt

Auch Bisphosphonate wirken auf den Knochenstoffwechsel ein und hemmen die Aktivität von Osteoklasten. In insgesamt 4 kontrollierten, randomisierten Studien wurde eine gewisse Wirksamkeit von Bisphosphonaten auf die Schmerzhaftigkeit, Schwellung und Beweglichkeit bei CRPS belegt [67]. Die Wirkung ist eher auf die akute Phase mit Inflammation beschränkt.

Therapie des dystonen CRPS

Botulinumtoxin

In einem Fallbericht wurde eine positive Wirkung von Botulinumtoxin auf Schmerz und Handfunktion beschrieben

Grundsätzlich ist Botulinumtoxin in der Neurologie ein etabliertes Medikament für die Behandlung von Dystonien. Für den Einsatz beim CRPS liegen jedoch nur begrenzte Erfahrungen vor. In einem Fallbericht wurde eine positive Wirkung auf Schmerz und Handfunktion beschrieben [68].

γ-Aminobuttersäure-Agonisten

Baclofen wirkt als Agonist auf γ-Aminobuttersäure(GABA)$_B$-Rezeptoren, die spinal insbesondere eine präsynaptische Hemmung vermitteln. Durch die Hemmung afferenter Nervenfasern kommt es in der Folge zu einer verminderten Erregung von Motoneuronen. In einer kontrollierten Studie wurde die Wirksamkeit der intrathekalen Bolusgabe von Baclofen auf die Dystonie im Rahmen des CRPS untersucht [69]. Dabei kam es zu einer kompletten oder zumindest teilweisen Remission der dystonen Bewegungsstörung bei 6 von 7 Patienten. In einem zweiten Teil der Studie wurde schließlich die längerfristige Wirksamkeit einer kontinuierlichen intrathekalen Baclofen-Gabe über ein Pumpensystem gezeigt. Dieselbe Arbeitsgruppe konnte in einer offenen Fallserie auch eine gewisse Reduktion der Schmerzsymptomatik unter Baclofen feststellen [70]. Somit scheint Baclofen eine mögliche Therapieoption bei CRPS mit dystonen Bewegungsstörungen zu sein.

Baclofen scheint eine mögliche Therapieoption bei CRPS mit dystonen Bewegungsstörungen zu sein

Sonstige Therapien

Ketamin

Subanästhetisches Ketamin über 5 Tage führte in einer randomisierten Cross-over-Studie zu einer signifikanten Schmerzreduktion im Vergleich zu Placebo [71]. Da die Substanz auch potenzielle psychomimetische Nebenwirkungen haben kann, sind eine stationäre Aufnahme und eine Überwachung kardiovaskulärer Funktionen notwendig.

Intravenöse Immunglobuline

In einer randomisierten Cross-over-Studie führten intravenöse Immunglobuline in einer Dosierung von 0,5 g/kgKG zu einer signifikanten Schmerzreduktion im Vergleich zu Placebo [72]. Prospektive Studien sind nötig, um diese Therapieform besser einschätzen zu können.

Zur besseren Einschätzung der Wirkung von intravenösen Immunglobulinen und TNF-α-Blockern sind weitere prospektive Studien nötig

Anti-TNF-α-Therapie

Rein theoretisch könnte die spezifische Blockade von TNF-α zu einer günstigen Beeinflussung der inflammatorischen Symptome führen. Ein Fallbericht zeigte tatsächlich eine positive Wirkung von Infliximab auf Schmerz und inflammatorische Symptome bei CRPS [73]. Die Datenlage der Studien, die größere Fallzahlen untersuchten, ist allerdings widersprüchlich. Adalimumab führte in einer Fallserie zu keiner signifikanten klinischen Verbesserung in der Gesamtgruppe [74]. Es konnte allerdings eine Subgruppe identifiziert werden, die durchaus klinisch ansprach. Eine randomisierte, kontrollierte Studie, die aus organisatorischen Gründen abgebrochen werden musste, ergab dagegen nach einer Auswertung von 13 Patienten, dass zwar die TNF-α-Konzentration in der Verumgruppe abnahm, der Gesundheitsstatus sich aber insgesamt verschlechterte [75]. Auch zur besseren Einschätzung dieser Therapieform wären weitere prospektive Studien nötig.

Invasive Therapieformen

Sympathikusblockade

Blockaden im Bereich des sympathischen Nervensystems sind in der schmerztherapeutischen Behandlung des CRPS seit Jahren etabliert. Die Studienlage ist jedoch schlecht, weil die wenigen kontrollierten Studien keinen eindeutig positiven Effekt von Interventionen am sympathischen Nervensystem gegenüber Placebo zeigen konnten. Tatsächlich zeigte eine aktuelle Cochrane-Analyse keinen Hinweis auf eine Wirksamkeit von Sympathikusblockaden [76]. Diese Behandlungsform ist damit beim CRPS sicher keine Erstlinientherapie mehr.

Die Studienlage zur Sympathikusblockade ist schlecht

Sympathektomie

Soweit ein chronisches, sonst therapierefraktäres CRPS bestand und es zu einer Schmerzreduktion durch Sympathikusblockaden kam, wurde in der Vergangenheit oftmals eine chirurgische Sympathektomie erwogen. Obwohl bei einem sympathisch unterhaltenen Schmerzsyndrom theoretisch sinnvoll, gibt es in der Literatur keine eindeutigen Berichte über die Effektivität dieser Maßnahme. Das Risiko besteht in der Entwicklung eines Schmerzsyndroms nach Sympathektomie, das vermutlich aus einer Denervierungssupersensitivität von α-Adrenorezeptoren resultiert [15]. Die chirurgische Sympathektomie hat damit aktuell keinen Stellenwert in der Therapie des CRPS.

Die chirurgische Sympathektomie hat aktuell keinen Stellenwert in der Therapie des CRPS

„Spinal cord stimulation"

Die rückenmarknahe Elektrostimulation ["spinal cord stimulation" (SCS)] bei CRPS wurde in mehreren Studien untersucht [77]. Bei diesem Verfahren wird eine Stimulationssonde in den Periduralraum implantiert, die durch einen subkutanen oder externen Impulsgeber angesteuert werden kann. Die positiven Langzeiteffekte einer zervikalen oder lumbalen SCS wurden in einer Fallserie an 36 Patienten mit CRPS Typ I demonstriert. Die Schmerzintensität war jeweils nach 6, 12 und 24 Monaten signifikant reduziert [14]. In einer weiteren randomisierten Studie wurden an 36 Patienten über 2 Jahre die Langzeiteffekte der SCS erforscht. Die Autoren berichten über eine lang dauernde Schmerzreduktion und eine Verbesserung der gesundheitsbezogenen Lebensqualität [78]. Auch periphere Nervenstimulatoren zeigten in Studien eine positive Wirkung auf die Schmerzhaftigkeit des CRPS [79].

Bei der SCS wird eine Stimulationssonde in den Periduralraum implantiert

Pragmatisches Vorgehen in der Therapieplanung

Die Komplexität des CRPS macht einen multidisziplinären Therapieansatz erforderlich

Die Therapie sollte von einem Schmerztherapeuten, der mit dem Krankheitsbild des CRPS vertraut ist, individuell auf den jeweiligen Patienten abgestimmt werden. Die Komplexität der Erkrankung macht einen multidisziplinären Therapieansatz erforderlich. In den meisten Fällen kann ein CRPS gut behandelt werden. Chronische Fälle stellen allerdings auch heute noch eine große therapeutische Herausforderung dar. Ein aus den erwähnten Studien abgeleitetes pragmatisches Vorgehen, das wir in unserer Fürther CRPS-Sprechstunde praktizieren, wird im Folgenden geschildert. Die zugrunde liegenden Therapieformen sind in ▪ **Abb. 5** grafisch dargestellt.

- Die Basis der Therapie sind nichtmedikamentöse Verfahren. Der Einsatz von Physiotherapie, Ergotherapie, Lymphdrainagen und physikalischen Maßnahmen sollte individuell erwogen werden. Spezifische Verfahren sind die Spiegeltherapie, das Motor-imagery-Programm und eventuell die „pain exposure physical therapy“ (PEPT). Diese Maßnahmen sollten um eine symptomatische Therapie der neuropathischen Schmerzen ergänzt werden. Die Auswahl der Pharmaka (Antidepressiva oder Antikonvulsiva) erfolgt nach den Schmerzcharakteristika (Spontanschmerz, Bewegungsschmerz, Hyperalgesie/Allodynie) und nach eventuell vorhandenen Begleitsymptomen, wie Schlafstörungen, Angst und reaktiver Depression. Sind die Schmerzen besonders stark, werden Opiate eingesetzt. Die TENS kann ebenfalls zu einer (leichten) Schmerzreduktion führen.
- Patienten, die sich im Akutstadium vorstellen und Symptome einer neurogenen Entzündung zeigen, profitieren meist von einer antiinflammatorischen Therapie mit Glukokortikoiden. Diese können mit Radikalfängern kombiniert werden, z. B. mit Vitamin C oder DMSO-Salbe.
- Einen zusätzlichen Therapieansatz stellt die Gabe von Bisphosphonaten oder Kalzitonin dar.
- Die Indikation einer psychologischen Schmerztherapie sollte stets erwogen werden.
- Die intrathekale Applikation von Baclofen kann dystone Bewegungsstörungen bei CRPS günstig beeinflussen.
- Kommt es unter dieser Basistherapie zu keiner wesentlichen Verbesserung der Symptome, sind diagnostische Sympathikusblockaden überlegenswert. Bei einer mindestens 50%igen Schmerzreduktion sollte eine Blockadeserie folgen.
- In schweren chronischen Stadien ist mit dem Patienten die Möglichkeit einer SCS zu diskutieren.

Fazit für die Praxis

- **Ein CRPS kann sich als Komplikation nach Frakturen und Verletzungen der Extremitäten, aber auch nach Nerven- oder ZNS-Läsionen entwickeln.**
- **Das klinische Bild umfasst eine charakteristische Trias, die autonome, sensorische und motorische Störungen umfasst.**
- **Die Diagnose wird in erster Linie anhand klinischer Merkmale gestellt (Budapest-Kriterien).**
- **Die Therapie des CRPS ist individuell und multidisziplinär.**
- **Zu den nichtmedikamentösen Therapiekonzepten zählen insbesondere die Physio- und Ergotherapie, physikalische Maßnahmen und eventuell eine (Schmerz-)Psychotherapie.**
- **Medikamentöse Therapien orientieren sich an der individuellen Symptomkonstellation und umfassen Glukokortikoide, Radikalfänger, die Pharmakotherapie der neuropathischen Schmerzen und Substanzen, die in den Knochenstoffwechsel eingreifen.**
- **Sympathikusblockaden können bei Vorliegen eines sympathisch unterhaltenen Schmerzsyndroms eingesetzt werden.**
- **Zu den invasiven Maßnahmen zählt v. a. die SCS.**

Korrespondenzadresse

Prof. Dr. C. Maihöfner MHBA
Klinik für Neurologie, Klinikum Fürth
Jakob-Henle-Str. 1, 90766 Fürth
neurologie@klinikum-fuerth.de

Einhaltung ethischer Richtlinien

Interessenkonflikt. C. Maihöfner hat eine Beraterfunktion für die Firmen Astellas, Bionorica, Grünenthal sowie Mundipharma und hält Vorträge für die Firmen Allergan, Astellas, GlaxoSmithKline, Grünenthal, Janssen, Lilly und Pfizer.

Der Beitrag enthält keine Studien an Menschen oder Tieren.

Literatur

1. Maihöfner C, Seifert F, Markovic K (2010) Complex regional pain syndromes: new pathophysiological concepts and therapies. Eur J Neurol 17(5):649–660
2. Marinus J, Moseley GL, Birklein F et al (2011) Clinical features and pathophysiology of complex regional pain syndrome. Lancet Neurol 10(7):637–648
3. Veldman PH, Reynen HM, Arntz IE et al (1993) Signs and symptoms of reflex sympathetic dystrophy: prospective study of 829 patients. Lancet 342(8878):1012–1016
4. Evans JA (1946) Reflex sympathetic dystrophy. Surg Gynecol Obstet 82:36–43
5. Sudeck P (1900) Über die akute entzündliche Knochenatrophie. Arch Klin Chir 26:435–448
6. Stanton-Hicks M, Jänig W, Hassenbusch S et al (1995) Reflex sympathetic dystrophy: changing concepts and taxonomy. Pain 63(1):127–133
7. Eberle T, Doganci B, Krämer HH et al (2009) Warm and cold complex regional pain syndromes: differences beyond skin temperature? Neurology 72(6):505–512
8. Maihöfner C, Birklein F (2007) Komplex regionale Schmerzsyndrome: Neues zu Pathophysiologie und Therapie. Fortschr Neurol Psychiatr 75(6):331–342
9. Kolb L, Lang C, Seifert F et al (2012) Cognitive correlates of „neglect-like syndrome" in patients with complex regional pain syndrome. Pain 153(5):1063–1073
10. Dijkstra PU, Groothoff JW, Duis HJ ten et al (2003) Incidence of complex regional pain syndrome type I after fractures of the distal radius. Eur J Pain 7(5):457–462
11. Sandroni P, Benrud-Larson LM, McClelland RL et al (2003) Complex regional pain syndrome type I: incidence and prevalence in Olmsted county, a population-based study. Pain 103(1–2):199–207
12. Mos M de, Bruijn AG de, Huygen FJ et al (2007) The incidence of complex regional pain syndrome: a population-based study. Pain 129:12–20
13. Nickel FT, Maihöfner C (2010) Aktuelle Erkenntnisse zur Pathophysiologie des CRPS I. Handchir Mikrochir Plast Chir 42(1):8–14
14. Forouzanfar T, Kemler MA, Weber WE et al (2004) Spinal cord stimulation in complex regional pain syndrome: cervical and lumbar devices are comparably effective. Br J Anaesth 92:348–353
15. Furlan AD, Mailis A, Papagapiou M (2000) Are we paying a high price for surgical sympathectomy? A systematic literature review of late complications. J Pain 1(4):245–257
16. Geertzen JH, Bruijn-Kofman AT de, Bruijn HP de et al (1998) Stressful life events and psychological dysfunction in complex regional pain syndrome type I. Clin J Pain 14(2):143–147
17. Maihöfner C, Handwerker HO, Neundörfer B et al (2005) Mechanical hyperalgesia in complex regional pain syndrome: a role for TNF-alpha? Neurology 65(2):311–313
18. Alexander GM, Peterlin BL, Perreault MJ et al (2012) Changes in plasma cytokines and their soluble receptors in complex regional pain syndrome. J Pain 13(1):10–20
19. Uçeyler N, Eberle T, Rolke R et al (2007) Differential expression patterns of cytokines in complex regional pain syndrome. Pain 132(1–2):195–205
20. Parkitny L, McAuley JH, Di Pietro F et al (2013) Inflammation in complex regional pain syndrome: a systematic review and meta-analysis. Neurology 80(1):106–117
21. Leis S, Weber M, Isselmann A et al (2003) Substance-P-induced protein extravasation is bilaterally increased in complex regional pain syndrome. Exp Neurol 183(1):197–204
22. Leis S, Weber M, Schmelz M, Birklein F (2004) Facilitated neurogenic inflammation in unaffected limbs of patients with complex regional pain syndrome. Neurosci Lett 359(3):163–166
23. Birklein F, Schmelz M, Schifter S et al (2001) The important role of neuropeptides in complex regional pain syndrome. Neurology 57(12):2179–2184
24. Fischer SGL, Perez RS, Nouta J et al (2013) Oxidative stress in complex regional pain syndrome (CRPS): no systemically elevated levels of malondialdehyde, F2-isoprostanes and 8OHdG in a selected sample of patients. Int J Mol Sci 14:7784–7794
25. Schlereth T, Birklein F (2012) Mast cells: source of inflammation in complex regional pain syndrome? Anesthesiology 116(4):756–757
26. Moseley GL, Zalucki N, Birklein F et al (2008) Thinking about movement hurts: the effect of motor imagery on pain and swelling in people with chronic arm pain. Arthritis Rheum 59(5):623–631
27. Moseley GL, Gallace A, Spence C (2009) Space-based, but not arm-based, shift in tactile processing in complex regional pain syndrome and its relationship to cooling of the affected limb. Brain 132(Pt 11):3142–3151
28. Kohr D, Singh P, Tschernatsch M et al (2011) Autoimmunity against the β2 adrenergic receptor and muscarinic-2 receptor in complex regional pain syndrome. Pain 152(12):2690–2700
29. Kohr D, Tschernatsch M, Schmitz K et al (2009) Autoantibodies in complex regional pain syndrome bind to a differentiation-dependent neuronal surface autoantigen. Pain 143(3):246–251
30. Rommel O, Gehling M, Dertwinkel R et al (1999) Hemisensory impairment in patients with complex regional pain syndrome. Pain 80(1–2):95–101
31. Maihöfner C, Handwerker HO, Neundörfer B et al (2003) Patterns of cortical reorganization in complex regional pain syndrome. Neurology 61(12):1707–1715
32. Maihöfner C, Handwerker HO, Neundörfer B et al (2004) Cortical reorganization during recovery from complex regional pain syndrome. Neurology 63(4):693–701
33. Pleger B, Tegenthoff M, Ragert P et al (2005) Sensorimotor retuning [corrected] in complex regional pain syndrome parallels pain reduction. Ann Neurol 57(3):425–429
34. Maihöfner C, Forster C, Birklein F et al (2005) Brain processing during mechanical hyperalgesia in complex regional pain syndrome: a functional MRI study. Pain 114(1–2):93–103
35. Maihöfner C, Handwerker HO, Birklein F (2006) Functional imaging of allodynia in complex regional pain syndrome. Neurology 66(5):711–717
36. Reinersmann A, Landwehrt J, Krumova EK et al (2012) Impaired spatial body representation in complex regional pain syndrome type 1 (CRPS I). Pain 153(11):2174–2181
37. Huehne K, Schaal U, Leis S et al (2010) Lack of genetic association of neutral endopeptidase (NEP) with complex regional pain syndrome (CRPS). Neurosci Lett 472(1):19–23

38. Rooij AM de, Florencia Gosso M, Haasnoot GW et al (2009) HLA-B62 and HLA-DQ8 are associated with complex regional pain syndrome with fixed dystonia. Pain 145(1–2):82–85
39. Rooijen DE van, Roelen DL, Verduijn W et al (2012) Genetic HLA associations in complex regional pain syndrome with and without dystonia. J Pain 13(8):784–789
40. Peterlin BL, Rosso AL, Nair S et al (2010) Migraine may be a risk factor for the development of complex regional pain syndrome. Cephalalgia 30(2):214–223
41. Harden RN, Bruehl S, Stanton-Hicks M et al (2007) Proposed new diagnostic criteria for complex regional pain syndrome. Pain Med 8(4):326–331
42. Harden RN, Bruehl S, Perez RS et al (2010) Validation of proposed diagnostic criteria (the „Budapest Criteria") for complex regional pain syndrome. Pain 150:268–274
43. Peltz E, Seifert F, Maihöfner C (2012) Leitfaden zur Diagnostik des komplexen regionalen Schmerzsyndroms. Handchir Mikrochir Plast Chir 44(3):135–141
44. Schürmann M, Zaspel J, Löhr P et al (2007) Imaging in early posttraumatic complex regional pain syndrome: a comparison of diagnostic methods. Clin J Pain 23(5):449–457
45. Ringer R, Wertli M, Bachmann LM et al (2012) Concordance of qualitative bone scintigraphy results with presence of clinical complex regional pain syndrome 1: meta-analysis of test accuracy studies. Eur J Pain 16(10):1347–1356
46. Wüppenhorst N, Maier C, Frettlöh J et al (2010) Sensitivity and specificity of 3-phase bone scintigraphy in the diagnosis of complex regional pain syndrome of the upper extremity. Clin J Pain 26(3):182–189
47. Gierthmühlen J, Maier C, Baron R et al (2012) Sensory signs in complex regional pain syndrome and peripheral nerve injury. Pain 153(4):765–774
48. Rolke R, Baron R, Maier C et al (2006) Quantitative sensory testing in the German Research Network on Neuropathic Pain (DFNS): standardized protocol and reference values. Pain 123(3):231–243
49. Wasner G, Schattschneider J, Heckmann K et al (2001) Vascular abnormalities in reflex sympathetic dystrophy (CRPS I): mechanisms and diagnostic value. Brain 124(Pt 3):587–599
50. Oerlemans HM, Oostendorp RA, Boo T de et al (1999) Pain and reduced mobility in complex regional pain syndrome I: outcome of a prospective randomised controlled clinical trial of adjuvant physical therapy versus occupational therapy. Pain 83(1):77–83
51. Robaina FJ, Rodriguez JL, Vera JA de et al (1989) Transcutaneous electrical nerve stimulation and spinal cord stimulation for pain relief in reflex sympathetic dystrophy. Stereotact Funct Neurosurg 52(1):53–62
52. Maihöfner C, Baron R, DeCol R et al (2007) The motor system shows adaptive changes in complex regional pain syndrome. Brain 130(Pt 10):2671–2687
53. Cacchio A, Blasis E de, Necozione S et al (2009) Mirror therapy for chronic complex regional pain syndrome type 1 and stroke. N Engl J Med 361(6):634–636
54. McCabe CS, Haigh RC, Ring EF et al (2003) A controlled pilot study of the utility of mirror visual feedback in the treatment of complex regional pain syndrome (type 1). Rheumatology (Oxford) 42(1):97–101
55. Moseley GL (2006) Graded motor imagery for pathologic pain: a randomized controlled trial. Neurology 67(12):2129–2134
56. Johnson S, Hall J, Barnett S et al (2012) Using graded motor imagery for complex regional pain syndrome in clinical practice: failure to improve pain. Eur J Pain 16(4):550–561
57. Maihöfner C, Speck V (2012) Graded motor imagery for complex regional pain syndrome: where are we now? Eur J Pain 16(4):461–462
58. Ek J, Gijn JC van, Samwel H et al (2009) Pain exposure physical therapy may be a safe and effective treatment for longstanding complex regional pain syndrome type 1: a case series. Clin Rehabil 23(12):1059–1066
59. Speck V, Maihöfner C (2012) Erhöhte Prävalenz der posttraumatischen Belastungsstörung bei Patienten mit CRPS. Schmerz 26 (Suppl 1):P14.3
60. Christensen K, Jensen EM, Noer I (1982) The reflex dystrophy syndrome response to treatment with systemic corticosteroids. Acta Chir Scand 148(8):653–655
61. Zuurmond WW, Langendijk PN, Bezemer PD et al (1996) Treatment of acute reflex sympathetic dystrophy with DMSO 50% in a fatty cream. Acta Anaesthesiol Scand 40(3):364–367
62. Zollinger PE, Tuinebreijer WE, Kreis RW et al (1999) Effect of vitamin C on frequency of reflex sympathetic dystrophy in wrist fractures: a randomised trial. Lancet 354(9195):2025–2028
63. Perez RS, Zuurmond WW, Bezemer PD et al (2003) The treatment of complex regional pain syndrome type I with free radical scavengers: a randomized controlled study. Pain 102:297–307
64. Attal N, Cruccu G, Baron R et al (2010) EFNS guidelines on the pharmacological treatment of neuropathic pain: 2010 revision. Eur J Neurol 17(9):1113-e88
65. Mellick GA, Mellicy LB, Mellick LB (1995) Gabapentin in the management of reflex sympathetic dystrophy. J Pain Symptom Manage 10(4):265–266
66. Gobelet C, Waldburger M, Meier JL (1992) The effect of adding calcitonin to physical treatment on reflex sympathetic dystrophy. Pain 48(2):171–175
67. Brunner F, Schmid A, Kissling R et al (2009) Biphosphonates for the therapy of complex regional pain syndrome I – systematic review. Eur J Pain 13(1):17–21
68. Birthi P, Sloan P, Salles S (2012) Subcutaneous botulinum toxin A for the treatment of refractory complex regional pain syndrome. PM R 4(6):446–449
69. Hilten BJ van, Beek WJ van de, Hoff JI et al (2000) Intrathecal baclofen for the treatment of dystonia in patients with reflex sympathetic dystrophy. N Engl J Med 343(9):625–630
70. Rijn MA van, Munts AG, Marinus J et al (2009) Intrathecal baclofen for dystonia of complex regional pain syndrome. Pain 143(1–2):41–47
71. Sigtermans MJ, Hilten JJ van, Bauer MC et al (2009) Ketamine produces effective and long-term pain relief in patients with complex regional pain syndrome type 1. Pain 145(3):304–311
72. Goebel A, Baranowski A, Maurer K et al (2010) Intravenous immunoglobulin treatment of the complex regional pain syndrome: a randomized trial. Ann Intern Med 152(3):152–158
73. Miclescu AA, Nordquist L, Hysing E et al (2013) Targeting oxidative injury and cytokines' activity in the treatment with anti-tumor necrosis factor-α antibody for complex regional pain syndrome 1. Pain Pract 13(8):641–648
74. Eisenberg E, Sandler I, Treister R et al (2013) Anti tumor necrosis factor – alpha adalimumab for complex regional pain syndrome type 1 (CRPS-I): a case series. Pain Pract 13(8):649–656
75. Dirckx M, Groeneweg G, Wesseldijk F et al (2013) Report of a preliminary discontinued double-blind, randomized, placebo-controlled trial of the anti-TNF-α chimeric monoclonal antibody infliximab in complex regional pain syndrome. Pain Pract 13(8):633–640
76. Stanton TR, Wand BM, Carr DB et al (2013) Local anaesthetic sympathetic blockade for complex regional pain syndrome. Cochrane Database Syst Rev:CD004598
77. Tronnier V, Baron R, Birklein F et al (2011) Epidurale Rückenmarkstimulation zur Therapie chronischer Schmerzen. Zusammenfassung der S3-Leitlinie. Schmerz 25(5):484–492
78. Kemler MA, Vet HC de, Barendse GA et al (2004) The effect of spinal cord stimulation in patients with chronic reflex sympathetic dystrophy: two years' follow-up of the randomized controlled trial. Ann Neurol 55:13–18
79. Hassenbusch SJ, Stanton-Hicks M, Schoppa D et al (1996) Long-term results of peripheral nerve stimulation for reflex sympathetic dystrophy. J Neurosurg 84(3):415–423

Schmerz 2014 · 28:417–432
DOI 10.1007/s00482-014-1437-z
Online publiziert: 29. Juli 2014

Redaktion
H. Göbel, Kiel
R. Sabatowski, Dresden

V. Tronnier
Neurochirurgische Universitätsklinik Lübeck, Lübeck

Neuromodulation bei neuropathischen Schmerzen

Zusammenfassung

In der Schmerztherapie haben Neurostimulationsverfahren die früher durchgeführten läsionellen Methoden bis auf wenige Ausnahmen abgelöst. Insbesondere gilt dies für neuropathische Schmerzen, also Schmerzen, die als direkte Konsequenz einer Läsion oder Erkrankung des somatosensorischen Systems auftreten. Abhängig vom Schädigungsort im peripheren oder zentralen Nervensystem gehören heute unterschiedliche Stimulationsverfahren zum neurochirurgisch-anästhesiologischen Armamentarium in der Schmerztherapie. Der vorliegende Beitrag gibt einen Überblick über die aktuellen invasiven Stimulationsverfahren und ihre Indikationen.

Schlüsselwörter

Rückenmarkstimulation, epidural · Periphere Nervenstimulation · Tiefe Hirnstimulation · Motorkortexstimulation · Leitlinien

Lernziele

Nach Lektüre dieses Beitrags über die Neuromodulation bei neuropathischen Schmerzen
- **kennen Sie die verschiedenen Stimulationsverfahren auf peripherer, spinaler und zentraler Ebene.**
- **sind Ihnen die vermuteten Wirkmechanismen der Stimulation geläufig.**
- **können Sie klare Indikationen von fraglichen sowie von Kontraindikationen unterscheiden.**
- **kennen Sie die Empfehlungen der aktuellen S3-Leitlinien zur epiduralen Rückenmarkstimulation.**
- **sind Ihnen die Komplikationen und Besonderheiten im Umgang mit implantierten Neuromodulationssystemen bekannt.**

Formen der Neuromodulation

Periphere Nervenstimulation

Neuropathische Schmerzen entstehen nach Läsionen des somatosensorischen peripheren oder zentralen Nervensystems. Im Jahr 1965 entwickelten Melzack u. Wall die sog. **Gate-control-Theorie**, nach der durch die Stimulation myelinisierter Aβ-Fasern die Weiterleitung nozizeptiver Impulse auf der Segmentebene des Rückenmarks zum Gehirn blockiert werden kann. Klinisch wurden bereits wenig später Elektroden an peripheren Nerven offen oder perkutan platziert. Die damaligen Indikationen waren das „failed back surgery syndrome" (FBSS) und periphere Nervenläsionen [komplexes regionales Schmerzsyndrom Typ II (CRPS)].

In der Anfangszeit wurden Cuff-Elektroden um die betroffenen Nerven geschlungen oder die Nerven an Plattenelektroden fixiert, was allerdings zu erheblichen Narbenbildungen und deutlich erschwerten Revisionsoperationen führte. Angewandt wird die periphere Nervenstimulation (PNS) heute insbesondere [1]
- zur Stimulation des N. occipitalis major bei verschiedenen Kopfschmerzformen:
  - Migräne,
  - Okzipitalisneuralgie,
  - Clusterkopfschmerz u. a.,
- bei Postherniotomieschmerzen und
- nach Verletzungen größerer Nerven:
  - N. medianus,
  - N. ulnaris,
  - N. peronaeus.

Die Elektroden können direkt subepineural am Nerven oder perkutan in der Nähe der Nerven implantiert werden

Man unterscheidet zwei Techniken. Die direkte subepineurale Implantation am Nerven (**Abb. 1**) und die perkutane Implantation in der Nähe der Nerven (s. unten: periphere Feldstimulation). Mit

Neuromodulation for neuropathic pain

Abstract
In pain therapy neurostimulation procedures have replaced the previously used lesional methods with only very few exceptions. This is especially true for neuropathic pain, i.e. pain which occurs as a direct consequence of a lesion or disease of the somatosensory system. Nowadays, various stimulation procedures are included in the neurosurgical and anesthesiological armamentarium for pain therapy, depending on the site of damage. This article gives an overview of the currently used invasive stimulation procedures and the indications.

Keywords
Spinal cord stimulation, epidural · Peripheral nerve stimulation · Deep brain stimulation · Motor cortex stimulation · Guidelines

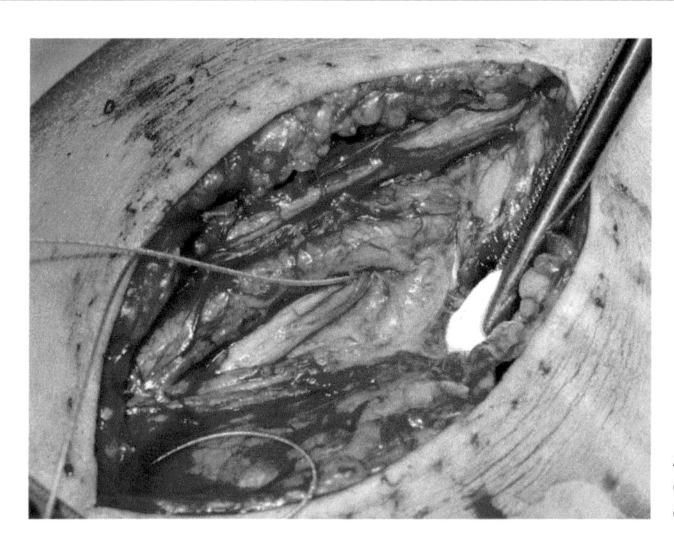

Abb. 1 ◀ Subepineurale Platzierung einer Stäbchenelektrode im Bereich des N. medianus

Ausnahme der verschiedenen Kopfschmerzformen existieren keine kontrollierten Studien zu dieser Therapieform, lediglich retrospektive Fallserien, in denen unterschiedliche Erfolge berichtet werden. Nebenwirkungen der PNS sind die motorische (Mit-)Stimulation bei gemischten Nerven, das Risiko von **Elektrodenbrüchen**, insbesondere, wenn die Elektroden über Gelenke geleitet werden müssen, und das Risiko der **Dislokation** sowie Erosion von Elektroden oder des Extensionskabels.

Indikation und Ergebnisse der Okzipitalnervenstimulation

Kleinere Kohortenstudien zeigten eine durchschnittliche Schmerzreduktion von 70–95% bei Patienten mit chronischer Migräne, in der Regel verbunden mit selteneren und weniger intensiven Schmerzattacken und einer geringeren Medikamenteneinnahme. Weniger deutlich war der Effekt in der 3-Monats-Untersuchung der multizentrischen, randomisierten ONSTIM-Studie. Sie ergab bei den aktiv stimulierten Patienten eine 27%ige Reduktion der Kopfschmerztage pro Monat und eine Reduktion von 1,5 Punkten auf der visuellen Analogskala (VAS; in der Vergleichsgruppe 8,8% und 0,5 Punkte; [2]).

In einer randomisierten, kontrollierten, verblindeten Multicenterstudie zeigten nach einem Jahr 66% der Patienten mit Implantat eine gute bis exzellente Schmerzunterdrückung, 68% berichteten über eine signifikante Zunahme der Lebensqualität. Interessanterweise war in der 12 Wochen dauernden initialen Verblindungsphase kein Unterschied zwischen den placebostimulierten und den tatsächlich stimulierten Patienten nachweisbar [3]. Eine größere aktuelle Kohorte mit 50 Patienten und einer durchschnittlichen Nachbeobachtung von 112,9 Monaten konnte eine Reduktion um $4{,}8\pm2{,}3$ Punkte auf der VAS nachweisen [4].

Für die Indikation Clusterkopfschmerz liegen lediglich offene Studien mit kleinen Patientenzahlen vor. Diese zeigen aber eine deutliche Reduktion der Attackenfrequenz und -häufigkeit von 68–90%. Ähnliche Ergebnisse wurden für das SUNCT- und das SUNA-Syndrom sowie die Hemicrania continua beschrieben (SUNCT: „short-lasting unilateral neuralgiform headache with conjunctival injection and tearing"; SUNA „short-lasting unilateral neuralgic headache with autonomic symptoms"; [5]). Basierend auf den vorliegenden Untersuchungen gelten heute folgende Indikationen für die Okzipitalnervenstimulation (ONS):

Offene Studien zur Indikation Clusterkopfschmerz zeigen eine deutliche Reduktion der Attackenfrequenz und -häufigkeit

- Therapierefraktäre chronische Migräne
- Therapierefraktärer Clusterkopfschmerz (einschließlich SUNCT und SUNA)
- Therapierefraktäre Hemicrania continua
- Therapierefraktäre Okzipitalisneuralgie

Es gibt klinische Hinweise, dass Mischformen der oben beschriebenen Syndrome ebenfalls positiv auf eine ONS ansprechen. Die klinischen Daten für posttraumatische Kopfschmerzen sind zu heterogen, um eine Aussage treffen zu können. Die Komplikationsrate dieses Verfahrens ist relativ hoch. Bis zu 50% der Patienten müssen wegen einer Elektrodendislokation erneut operiert werden [6].

Die Komplikationsrate der ONS ist relativ hoch

Zwei Sonderformen der PNS sollen erwähnt werden. Die Stimulation des **Ganglion sphenopalatinum** wurde zunächst in kleineren Serien bei chronischem Clusterkopfschmerz und Migräne eingesetzt [7]. Insbesondere die Behandlung des Clusterkopfschmerzes basierte auf der Idee, parasympa-

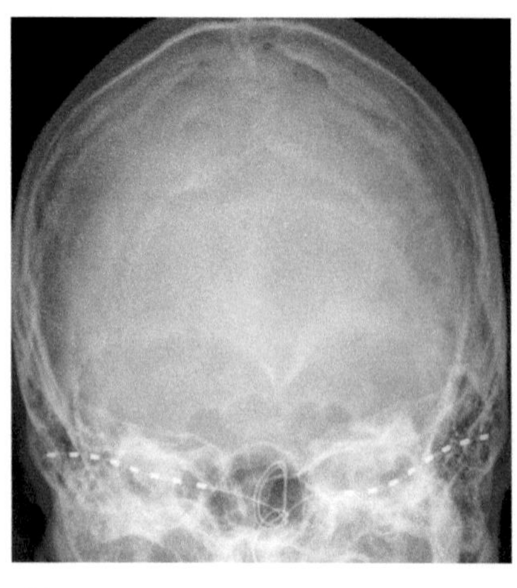

Abb. 2 ▲ Patientin mit bilateralen Elektroden zur Okzipitalnervenstimulation bei chronischer Migräne

thische Fasern zu beeinflussen. Neben den autonomen Begleitsymptomen lässt sich so möglicherweise auch der Schmerz beeinflussen. Inzwischen hat eine kontrollierte Studie den Effekt nachgewiesen [8]. Langzeituntersuchungen stehen allerdings noch aus. Ähnliches gilt für die Stimulation des **N. vagus**. Zu dieser Thematik existieren nur kleine Fallserien mit implantierten Elektroden. Ob die transkutane Stimulation des N. vagus tatsächlich erfolgversprechend ist, muss noch belegt werden.

Periphere Feldstimulation (insbesondere ONS)

Die subkutane Nervenstimulation oder periphere Feldstimulation ist eine in den letzten Jahren vermehrt angewandte Technik. Bereits vor Jahren wurden Elektroden in der Nähe betroffener Nerven subkutan implantiert, z. B. in der Leisten- oder Okzipitalregion. Zumindest für die verschiedenen Kopfschmerzformen gibt es wissenschaftlich begründete Arbeiten, die auf der funktionellen Bildgebung basieren, retrospektive und prospektive Untersuchungen [5, 9] sowie Leitlinienempfehlungen [10]. Allerdings existieren noch keine standardisierten Implantations- und Stimulationsprotokolle (◘ **Abb. 2**).

Es existieren noch keine standardisierten Implantations- und Stimulationsprotokolle für die periphere Feldstimulation

Derzeit werden jedoch pragmatisch 2 oder 4 Elektroden implantiert, auch bei relativ unspezifischen Schmerzen im Rückenbereich und leider oft ohne ausreichende Diagnostik oder strenge Patientenselektion im Vorfeld. Für diese Indikationen liegen noch keine Langzeituntersuchungen oder kontrollierten Studien vor [11].

Es wird davon ausgegangen, dass eine Stimulation der subkutanen Afferenzen über die Spinalwurzel C2 zu einer Modulation des im oberen Halsmark gelegenen trigeminozervikalen Komplexes führt. Damit erklärt man insbesondere die positive Wirkung bei trigeminoautonomen Kopfschmerzsyndromen wie Clusterkopfschmerz oder Migräne.

Eine Stimulation der subkutanen Afferenzen führt vermutlich zu einer Modulation des im oberen Halsmark gelegenen trigeminozervikalen Komplexes

Indikationen und Ergebnisse

Die Indikationen für die periphere Feldstimulation im Bereich der Nn. occipitales sind im vorausgehenden Abschnitt beschrieben. Einzelberichte und kleine Serien (n<10) sind für neuropathische Schmerzen im Gesichtsbereich und in der Leiste bei chronischem Postherniotomie- oder Postthorakotomieschmerz publiziert. Eine riesige potenzielle Patientengruppe wären Patienten mit chronischen Rückenschmerzen. Hier müssen aber unbedingt in einem multimodalen Therapieansatz alle weniger invasiven Therapieverfahren ausgeschöpft werden. Eine vorherige transkutane elektrische Nervenstimulation (TENS) ist nicht prädiktiv für den Erfolg der subkutanen Stimulation. Bislang liegen keine einheitlichen Stimulationsprotokolle zur Anzahl und Platzierung der Elektroden, Möglichkeit des „cross-talks" zwischen den Elektroden sowie der Kombination von Rückenmarkstimulation und peripherer Feldstimulation vor.

Eine vorherige transkutane elektrische Nervenstimulation ist nicht prädiktiv für den Erfolg der subkutanen Stimulation

Das Follow-up der ersten kontrollierten Studien [11, 12] ist noch zu kurz, um eine abschließende Bewertung abgeben zu können. Das Studiendesign der Arbeit von McRoberts et al. [12] ist sehr interessant, da hier vier verschiedene Stimulationstechniken zur Anwendung kamen: Placebostimulation, Niederfrequenzstimulation, unterschwellige und Standardstimulation. Von 44 Patienten, die in diese Multicenterstudie eingeschlossen waren, erhielten 32 eine Teststimulation, bei 23 wurde ein Permanentsystem implantiert. Letztlich profitierte nach einem Jahr etwa die Hälfte der Patienten hinsichtlich einer Schmerzreduktion und Verbesserung von Lebensqualitätsparametern (SF-36). Das Risiko der Elektrodenverlagerung oder von Elektrodenbrüchen ist mit etwa 15% noch relativ hoch. Verbesserungen des Elektrodendesigns sind dringend erforderlich.

Das Risiko der Elektrodenverlagerung oder von Elektrodenbrüchen ist mit etwa 15% noch relativ hoch

„Konventionelle" epidurale Rückenmarkstimulation

Obwohl das Verfahren der epiduralen Rückenmarkstimulation ["spinal cord stimulation" (SCS)] bereits seit fast 50 Jahren zur Anwendung kommt, sind erst in den letzten Jahren aussagekräftige Studien

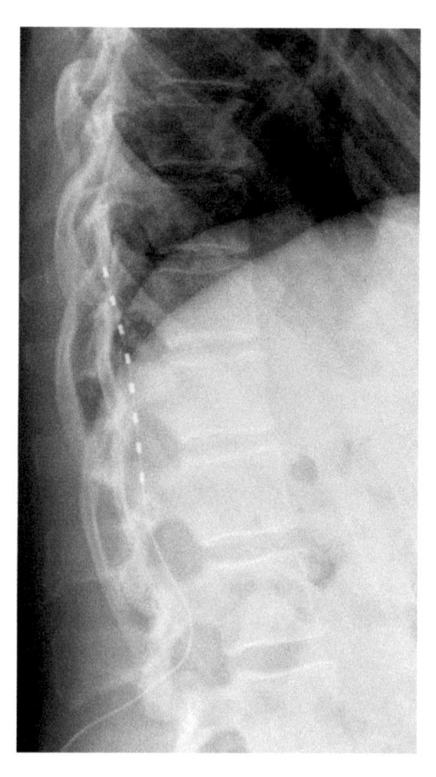

Abb. 3 ▲ Lendenwirbelsäule seitlich mit 8-poliger Elektrode zur Rückenmarkstimulation

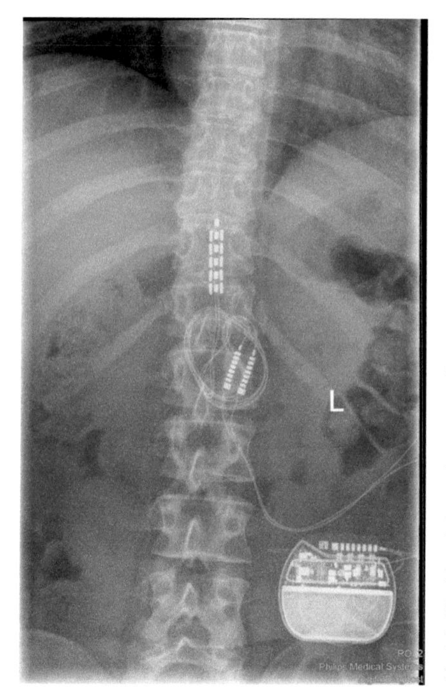

Abb. 4 ▲ Patient mit Plattenelektrode bei „failed back surgery syndrome". (Aus [20])

publiziert worden, die zu bestimmten Indikationen evidenzbasierte Daten liefern und damit Empfehlungsgrade ermöglichen. Bereits 2003 wurde eine Expertenempfehlung zur Neuromodulation publiziert, die aufgrund der damals schlechten Studienlage nur das Niveau einer S1-Leitlinie erreichte. 2010 wurde eine S3-Leitlinie entwickelt [13], die aktuell überarbeitet wurde.

Es existieren nur wenige experimentelle Studien zur Wirkungsweise der SCS und ihrer Beeinflussung somatosensorischer Funktionen, insbesondere von Schmerzen. In den 1970er- und 1980er-Jahren wurde eine Reihe von Studien an narkotisierten Tieren durchgeführt, bei denen akute Schmerzreize gesetzt wurden. Später folgten tierexperimentelle Studien mit kompletten oder partiellen Nervenläsionen. Diese Studien lieferten Hinweise auf spinale und supraspinale Wirkmechanismen. Unsicher ist aber, ob die Tiermodelle den chronischen Schmerz beim Menschen mit all seinen Facetten widerspiegeln. Man geht davon aus, dass der Wirkmechanismus der SCS nur greifen kann, wenn die Hinterstränge des Rückenmarks intakt oder weitgehend intakt sind. Die Initiierung von Kribbelparästhesien im schmerzhaften Areal ist Grundvoraussetzung für einen schmerzlindernden Effekt. Deshalb sind verblindete, randomisierte Studien bei der SCS bislang nicht möglich, sodass auf andere Studiendesigns zurückgegriffen werden muss (optionale Cross-over-Studien, Studien mit und ohne SCS zuzüglich der Basistherapie, in der Regel „best medical treatment" oder „conventional medical treatment"). Die typischen Stimulationsparameter sind Frequenzen von 40–70 Hz, eine Impulsbreite von 150–450 µs und lageabhängig variable Intensitäten, die bei den unterschiedlichen Körperpositionen angenehme Kribbelparästhesien erzeugen sollen (wie eine warme Dusche); dafür ist der Patient in der Lage, über eine Fernbedienung sein Gerät selbst zu justieren.

Tierexperimentelle Studien lieferten Hinweise auf spinale und supraspinale Wirkmechanismen der SCS

Die Initiierung von Kribbelparästhesien im schmerzhaften Areal ist Grundvoraussetzung für einen schmerzlindernden Effekt der SCS

Tierexperimentelle Daten

Nach Läsionen peripherer Nerven, z. B. des N. ischiadicus, entwickelt ein Teil der Tiere eine taktile Allodynie bzw. sensible Hypersensitivität, messbar mit von-Frey-Filamenten. Diese Hypersensitivität kann durch die SCS beeinflusst werden, wobei der Effekt die eigentliche Stimulationsdauer typischerweise überdauert. Da das Phänomen der taktilen Allodynie eine Funktion von Aβ-Fasern ist und zusätzlich die Schwelle der frühen Flexorreflexphase durch die SCS erhöht wird, kann von einer Beeinflussung von Aβ-Fasern ausgegangen werden. Mikrodialyseuntersuchungen im Hinterhorn von Ratten zeigten, dass Tiere mit einer taktilen Allodynie verminderte γ-Aminobuttersäure(GABA)-Konzentrationen im Hinterhorn aufweisen. Bei SCS-Respondern stiegen die GABA-Spiegel wieder an, gleichzeitig normalisierten sich die Schmerzschwellen. Ähnliche Veränderungen sind für Acetylcholin und Serotonin beschrieben, während die Glutamatkonzentration eher sinkt.

Bei der SCS kann von einer Beeinflussung von Aβ-Fasern ausgegangen werden

Mit quantitativen sensorischen Testungen konnte ein Anstieg der Schwellenwerte mechanischer Schmerzreize im betroffenen Areal belegt werden

Humanexperimentelle Daten

Bei Patienten konnte unter SCS ebenfalls eine Veränderung des nozizeptiven Flexorreflexes beobachtet werden. Ein Anstieg der Schwellenwerte mechanischer Schmerzreize im betroffenen Areal ließ sich mithilfe quantitativer sensorischer Testungen belegen. Supraspinale Einflüsse konnten im Tierexperiment und bei Patienten im Sinne einer reduzierten kortikalen Erregbarkeit und einer Aktivierung schmerzverarbeitender kortikaler und subkortikaler Areale nachgewiesen werden [14, 15].

Die Stimulationselektroden müssen zur Auslösung der Kribbelparästhesien über dem betroffenen Rückenmarksegment epidural implantiert werden

Indikationen

Indikationen für die epidurale SCS sind neuropathische und vaskulopathische Schmerzen peripherer Ursache. Die Stimulationselektroden müssen zur Auslösung der Kribbelparästhesien über dem betroffenen Rückenmarksegment epidural implantiert werden – für die untere Extremität in Höhe der Konus-/Kaudaregion (Brustwirbelkörper 10–12) und im Zervikalbereich in Höhe der Wurzelabgänge. Dies bedeutet, dass neuropathische Schmerzen, die durch eine Schädigung des Rückenmarks selbst bedingt sind (Querschnittsläsion, Zustand nach Operationen von Rückenmarkstumoren, Syringomyelie, Plexusausriss), nicht auf eine SCS ansprechen. Hier müssen mit der tiefen Hirn- oder kortikalen Stimulation zentrale Stimulationsverfahren eingesetzt werden (■ **Abb. 3**).

Durch eine Schädigung des Rückenmarks bedingte neuropathische Schmerzen sprechen nicht auf eine SCS an

Klassische Indikationen sind neuropathische und viszerale Schmerzen:

- Radikuläre Schmerzen im Bereich der oberen und unteren Extremität
- CRPS I
- CRPS II
- Polyneuropathien
- Phantom- und Stumpfschmerzen
- Viszerale Schmerzen (chronische Pankreatitis)

Für die ersten beiden Indikationen liegen randomisierte, kontrollierte Studien [16, 17, 18] und Leitlinienempfehlungen [13, 19] vor.

Die positive Beeinflussung radikulärer Schmerzen beim FBSS (■ **Abb. 4**) wurde in zwei randomisierten Studien untersucht. In der ersten Studie wurde die Implantation eines epiduralen SCS-Systems mit einer spinalen Reoperation verglichen. Die SCS war nicht nur in der Patientenzufriedenheit und der Abnahme des Opiatverbrauchs überlegen, sondern auch kostengünstiger [18]. In der zweiten randomisierten Studie wurde die SCS zusätzlich zu einer konventionellen Schmerztherapie mit einer alleinigen Schmerztherapie verglichen. Die Patienten hatten dabei die Möglichkeit, nach 6 Monaten in den anderen Behandlungsarm zu wechseln. Signifikant mehr Patienten wechselten in den SCS-Arm und konnten einen anhaltenden signifikanten schmerzlindernden Effekt und eine Verbesserung der Lebensqualitätsparameter auch 2 Jahre nach der Implantation verzeichnen [17].

Die SCS ist einer spinalen Reoperation bei FBSS in Bezug auf die Patientenzufriedenheit und Abnahme des Opiatverbrauchs überlegen

An Patienten mit CRPS I wurde bereits im Jahr 2000 eine randomisierte Studie durchgeführt, die die epidurale SCS in Kombination mit einem 6-monatigen standardisierten physiotherapeutischen Behandlungskonzept einem reinen 6-monatigen physiotherapeutischen Behandlungskonzept verglich. Vorausgegangen waren bei allen Patienten eine medikamentöse Therapie, Sympathikusblockaden, eine transkutane Nervenstimulation und eine nichtstandardisierte 6-monatige Physiotherapie. Untersuchte Parameter waren die Schmerzintensität (gemessen mit einer VAS), der globale klinische Effekt, der funktionelle Status, die gesundheitsbezogene Lebensqualität und Komplikationen in der SCS-Therapie. Gegenüber der Gruppe mit alleiniger physikalischer Therapie waren die SCS und physikalische Therapie bei 24 von 36 Patienten mit einer signifikant besseren Schmerzreduktion ($p<0{,}001$), einem besseren globalen Effekt („much improved"; $p=0{,}01$) und einer höheren Lebensqualität (für die obere Extremität $p=0{,}02$, für die untere Extremität $p=0{,}008$) verbunden. Kein Unterschied wurde im funktionellen Status gefunden. Nach 3 und 5 Jahren zeigte sich kein signifikanter Unterschied zwischen den Gruppen mehr. Dies lag allerdings im Studiendesign begründet, da in die Gruppe der stimulierten Patienten auch diejenigen mit erfolgloser Teststimulation eingeschlossen wurden (9/31) und in der Kontrollgruppe zwischenzeitlich 4 Patienten eine SCS erhalten hatten (4/13). Nach 3 Jahren betrug der mittlere VAS in der SCS-Gruppe 5,2 (Kontrollgruppe mit alleiniger physikalischer Therapie: 6,2); nach 4 und 5 Jahren jeweils 5,0 vs. 5,9 [16].

Für die letztgenannten Indikationen liegen lediglich größere Serien und Erfahrungsberichte [21] vor.

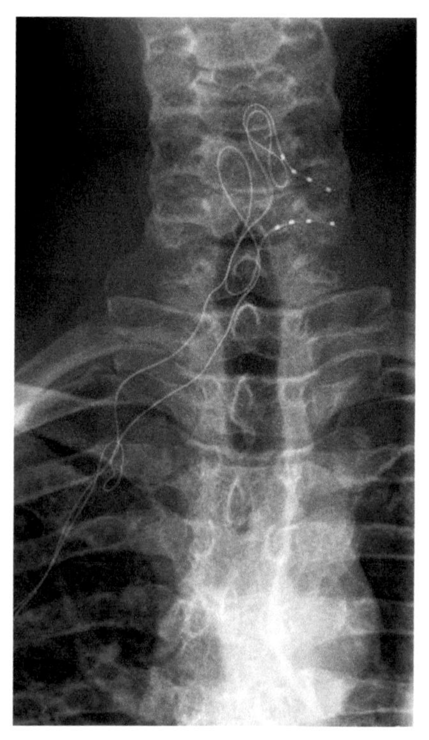

Abb. 5 ▲ Unilaterale Dorsal-root-ganglion-Stimulation bei komplexem regionalem Schmerzsyndrom Typ I

Vaskulopathische Schmerzen:
- Therapierefraktäre periphere arterielle Verschlusskrankheit (pAVK)
- Morbus Raynaud
- Winiwarter-Buerger-Krankheit
- Therapierefraktäre Angina pectoris

Für die pAVK und Angina liegen in den deutschen S3-Leitlinien ebenfalls Empfehlungen vor, die auf qualitativ hochwertigen Studien oder Cochrane-Reviews beruhen [22]. Beim Morbus Raynaud und der obliterierenden Thrombangiitis (Winiwarter-Buerger-Krankheit) stellt die SCS eine sehr gute Therapieoption dar. In diesem Zusammenhang sind allerdings nur Einzelberichte und eine kleine Serie publiziert worden.

Für die pAVK und Angina liegen in den deutschen S3-Leitlinien Empfehlungen vor

Beim Morbus Raynaud und der obliterierenden Thrombangiitis stellt die SCS eine sehr gute Therapieoption dar

Andere Formen der Rückenmarkstimulation

Hochfrequenzstimulation

Bei der „konventionellen" epiduralen SCS wird typischerweise mit Frequenzen von 40–70 Hz stimuliert. Die Maskierung des schmerzhaften Areals wird als „conditio sine qua non" für eine mögliche Schmerzreduktion gefordert. Verschiedene, auch aktuelle tierexperimentelle Studien haben aber gezeigt, dass hochfrequente Stimulationsformen bis in den Kilohertzbereich verschiedene Aspekte des akuten und chronischen Schmerzes im Tiermodell ebenfalls erfolgreich lindern können.

Auch hochfrequente Stimulationsformen können akute und chronische Schmerzen im Tiermodell erfolgreich lindern

Indikationen und Ergebnisse. In einer offenen, prospektiven europäischen Multicenterstudie [23] wurde die Sicherheit und Effektivität einer Hochfrequenzstimulation (10 kHz), die keine Parästhesien erzeugt, bei Patienten mit chronischen Rücken- oder Rücken-Bein-Schmerzen evaluiert. Die Zielgruppe in dieser Studie waren Patienten mit überwiegenden Rückenschmerzen. Zwei 8-polige Elektroden wurden versetzt in Höhe T8–12 implantiert. Patienten mit einer mindestens 50%igen Schmerzreduktion nach der Testphase erhielten einen Impulsgeber. Nach 6 Monaten war der Rückenschmerz um 78%, der Beinschmerz um 83% reduziert ($p<0{,}001$). Auch der Oswestry Disability Index war signifikant verbessert und die Schlafstörungen vermindert.

In einer zweiten Studie wurde eine Kohorte von Patienten mit gutem Outcome unter konventioneller SCS mit einer Hochfrequenzstimulation (5 kHz) und einer Placebostimulation verglichen; 33 von 40 Patienten konnten in der weiteren Analyse ausgewertet werden. Die Ergebnisse zeigten eine Responder-Rate von 42,4% in der Hochfrequenzgruppe (ohne Parästhesien) und 30,3% in der Placebogruppe. Letztlich zeigte sich in keiner der Outcome-Variablen (Verbesserung der klinischen Symptomatik, VAS oder EQ-5D) ein Unterschied der Hochfrequenzstimulation zur Placebostimulation. Die Ergebnisse belegen aber zugleich einen hohen Erwartungseffekt (Placebo).

Eine aktuelle offene Multicenterstudie [24] zeigte bei 79% der Patienten mit chronischen Rückenschmerzen eine deutliche Schmerzlinderung über einen Zeitraum von 24 Monaten. Gleichzeitig waren die Schlafqualität und andere Lebensqualitätsparameter verbessert. Unklar ist allerdings, warum in dieser Studie zwei 8-polige Elektroden verwandt wurden.

Burst-Stimulation

Zu ähnlichen Ergebnissen kommt eine aktuelle Studie [25] mit einer Burst-Stimulation. Hier wurden in einem eigens hergestellten Stimulationsprogramm salvenartige Impulse mit einer Frequenz von 40 Hz appliziert. Die Salven bestanden aus 5 Einzelimpulsen mit einer Pulsdauer von 1 ms und einem Interstimulationsintervall von 1 ms. Die gesamte Salve dauerte also 10 ms. Auch diese Stimulation scheint ohne auslösbare Parästhesien klinisch den Schmerz zu unterdrücken und zerebral v. a. die Regionen zu beeinflussen, die für die affektiv-emotionale Schmerzkomponente verantwortlich sind.

Auch die Burst-Stimulation scheint ohne auslösbare Parästhesien klinisch den Schmerz zu unterdrücken

Aufgrund der spärlichen Studienlage lassen sich Indikationen der Burst-Stimulation noch nicht klar benennen

Indikationen. Da bislang erst eine Studie [25] zur Therapie von Rücken- und Extremitätenschmerzen mit Burst-Stimulation publiziert wurde, lässt sich noch keine Indikationsliste aufstellen. In der placebokontrollierten Studie wurden 15 Patienten mit tonischer (konventioneller) Stimulation oder mit einem Burst-Modus (5 "spikes" von 1 ms Länge, Inter-spike-Intervall von 1 ms, Burstfrequenz von 40 Hz) behandelt. Die Burst-Stimulation erzeugte keine typischen Parästhesien und konnte im Vergleich zur tonischen Stimulation den Rückenschmerz besser unterdrücken. Hinsichtlich des Effekts auf den Beinschmerz waren die beiden Stimulationsformen dagegen vergleichbar.

Dorsal-root-ganglion-Stimulation

Wie oben beschrieben, hat sich gezeigt, dass bei der epiduralen SCS die Auslösung segmentaler Parästhesien mit Maskierung des schmerzhaften Areals eine „conditio sine qua non" darstellt. Bereits vor Jahren hat man versucht, eine gepulste Radiofrequenzläsion an den sensiblen Ganglien zur Schmerztherapie im Zervikal- und Lumbalbereich durchzuführen. Basierend auf dieser Technik und der Vorstellung, dass die Rekrutierung von Aβ-Fasern bei der SCS ebenfalls ausschlaggebend ist, haben verschiedene Autoren versucht, eine epidurale Stimulation der sensiblen Ganglien entweder von außen (extraspinal) oder neuerdings von innen (intraspinal) durchzuführen. Inzwischen konnten in tierexperimentellen Studien die zugrunde liegenden Wirkmechanismen teilweise aufgeklärt werden. Die Stimulation führt zu einem Kalziumeinstrom in die afferenten Fasern und zu einer Membranhyperpolarisation. Diese unterdrückt die Weiterleitung der für chronische Schmerzen typischen Spontanaktivität dieser Neurone.

Die Dorsal-root-ganglion-Stimulation unterdrückt die Weiterleitung der für chronische Schmerzen typischen Spontanaktivität in afferenten Fasern

Die Dorsal-root-ganglion-Stimulation kann zur gezielten Stimulation bestimmter Segmente angewandt werden

Indikationen. Die Dorsal-root-ganglion-Stimulation kann angewandt werden, wenn eine gezielte Stimulation bestimmter Segmente erwünscht ist und durch die Beweglichkeit des Rückenmarks unter einer konventionellen epiduralen Stimulationselektrode unerwünschte Begleitstimulationen auftreten, z. B. die unerwünschte Stimulation einer Körperhälfte bei Wendung des Halses. Die Platzierung kann durch gezielte CT-gesteuerte periradikuläre Blockaden geplant werden. Gute Indikationen scheinen das CRPS I der oberen Extremität und thorakale bzw. inguinale Schmerzen zu sein (■ **Abb. 5**). Liem et al. [26] konnten in einer 6-monatigen Follow-up-Studie einen anhaltenden klinischen Effekt mit einer Schmerzreduktion von >50% bei der Mehrzahl der Patienten erreichen. Allerdings muss auch bei dieser Stimulationsform in Langzeituntersuchungen geprüft werden, ob das Verfahren eine Alternative zur konventionellen SCS ist.

Gepulste Radiofrequenzbehandlung

Die gepulste Radiofrequenztherapie an den Ganglien zur Beeinflussung neuropathischer Schmerzen konnte sich nicht durchsetzen

Im Gegensatz zur Dorsal-root-ganglion-Stimulation konnte sich die gepulste Radiofrequenztherapie an den Ganglien zur Beeinflussung neuropathischer Schmerzen nicht durchsetzen. Obwohl man im Tiermodell nach Nervenläsionen eine vermehrte Expression schmerzregulatorischer Gene (Tumor-Nekrose-Faktor-α, Interleukin-6) im peripheren Nerv an der Läsionsstelle durch die Stimulation auf Normalwerte zurückführen konnte, zeigte sich im Spinalbereich eher die Erhöhung schmerzunspezifischer Marker (c-Fos, Na^+/K^+-ATPase) positiv durch die Stimulation beeinflusst [27]. Inwieweit diese Veränderungen zu der postulierten mehrwöchigen oder mehrmonatigen Schmerzfreiheit führen können, ist allerdings unklar.

Indikationen. Es ist schwierig, für diese Therapieform eine klare Indikation zu stellen. Der Vorteil ist, dass es sich nicht um ein läsionelles Verfahren handelt. Die klinischen Ergebnisse sind jedoch heterogen. Die gepulste Radiofrequenz wird in Publikationen häufig zusammen mit der konventionellen Radiofrequenz eingesetzt. Um eine 4- bis 5-monatige Schmerzfreiheit zu erzielen, müssen teilweise bis zu 5 Eingriffe erfolgen. Das Verfahren kommt auch dadurch in Verruf, dass es momentan sehr unkritisch angewandt wird, z. B. intradiskal. Eine aktuelle monozentrische, placebokontrollierte Untersuchung zeigte bei Patienten mit lumbaler Radikulopathie leider keinen statistisch signifikanten Effekt 3 Monate nach der Therapie [28].

Die gepulste Radiofrequenztherapie wird momentan zu unkritisch angewandt

Tiefe Hirnstimulation

Die DBS ist das Stimulationsverfahren mit der höchsten Invasivität

Die tiefe Hirnstimulation ["deep brain stimulation" (DBS)] ist das Stimulationsverfahren mit der höchsten Invasivität. Lange vor der Entwicklung der Therapie zur Behandlung von Bewegungsstörungen wurden mit dauerhaft implantierten Elektroden in subkortikalen Hirnregionen chronische

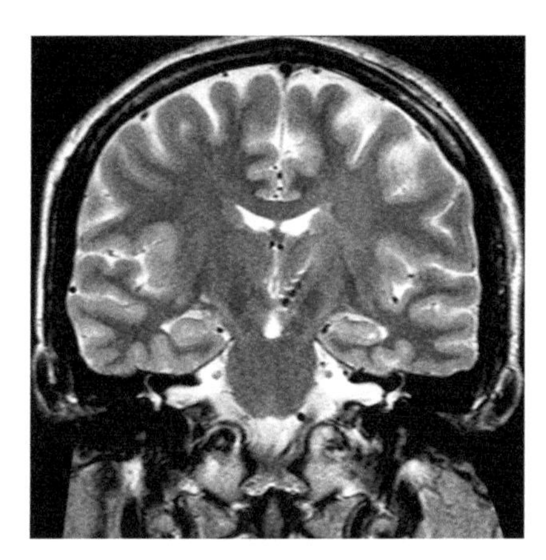

Abb. 6 ▲ Elektrode zur tiefen Hirnstimulation bei unilateralem chronischem Clusterkopfschmerz

Schmerzen therapiert, zunächst bei Tumorerkrankungen, später auch bei nicht-malignombedingten Schmerzen. Klassische Zielpunkte sind

- das periventrikuläre Grau, wo die Stimulation über die Freisetzung endogener Opioide wirken soll,
- der laterale sensorische Thalamus, wo spinothalamische Bahnen enden und Projektionen zu sekundären schmerzverarbeitenden Zentren und zum primären somatosensorischen Kortex stattfinden, und
- der Komplex aus Centrum medianum und Nucleus parafascicularis, über den insbesondere die affektive Schmerzkomponente beeinflusst werden soll.

Obwohl auch mit diesem Verfahren viele Hundert Patienten therapiert wurden, gibt es keine randomisierten oder kontrollierten Studien.

Zur Therapie des chronischen Clusterkopfschmerzes mit der Stimulation des posteromedialen Hypothalamus liegt lediglich eine kontrollierte Studie [29] vor. Basierend auf funktionellen bildgebenden Befunden soll im posteromedialen Hypothalamus ein möglicher Generator der Schmerzen liegen, der mithilfe einer Hochfrequenzstimulation (130 Hz) blockiert werden kann. Da aber beim chronischen Clusterkopfschmerz weniger invasive Neuromodulationsverfahren wie die ONS ebenso hilfreich sein können, stellt sich die Frage nach einer Indikation für diese Methode.

Indikationen und Ergebnisse. Eine Indikation zur DBS kann bei neuropathischen Schmerzen oder bei Clusterkopfschmerzen bestehen, wenn weniger invasive Verfahren versagt haben. Die Stimulation im posteromedialen Hypothalamus zeigt keine besseren Ergebnisse im Langzeitverlauf als die deutlich weniger invasive ONS, sodass letzteres Verfahren immer zuerst eingesetzt werden sollte (◘ **Abb. 6**).

Eine Indikation zur DBS kann bei neuropathischen Schmerzen oder Clusterkopfschmerzen nach Versagen weniger invasiver Verfahren bestehen

Patienten mit zentralen Schmerzen, insbesondere gut lokalisierbaren Schmerzen im Gesichtsbereich oder den Extremitäten, sind mögliche Kandidaten, wenn die epidurale SCS aufgrund der Lage der Läsion nicht indiziert ist. Die Ergebnisse beim thalamischen Schmerzsyndrom sind deutlich schlechter als bei der Motorkortexstimulation ["motor cortex stimulation" (MCS)], v. a., wenn wegen des Infarkts oder der Blutung das Stimulationssubstrat im Thalamus nicht mehr existiert. Gelegentlich hat gerade die Stimulation im lateralen Thalamus eher zu einer Schmerzverstärkung geführt. Auch Patienten mit diffusen Schmerzen nach Querschnittslähmung sprechen weniger gut auf die Therapie an. In den wenigen größeren Serien scheinen die besten Indikationen komplizierte FBSS (mit kombinierten Rücken-Bein-Schmerzen), Trigeminusneuropathien und Phantomschmerzen zu sein [30, 31]. Möglicherweise kann die Stimulation bilateral im zingulären Kortex die affektive Komponente des Schmerzes gut beeinflussen (Boccard et al., Publikation in Revision).

Zentrale Schmerzen sind eine mögliche Indikation, wenn die epidurale SCS aufgrund der Lage der Läsion nicht angewandt werden kann

Gelegentlich hat gerade die Stimulation im lateralen Thalamus eher zu einer Schmerzverstärkung geführt

Kortikale Stimulation

Stimulations- und Läsionsexperimente in den 1950er- und 1960er-Jahren haben bereits lange vor der Möglichkeit bildgebender Verfahren eine Rolle des motorischen Kortex in der Schmerzverarbeitung nachgewiesen. Eine Hauptindikation für die Entfernung von Hirnrindenarealen waren zu dieser Zeit in erster Linie zentrale Schmerzen, z. B. nach einem Schlaganfall. Interessanterweise führte eine Stimulation der sensiblen Hirnrinde bei diesen Patienten eher zu einer Schmerzverstärkung, während eine MCS in vereinzelten Fällen eine Schmerzreduktion bewirkte.

Anfang der 1990er-Jahre wurde die MCS zur Behandlung von Schlaganfallpatienten mit chronischen Schmerzen etabliert. Heute ist bekannt, dass die Ursache der Schmerzen nicht nur im Thalamus liegen muss, wie der Name „thalamisches Schmerzsyndrom" suggeriert. Läsionen können überall im zentralen Nervensystem (Hirnstamm, Thalamus oder Projektionsbahnen zur Hirnrinde) zu dauerhaften Brennschmerzen, schmerzhaften Missempfindungen (Dysästhesien) oder einer schmerzhaften Überempfindlichkeit auf Berührungsreize (Allodynie) führen, wenn sie die natürlichen Schmerzbahnen (mit) betreffen.

Läsionen können überall im zentralen Nervensystem zu dauerhaften Schmerzen, Dysästhesien oder Allodynien führen

Tab. 1 Publizierte Indikationen und Ergebnisse der kortikalen Stimulation. (Nach [32])		
Indikation	**Anzahl publizierter Fälle**	**Mäßige (25%ige) bis exzellente (100%ige) Schmerzreduktion (%)**
Thalamisches Schmerzsyndrom	95	53
Trigeminusneuropathie	41	76
CRPS I	1	100
CRPS II	11	73
Phantomschmerz	13	62
Wurzelausriss, Plexusläsion	11	38
Andere neuropathische Schmerzen	42	67
Schmerzen nach Querschnittslähmung	8	88
Bewegungsstörungen	19	63
Total	241	62

CRPS Komplexes regionales Schmerzsyndrom.

Tab. 2 Empfehlungsstärke. (Nach AWMF)	
Empfehlungsstärke	**Kriterien**
A: Soll-Empfehlung	Zumindest eine randomisierte, kontrollierte Studie von insgesamt guter Qualität und Konsistenz, die sich direkt auf die jeweilige Empfehlung bezieht und nicht extrapoliert wurde (Evidenzebenen Ia und Ib)
B: Sollte-Empfehlung	Gut durchgeführte klinische Studien, aber keine randomisierten klinischen Studien, mit direktem Bezug zur Empfehlung (Evidenzebene II oder III) oder Extrapolation von Evidenzebene I, falls der Bezug zur spezifischen Fragestellung fehlt
C: Kann-Empfehlung	Berichte aus Expertenkreisen oder Expertenmeinung und/oder klinische Erfahrung anerkannter Autoritäten (Evidenzkategorie IV) oder Extrapolation von Evidenzebene IIa, IIb oder III. Diese Einstufung zeigt an, dass direkt anwendbare klinische Studien von guter Qualität nicht vorhanden oder nicht verfügbar waren

Die Wirkungsweise der MCS ist nicht genau bekannt

Die Wirkungsweise der MCS ist nicht genau bekannt. Man nimmt aufgrund von PET- und fMRT-Untersuchungen an, dass es über den motorischen Thalamus zu einer Aktivierung schmerzmodulierender Zentren im Cingulum und der Inselregion kommt. Bei einigen Patienten konnte ein möglicher Erfolg mithilfe der transkraniellen Magnetstimulation vorausgesagt werden.

Die Indikationsliste für die kortikale Stimulation ist auf viele Formen neuropathischer Schmerzen erweitert worden

Indikationen und Ergebnisse. Inzwischen ist die Indikationsliste für diese Schmerzoperation auf viele Formen neuropathischer Schmerzen erweitert worden. Weltweit sind 300 Fälle publiziert worden, sicherlich wurden weit mehr als 600 Patienten operiert. Die häufigsten Diagnosen nach dem „thalamischen Schmerzsyndrom" waren dauerhafte Missempfindungen und Schmerzen im Gesichtsbereich nach Entzündungen oder Operationen im Mund-Kiefer- und Nebenhöhlenbereich mit Verletzung eines der Äste des N. trigeminus (Dysaesthesia dolorosa, Trigeminusneuropathie), des Weiteren Phantomschmerzen nach zervikalen Wurzelausrissen, Plexusverletzungen oder Amputationen. Eine Liste der publizierten Indikationen und Ergebnisse findet sich in **Tab. 1**.

Die kortikale Stimulation wird heute an den meisten Zentren minimal-invasiv und unter örtlicher Betäubung durchgeführt

Der Eingriff wird heute an den meisten Zentren minimal-invasiv und unter örtlicher Betäubung durchgeführt. Die Stimulationselektrode kann über dem motorischen Kortex zwischen Hirnhaut und Schädelknochen (epidural) über ein Bohrloch oder eine Minitrepanation eingelegt werden. Hierbei nimmt man die Neuronavigation und Einspielung funktioneller Bilddaten sowie die intraoperative elektrophysiologische Bestimmung der exakten Elektrodenposition zu Hilfe. Wie auch bei anderen Stimulationsverfahren ist eine etwa 1-wöchige Teststimulation mit externalisiertem Verlängerungskabel empfohlen. Da der Patient die Stimulation, anders als bei der SCS, nicht wahrnimmt, ist eine verblindete Stimulation möglich. Zwischenzeitlich wurde eine Reihe randomisierter Studien nach Implantation der Elektroden und Impulsgeber (verblindete On-off-Stimulation) bei verschiedenen Indikationen publiziert [32, 33]. Umschriebene periphere Schmerzen scheinen besser anzusprechen als Schmerzen nach ischämischen Läsionen oder spinalen Traumen. Lediglich bei ausreichender Schmerzreduktion wird in einem zweiten Eingriff die Elektrode an einen subkutanen Impulsgeber angeschlossen. Die Komplikationsrate ist gering. Infektionen (2%), Krampfanfälle (<1%) und epidurale Blutungen (2%) sind beschrieben.

Umschriebene periphere Schmerzen scheinen besser anzusprechen als Schmerzen nach ischämischen Läsionen oder spinalen Traumen

Leitlinienempfehlungen

Kopfschmerzsyndrome

Bezüglich therapierefraktärer Kopfschmerzsyndrome liegen eine deutsche und eine europäische Expertenempfehlung vor. Zusammenfassend wird in der europäischen Empfehlung festgehalten, dass invasive Neuromodulationsverfahren lediglich bei therapierefraktären chronischen Kopfschmerzformen infrage kommen. Für den chronischen Clusterkopfschmerz werden die Stimulation des Ganglion sphenopalatinum und die ONS empfohlen, bevor eine DBS indiziert wird. Denn Letztere hat bei gleicher Wirksamkeit ein höheres und v. a. schwereres Nebenwirkungspotenzial. Für die chronische Migräne wird bei therapierefraktären Formen die ONS empfohlen. Nichtinvasive Verfahren können, obwohl der Effekt in kontrollierten Studien bislang nicht nachgewiesen wurde, wegen ihrer Ungefährlichkeit und Nichtinvasivität vorher getestet werden. Die Deutsche Kopfschmerzgesellschaft hat aufgrund der Studienlage für die ONS beim chronischen Clusterkopfschmerz eine Level-B-Empfehlung („man sollte implantieren, wenn weniger invasive Verfahren nicht ansprechen …", ◻ **Tab. 2**) und für die chronische Migräne und die Hemicrania continua eine Level-C-Empfehlung („man kann …") ausgesprochen [10].

Invasive Neuromodulationsverfahren kommen lediglich bei therapierefraktären chronischen Kopfschmerzformen infrage

Für die chronische Migräne wird bei therapierefraktären Formen die ONS empfohlen

Neuropathische Schmerzsyndrome

Bezüglich der DBS empfehlen die europäischen Leitlinien [34], sie nur in spezialisierten Zentren durchführen zu lassen und die Daten zu publizieren, da größere Studien bislang fehlen. Dort heißt es: „For the use of DBS there is weak positive evidence in peripheral neuropathic pain after amputation and facial pain (expert opinion requiring confirmatory trials)."

Die DBS sollte nur in spezialisierten Zentren durchgeführt werden

Für die MCS besteht eine Level-C-Evidenz, dass sie bei 50–60% der Patienten mit „central poststroke pain" und zentralen oder peripheren neuropathischen Gesichtsschmerzen hilfreich ist. Das operative Risiko ist gering [34].

Die Indikationen der epiduralen SCS sind in den deutschen S3-Leitlinien zusammengefasst (◻ **Tab. 3**). In der aktuellen Leitlinie (http://www.awmf.org) sind die Indikationen für vaskulopathische Schmerzen herabgestuft worden, teilweise in Übereinstimmung mit den Leitlinien der europäischen kardiologischen Gesellschaften und den Richtlinien des National Institute for Health and Care Excellence (NICE) aus Großbritannien.

Empfehlungen zur PNS, peripheren Feldstimulation oder den Sonderformen der SCS existieren noch nicht.

Kontraindikationen für sämtliche Stimulationsverfahren sind Schmerzen durch Malignome, aufgrund der wahrscheinlichen Ausbreitung der Schmerzen, und eine Lebenserwartung von weniger als einem Jahr. Schmerzen zentraler Genese (Rückenmark, Hirnstamm oder Gehirn) können nicht mit peripheren Verfahren (PNS, SCS) behandelt werden. Infektionen und schwere Koagulopathien gelten ebenso als Kontraindikationen wie eine mangelnde Compliance der Patienten, ein fehlendes organisches Korrelat für die Schmerzen, Rentenbegehren, laufende Schmerzensgeldansprüche und schwere psychologisch-psychiatrische Komorbiditäten. Die Patienten sollten nach einem multimodalen Therapiekonzept behandelt werden. Neurostimulationsverfahren als Monotherapie sind wenig geeignet, chronische Schmerzpatienten dauerhaft erfolgreich zu behandeln. Die Implantation sollte unter sterilen Bedingungen im Operationssaal erfolgen. Die Therapeuten müssen auch die möglichen Komplikationen erkennen und beherrschen können.

Kontraindikationen für sämtliche Stimulationsverfahren sind Schmerzen durch Malignome und eine Lebenserwartung unter einem Jahr

Die Patienten sollten nach einem multimodalen Therapiekonzept behandelt werden

Komplikationen

Die möglichen Komplikationen hängen vom jeweils gewählten Therapieverfahren ab. Die Infektions- und Blutungsrate liegt bei 1–2%. Das höchste Komplikationsrisiko der peripheren Implantationen, also der PNS, peripheren Feldstimulation und perkutanen SCS, sind mit bis zu 15% Elektrodenmigrationen und damit ein Wirkverlust der Therapie. In der Regel ist eine Reoperation erforderlich. Bei mehrpoligen Elektroden kann in seltenen Fällen eine Umprogrammierung der Stimulationsparameter wieder zu einem Stimulationserfolg führen. Neue Fixierungstechniken und ein neues Elektrodendesign für periphere Elektroden werden dieses Risiko weiter reduzieren.

Elektrodenmigrationen erfordern in der Regel eine Reoperation

Tab. 3 Leitlinienempfehlungen zu den verschiedenen Stimulationsverfahren bei neuropathischen Schmerzen und vaskulopathischen Schmerzen

Stimulationsverfahren	Indikation	Leitlinienempfehlung	Bemerkungen
Periphere Nervenstimulation	CRPS II	–	Nur an „großen" Nerven, besser an der oberen Extremität
Periphere Feldstimulation	Postherniotomiesyndrom	–	Chronischer Rückenschmerz: prospektive Multicenterstudie durchgeführt mit Effekt über ein Jahr, bislang noch keine Leitlinienempfehlung
	Migräne	C	
	Chronischer Clusterkopfschmerz	B	
	SUNCT, SUNA	C	
	Okzipitalisneuralgie	C	
	Chronischer Rückenschmerz	–	
Epidurale Rückenmarkstimulation	FBSS	B	FBSS: gilt für den radikulären Schmerz
	CRPS I	B	
	CRPS II	C	
	Viszerale Schmerzen	–	
	Chronischer Rückenschmerz	C	
Motorkortexstimulation	Trigeminusneuropathie	C	Leitlinienempfehlung durch die EFNS
	„Post-stroke pain"	C	
	Sonstige neuropathische Schmerzen	–	
Tiefe Hirnstimulation	Chronischer Clusterkopfschmerz	B	Sonstige neuropathische Schmerzen: EFNS empfiehlt Implantation nur in Zentren mit Erfahrung in tiefer Hirnstimulation
	Sonstige neuropathische Schmerzen	–	
Vaskulopathische Schmerzen			
Epidurale Rückenmarkstimulation (SCS)	Periphere arterielle Verschlusskrankheit	C	Stadien III–IV nach Fontaine
	Therapierefraktäre Angina pectoris	C	NICE empfiehlt, bei diesen Indikationen nur im Rahmen klinischer Studien zu implantieren

CRPS Komplexes regionales Schmerzsyndrom; *EFNS* European Federation of Neurological Societies; *FBSS* „failed back surgery syndrome"; *NICE* National Institute for Health and Care Excellence; *SUNA* „short-lasting unilateral neuralgic headache with autonomic symptoms"; *SUNCT* „short-lasting unilateral neuralgiform headache with conjunctival injection and tearing".

Die Entwicklung neurologischer Störungen bis hin zu Querschnittssyndromen aufgrund epiduraler Blutungen, direkter Verletzungen oder chronischer Narbenbildungen sind als Einzelfälle beschrieben, aber extrem selten. Bei Patienten mit engem Spinalkanal oder vorbestehenden Narbenbildungen ist besonders auf die Auswahl der Elektroden zu achten (Plattenelektrode vs. Stabelektrode).

Patienten mit kortikaler Stimulation können bei Überstimulation einen Krampfanfall erleiden

Patienten mit kortikaler Stimulation können bei Überstimulation einen Krampfanfall erleiden. Deshalb ist hier intraoperativ die motorische Schwelle – und die eines fokalen Anfalls – auszutesten. Die chronische Stimulation muss dann deutlich unterhalb dieser Schwelle ausgeführt werden.

Besonderheiten im Umgang mit Neuromodulationssystemen

Die Stimulationsverfahren sind zu einem gewissen Grad immer invasive Verfahren und sollten grundsätzlich erst nach Ausschöpfen konservativer Verfahren eingesetzt werden. Auf der anderen Seite gibt es Hinweise, dass die Effektivität der epiduralen Stimulation höher ist, wenn die Elektrode 1–2 Jahre nach dem auslösenden Ereignis implantiert wird, bevor eine massive Chronifizierung eintritt. Zur epiduralen SCS sollten zunächst perkutane Stabelektroden eingesetzt werden, insbesondere wenn es sich um gut lokalisierbare, umschriebene Schmerzen handelt. Bilaterale Beinschmerzen mit erheblicher Rückenschmerzkomponente benötigen dagegen entweder bilaterale Elektroden oder mehrreihige Plattenelektroden und häufig komplexe Stimulationsprogramme.

Bei der Implantation ist darauf zu achten, ob andere elektronische Implantate wie Herzschrittmacher, Defibrillatoren, Blasenstimulatoren oder Cochleaimplantat vorliegen und ob sie mit einer Neurostimulation kompatibel sind (mono- oder bipolarer Stimulationsmodus u. a.).

Bei der Implantation eines Neuromodulationssystems muss auf andere elektronische Implantate geachtet werden

Bislang war die Durchführung einer MRT bei den meisten Neuroimplantaten kontraindiziert, lediglich bei der DBS gab es Ausnahmen unter Einhaltung bestimmter Kriterien (Untersuchung des Kopfs, aktive Kopfspule, niedrige spezifische Absorptionsrate). Seit 2013 gibt es MR-konditionale Systeme für die epidurale SCS mit Stabelektroden. Vor der Durchführung einer MRT sollte stets ein Zentrum konsultiert werden, in dem Erfahrung mit der MRT-Untersuchung solcher Implantate besteht, um zu klären, ob eine MRT ohne Gefährdung des Implantats oder des Patienten möglich ist. Vor einer MRT muss immer die Impedanz des Systems getestet werden, nach der Untersuchung die Impulsgeberfunktion.

Vor einer MRT muss stets geklärt werden, ob die Untersuchung ohne Gefährdung des Implantats oder des Patienten möglich ist

Fazit für die Praxis

- **Neurostimulationsverfahren sind risikoarme Verfahren, die innerhalb eines multimodalen Therapiekonzepts zur Behandlung neuropathischer Schmerzen frühzeitig eingesetzt werden sollten, d. h. vor einer Chronifizierung, aber nach Ausschöpfen konservativer Verfahren.**
- **Insbesondere sollte überprüft werden, ob eine Stimulation vor der Langzeiteinnahme von Opiaten indiziert ist oder nicht.**
- **Zu einigen Stimulationsverfahren und Indikationen liegen bereits leitlinienkonforme Empfehlungen vor.**
- **Für andere Indikationen sollten bald kontrollierte Studien mit einem entsprechenden Langzeit-Follow-up durchgeführt werden, um die Therapie gegenüber den Kostenträgern rechtfertigen zu können.**

Korrespondenzadresse

Prof. Dr. V. Tronnier
Neurochirurgische Universitätsklinik Lübeck
Ratzeburger Allee 160, 23538 Lübeck
volker.tronnier@uksh.de

Einhaltung ethischer Richtlinien

Interessenkonflikt. Vortragshonorare von Eisai, Codman, St. Jude Medical und Medtronic; Forschungsgelder von Medtronic, St. Jude Medical; wissenschaftlicher Beirat: Eisai.

Dieser Beitrag beinhaltet keine Studien an Menschen oder Tieren.

Literatur

1. Slavin K (2008) Peripheral nerve stimulation for neuropathic pain. Neurotherapeutics 5:100–106
2. Saper JR, Dodick DW, Silberstein SD et al (2011) Occipital nerve stimulation for the treatment of intractable chronic migraine headache: ONSTIM feasibility study. Cephalalgia 31:271–285
3. Silberstein SD, Dodick DW, Saper J et al (2012) Safety and efficacy of peripheral nerve stimulation of the occipital nerves for the management of chronic migraine: results from a randomized, multicenter, double-blinded, controlled study. Cephalalgia 32:1165–1179
4. Verrills P, Rose R, Mitchell B et al (2013) Peripheral nerve field stimulation for chronic headache: 60 cases and long-term follow-up. Neuromodulation 17:54–59
5. Burns B, Watkins L, Goasdby PJ (2008) Treatment of hemicrania continua by occipital nerve stimulation with a bion device: long-term follow-up of a crossover study. Lancet Neurol 7:1001–1012
6. Brewer AC, Trentman TL, Ivancic MG et al (2013) Long-term outcome in occipital nerve stimulation patients with medically intractable primary headache disorders. Neuromodulation 16:557–564
7. Ansarinia M, Rezai A, Tepper SJ et al (2010) Electrical stimulation of sphenopalatine ganglion for acute treatment of cluster headaches. Headache 50:1164–1174
8. Schoenen J, Jensen RH, Lantéri-Minet M et al (2013) Stimulation of the sphenopalatine ganglion (SPG) for cluster headache treatment. Pathway CH-1: a randomized, sham-controlled study. Cephalalgia 33:816–830
9. Serra G, Marchioretto F (2012) Occipital nerve stimulation for chronic migraine: a randomized trial. Pain Physician 15:245–253
10. Jürgens T, Paulus W, Tronnier V et al (2011) Einsatz neuromodulierender Verfahren bei primären Kopfschmerzen. Nervenheilkunde 30:47–58
11. Kloimstein H, Likar R, Kern M et al (2014) Peripheral nerve field stimulation (PNFS) in chronic low back pain: a prospective multicenter study. Neuromodulation 17:180–187

12. McRoberts WP, Wolkowitz R, Meyer DJ et al (2013) Peripheral nerve field stimulation for the management of localized chronic intractable back pain: results from a randomized controlled study. Neuromodulation 16:565–574
13. Tronnier V, Baron R, Birklein F et al (2011) Epidurale Rückenmarkstimulation zur Therapie chronischer Schmerzen. Schmerz 25:484–492
14. Barchini J, Tchachagian S, Shamaa F et al (2012) Spinal segmental and supraspinal mechanisms underlying the pain-relieving effects of spinal cord stimulation: an experimental study in a rat model of neuropathy. Neuroscience 215:196–208
15. Rasche D, Siebert S, Stippich C et al (2005) Epidurale Rückenmarkstimulation bei Postnukleotomiesyndrom. Pilotstudie zur Therapieevaluation mit der funktionellen Magnetresonanztomographie (f-MRT). Schmerz 19:497–505
16. Kemler MA, Vet HC de, Barendse GA et al (2008) Effect of spinal cord stimulation for chronic complex regional pain syndrome Type I: five-year final follow-up of patients in a randomized controlled trial. J Neurosurg 108:292–298
17. Kumar K, Taylor RS, Jacques L et al (2008) The effects of spinal cord stimulation in neuropathic pain are sustained: a 24-month follow-up of the prospective randomized controlled multicenter trial of the effectiveness of spinal cord stimulation. Neurosurgery 63:762–770
18. North RB, Kumar K, Wallace MS et al (2011) Spinal cord stimulation versus re-operation in patients with failed back surgery syndrome: an international multicenter randomized controlled trial (EVIDENCE study). Neuromodulation 14:330–335
19. NICE technology appraisal guidance 159 (2011) Spinal cord stimulation for chronic pain of neuropathic and ischaemic origin. http://www.nice.org.uk/TA159
20. Tronnier V (2011) Interventionelle Verfahren. In: Baron R, Koppert W, Strumpf M, Willweber Strumpf A (Hrsg) Praktische Schmerztherapie, 2. Aufl. Springer, Berlin, S 140–161
21. Kapural L, Cywinski JB, Sparks DA (2011) Spinal cord stimulation for visceral pain from chronic pancreatitis. Neuromodulation 14:423–426
22. Ubbink DT, Vermeulen H (2013) Spinal cord stimulation for non-reconstructable chronic critical leg ischaemia. Cochrane Database Syst Rev:CD004001
23. Van Buyten JP, Al-Kaisy A, Smet I et al (2013) High-frequency spinal cord stimulation for the treatment of chronic back pain patients: results of a prospective multicenter European clinical study. Neuromodulation 16:59–65
24. Al-Kaisy A, Van Buyten JP, Smet I et al (2013) Sustained effectiveness of 10 kHz high-frequency spinal cord stimulation for patients with chronic, low back pain: 24-month results of a prospective multicenter study. Pain Med 15:347–354
25. De Ridder D, Plazier M, Kamerling N et al (2013) Burst spinal cord stimulation for limb and back pain. World Neurosurg 80:642–649
26. Liem L, Russo M, Huygen FJ et al (2013) A multicenter, prospective trial to assess the safety and performance of the spinal modulation dorsal root ganglion neurostimulator system in the treatment of chronic pain. Neuromodulation 16:471–482
27. Higuchi Y, Nashold BS Jr, Sluijter M et al (2002) Exposure of the dorsal root ganglion in rats to pulsed radiofrequency currents activates dorsal lamina I and II neurons. Neurosurgery 50:850–855
28. Shanthanna H, Chan P, McChesney J et al (2014) Pulsed radiofrequency treatment of the lumbar dorsal root ganglion in patients with chronic lumbar radicular pain: a randomized, placebo-controlled pilot study. J Pain Res 7:47–55
29. Fontaine D, Lazorthes Y, Mertens P et al (2010) Safety and efficacy of deep brain stimulation in refractory cluster headache: a randomized placebo-controlled double-blind trial followed by a 1-year open extension. J Headache Pain 11:23–31
30. Boccard SG, Pereira EA, Moir L et al (2013) Long-term outcomes of deep brain stimulation for neuropathic pain. Neurosurgery 72:221–230
31. Rasche D, Rinaldi PC, Young RF, Tronnier VM (2006) Deep brain stimulation for the treatment of various chronic pain syndromes. Neurosurg Focus 21:E8
32. Lefaucheur JP, Drouot X, Cunin P et al (2009) Motor cortex stimulation for the treatment of refractory peripheral neuropathic pain. Brain 132:1463–1471
33. Velasco F, Carrillo-Ruiz JD, Castro G et al (2009) Motor cortex electrical stimulation applied to patients with complex regional pain syndrome. Pain 147:91–98
34. Cruccu G, Aziz TZ, Garcia-Larrea L et al (2007) EFNS guidelines on neurostimulation therapy for neuropathic pain. Eur J Neurol 14:952–970

Schmerz 2014 · 28:537–546
DOI 10.1007/s00482-014-1468-5
Online publiziert: 12. September 2014

Redaktion
H. Göbel, Kiel
R. Sabatowski, Dresden

B. Kröner-Herwig
Georg-Elias-Müller-Institut für Psychologie, Abteilung Klinische Psychologie und Psychotherapie, Göttingen

Einfluss von kognitiv-emotionalen Prozessen auf Schmerz und Funktionsbeeinträchtigung

Eine psychobiologische Perspektive

Zusammenfassung

Im Kontext eines biopsychosozialen Schmerzmodells werden kognitive Merkmale und Prozesse diskutiert, die das Schmerzerleben und -verhalten sowie die assoziierte Beeinträchtigung beeinflussen. Dies sind Erwartungen von Patienten, wie sie sich z. B. in Placeboeffekten oder in komplexeren Überzeugungsmustern manifestieren. Insbesondere Überzeugungen, die die Zuversicht in die eigene Selbstkontrolle reflektieren, wirken sich positiv auf Schmerz und in der Folge auf die Behinderung aus. Kognitionen der Hilflosigkeit dagegen sind mit erhöhter Schmerzintensität und Beeinträchtigung assoziiert. Viele der kognitiv-emotionalen Einflussfaktoren, z. B. Katastrophisierung, Schmerzangst oder geringe Schmerzakzeptanz, lassen sich im Kontext der allgemeinen Stressbewältigungstheorie verstehen. Die subjektive Einschätzung der Schmerzsituation und der eigenen Bewältigungskompetenzen werden als wesentliche Determinanten der subjektiven Belastung und Beeinträchtigung durch den Stressor Schmerz gesehen.

Schlüsselwörter

Selbstwirksamkeit · Katastrophisieren · Schmerzangst · Schmerzakzeptanz · Bewältigung

Lernziele

Nach Lektüre dieses Beitrags sind Sie in der Lage
- **die Auswirkung von kognitiven Prozessen auf Schmerz und Beeinträchtigung zu verstehen.**
- **die Schmerzintensität und -qualität sowie -beeinträchtigung zu differenzieren und ihre angemessene Erfassung zu planen.**
- **den Placebo- und Noceboeffekt bei Schmerz zu beschreiben und zu erklären.**
- **den Prozess der Schmerzkatastrophisierung und die Bedeutung von Schmerzangst zu beschreiben und ihre Erhebung durch Fragebogen in Gang zu setzen.**
- **die Bedeutung von Selbstwirksamkeitsüberzeugungen zu erkennen.**

Hintergrund

Seit Langem wird Schmerz, insbesondere chronischer Schmerz, aus einer **biopsychosozialen Perspektive** betrachtet [1]. Ausgangspunkt war die von Erfahrungsdaten erzwungene Abkehr vom medizinischen Schmerzkonzept, das als Voraussetzung für jede Schmerzerfahrung eine identifizierbare somatische Schädigung annahm und die Art und Weise der Schmerzerfahrung ausschließlich als Konsequenz des Ausmaßes der Noxe definierte. Immer wieder hatte sich gezeigt, dass psychologische Prozesse, z. T. angestoßen durch soziale Bedingungen, das Schmerzerleben beeinflussen. Dabei ging es weniger um eine Erklärung der Ätiologie als um die Moderation des Schmerzerlebens und -verhaltens. In der Regel ist die erlebte, also „subjektive" Beeinträchtigung eine für das Leiden des Patienten und seine soziale Funktion bedeutsamere Größe als die „objektive", d. h. messbare Störung der Muskelfunktion. In diesem Beitrag geht es also im Wesentlichen um subjektive Merkmale. Der Schwerpunkt der Darstellung wird auf empirisch untersuchten Merkmalen liegen, für die es deutschsprachige Erfassungsinstrumente gibt und die sich mit gezielten Interventionen bei Patienten günstig beeinflussen lassen.

Psychologische Prozesse beeinflussen das Schmerzerleben

In der Regel ist die erlebte Beeinträchtigung eine für das Leiden des Patienten bedeutsamere Größe als die messbare Störung

Kriterienvariablen: Schmerz und Beeinträchtigung

Die wesentliche Variable des unmittelbaren Schmerzerlebens ist die erlebte Intensität, die vom Patienten als momentane, durchschnittliche oder maximale bzw. minimale Größe bezogen auf einen bestimmten Zeitraum berichtet werden kann. Üblicherweise wird sie mit einer – relativ reliablen – numerischen Rating-Skala (NRS; 0: kein Schmerz; 10: stärkster vorstellbarer Schmerz) erfasst [2].

Die wesentliche Variable des unmittelbaren Schmerzerlebens ist die erlebte Intensität

Influence of cognitive-emotional processing on pain and disability · A psychobiological perspective

Abstract
In the context of the biopsychosocial pain concept and on the basis of empirical evidence those cognitive traits and mechanisms are described that have reliably been found to be potent moderators of pain and disability. Expectations of patients which result in placebo or nocebo effects as well as more complex belief patterns influence subjective pain severity as well as disability. Especially beliefs which relate to self-control, self-efficacy or its counterpart helplessness can distinctly moderate pain, lead to an increase or mitigation of pain intensity and associated disability. The impact of most of these cognitive factors, such as catastrophizing, low self-efficacy, certain pain beliefs, low acceptance or fear of pain can be integrated into the general stress coping model. It denominates situational appraisal and self-appraisal processes beside actual coping behaviors as the main psychological factors influencing severity of pain and related disability.

Keywords
Self-efficacy · Catastrophization · Fear of pain · Acceptance of pain · Coping

Die qualitative Seite des Schmerzes wird bei akuten Schmerzen etwa über die Einschätzung der „Unangenehmheit" erfasst, bei chronischen Schmerzbeschwerden eher durch komplexe Eigenschafts-Ratings („reißend", „stechend", „mörderisch"; vgl. Schmerzempfindungs-Skala, [3]), wobei sich die Qualität insgesamt durch ein bestimmtes Profil aus verschiedenen Skalen oder Faktoren darstellen lässt.

Die qualitative Seite des Schmerzes wird bei chronischen Schmerzbeschwerden eher durch komplexe Eigenschafts-Ratings erfasst

Das Konstrukt **Beeinträchtigung** ist sehr viel komplexer, was sich auch in den vielfältigen Formen der Erhebung zeigt. Die Möglichkeiten der Erfassung reichen von einer einfachen Skalierung des erlebten Ausmaßes an Beeinträchtigung auf einer NRS (0–10) bis zu Multi-Item-Fragebogen.

Der Pain Disability Questionnaire [4] erfasst in 7 verschiedenen Lebensbereichen das erlebte Ausmaß der Beeinträchtigung (Rating-Skala, 0–10) und bildet einen Gesamtscore. Zu den erfassten Bereichen zählen der Beruf sowie familiäre und häusliche Verpflichtungen. Der **Funktionsfragebogen Hannover** (FFbH-R) zur Einschätzung von Rückenschmerz [5] erhebt die Probleme der Patienten bei der Ausführung spezifischer Verhaltensweisen mit den Antwortkategorien „ja" bis „nur mit fremder Hilfe". Der **von-Korff-Index** [6] hat das Ziel, zu einer Graduierung der schmerzbedingten Einschränkung zu kommen. Mit ihm werden die Schmerzintensität und Interferenz von Schmerz mit alltäglichen Aufgaben in 3 Lebensbereichen erfragt. Die verschiedenen Informationen führen über einen relativ komplexen Algorithmus zu einer kategorialen Zuordnung mit 4 Klassen. Das **Mainzer Stadienmodell** [7] dient auch der kategorialen Einteilung und ist mit der Erfassung verschiedener vorgegebener Bereiche von Indikatoren für eine hohe Chronizität sehr heterogen (Schmerzerleben bis Patientenkarriere). Der Patient wird einem der 3 Schweregrade der Chronizität zugeordnet, was häufig zur Charakterisierung der Patientenklientel einer Institution eingesetzt wird.

Der Pain Disability Questionnaire erfasst in 7 verschiedenen Lebensbereichen das erlebte Ausmaß der Beeinträchtigung

Einfluss von Erwartungen

Erwartung umschreibt ein unspezifisches kognitives Konstrukt, das nur genauer beschrieben werden kann, wenn man es auf einen spezifischen Phänomenbereich bezieht. In den letzten Jahren hat dieses Konstrukt besondere Bedeutung im Rahmen der Placebo- und Nocebo-Forschung gewonnen, in der außerordentlich interessante und praktisch relevante Befunde generiert worden sind. Die sog. Placeboanalgesie bedeutet, dass sich nach Gabe einer inerten Substanz oder einer eigentlich „unwirksamen" Prozedur der Schmerz vermindert, wenn positive Erwartungen hinsichtlich der Effekte induziert wurden. Komplementär wird von einem Noceboeffekt gesprochen, wenn eine inerte Substanz einen negativen Effekt auf den Probanden hat, d. h., den Schmerz verstärkt oder andere „unerwünschte Nebenwirkungen" zur Folge hat. Der Mechanismus, der zu diesen Effekten führt, ist die klassische Konditionierung (ein Lerneffekt; s. [8]) bzw. die Ausbildung spezieller Patientenerwartungen, die über Information und Instruktionen induziert werden. Der Effekt tritt auch dann auf, wenn der Patient weiß, dass er den Prüfbedingungen nach Zufall zugeordnet wird. Neuerdings hat sich gezeigt, dass die Erwartung nicht nur das Schmerzerleben beeinflusst, sondern auch das Verhalten, z. B. Bewegungsabläufe [9].

Das Konstrukt Erwartung hat in den letzten Jahren besondere Bedeutung im Rahmen der Placebo- und Nocebo-Forschung gewonnen

Der Mechanismus hinter dem Placebo- und Noceboeffekt ist die klassische Konditionierung bzw. die Ausbildung spezieller Patientenerwartungen

Wie sich herausgestellt hat, werden diese Erwartungen direkt in neurophysiologische Veränderungen umgesetzt. Beim Placeboeffekt auf Schmerz betreffen sie v. a. das Opioidsystem – und das dopaminerge System [8]. Aufsehenerregende Studien von Benedetti et al. [10] konnten zeigen, dass der analgetische Placeboeffekt größer sein kann als der eigentliche Effekt eines hoch wirksamen Analgetikums.

Beim Placeboeffekt auf Schmerz wirken sich die Erwartungen v. a. auf das Opioidsystem aus

Beim Noceboeffekt ist der neurophysiologische Hintergrund ein etwas anderer. Hier scheinen andere Transmitter von Bedeutung zu sein, z. B. **Cholecystokinin** [8]. Auch hier sind spektakuläre Effekte beobachtet worden, die die Bedeutung dieses Prozesses in der Medizin ganz allgemein hervorheben [11].

Weder Placebo- noch Noceboeffekte lassen sich exakt vorhersagen. So spielen die Beziehung zwischen Patient und Arzt, die Art der Kommunikation und Informationsvermittlung, der Überzeugungsgrad und die Art der Intervention, aber auch einfache sensorische Merkmale wie die Farbe von Tabletten eine Rolle. Wahrscheinlich sind auch bestimmte Patientenmerkmale relevant, z. B. Suggestibilität oder Ängstlichkeit.

Eine besonders relevante Schmerzmodifikation im Sinne eines Placeboeffekts erfolgt über die sog. Open-vs-hidden-treatment-Prozedur. Kann der Patient eine Prozedur beobachten (z. B. eine Injektion), wird der Effekt im Vergleich zur Applikation hinter einer Abdeckung deutlich verstärkt. Dieses Vorgehen scheint die positiven Erwartungen maximal zu aktivieren.

Eine besonders relevante Schmerzmodifikation erfolgt über die Open-vs-hidden-treatment-Prozedur

Die erwarteten positiven Folgen einer Intervention sollten dem Patienten immer ausführlich geschildert werden

Die Erwartung des Patienten ist generell ein höchst bedeutsamer Einflussfaktor für die Wirkung einer ärztlichen Intervention, der im Allgemeinen nicht hinreichend beachtet wird. Als Schlussfolgerung für die Praxis lässt sich ableiten, dass die zu erwartenden *positiven* Folgen einer Intervention immer ausführlich – aber realistisch und ohne Übersteigerung – beschrieben werden sollten. Die Patienten sollten den Einsatz der Prozedur beobachten können, soweit dem keine Ängste entgegenstehen.

Den Einfluss *nozizeptiver* Informationen kann der Arzt lediglich begrenzen

Der Umgang mit der Nocebowirkung ist erheblich komplizierter, da jeder Beipackzettel und jede Patienteninformation eine große Menge *nozizeptiver* Informationen enthält, auf die aus rechtlichen und ethischen Gründen nicht verzichtet werden kann. Der Arzt kann den Einfluss nur begrenzen, indem er dem Patienten die Bedeutung der Informationen und die oft relativ geringen „Risiken" veranschaulicht und damit nachvollziehbar macht und auf eine hohe interindividuelle Variabilität in der Wirkung hinweist.

Einfluss von Schmerzüberzeugungen

Schmerzbezogene Überzeugungen beeinflussen das Schmerzerleben und die Beeinträchtigung in emotionaler und funktioneller Hinsicht

Erwartungen und Überzeugungen sind eng gekoppelt. So enthalten Letztere ein komplexes Muster von Erwartungen, die zumeist subjektive Werthaltungen und Wirkungserwartungen beinhalten. Verschiedene schmerzbezogene Überzeugungen beeinflussen das Schmerzerleben und die Beeinträchtigung des Betroffenen in emotionaler und funktioneller Hinsicht.

Die im **Fear Avoidance Beliefs Questionnaire** (FABQ; deutsch: [12]) erfassten Überzeugungen beziehen sich auf den Bereich der Arbeit und deren Zusammenhang mit Schmerz:

- Arbeit als Ursache von Schmerzen
- Unmöglichkeit der Vereinbarkeit von Arbeit und Schmerz
- Verschlimmerung des Schmerzes durch Arbeit

Diese Überzeugungen gehen nicht nur mit einer deutlichen Einschränkung der Arbeitsfähigkeit bei Schmerz einher, sondern auch mit einem allgemeinen niedrigen Aktivitätsniveau und erhöhtem Vermeidungsverhalten [13].

Dysfunktionale Auswirkungen hat auch der Glaube an die „Unveränderlichkeit" von Schmerzen, die „Unmöglichkeit einer Heilung" oder die Überzeugung eines Patienten, selbst an dem Schmerz „schuld" zu sein, was auch beinhaltet, den Schmerz als „Strafe" zu sehen (Survey of Pain Attitudes, SOPA [14]). Patienten, die starke organisch geprägte Schmerzüberzeugungen hinsichtlich der Ursache und Behandelbarkeit von Schmerz haben [15], wie auch solche, die ihn als geheimnisvolles, unerklärliches „Mysterium" sehen, berichten von höherer funktioneller Beeinträchtigung. Veränderungen dieser Überzeugungen waren verbunden mit größeren Verbesserungen nach einem Schmerzmanagementprogramm [16]. Schon bei Kindern konnte nachgewiesen werden, dass ungünstige Einstellungen dieser Art mit einer höheren Intensität des erlebten Schmerzes einhergehen [17].

Der Arzt sollte Einsicht in das Schmerzkonzept des Patienten gewinnen

Somit kann für die Praxis empfohlen werden, Einsicht in das Schmerzkonzept des Patienten zu gewinnen, um eventuelle Schwierigkeiten bei der Behandlung vorwegnehmen zu können und ggf. die ungünstigen Einstellungen frühzeitig und gezielt zu verändern. Dies gilt beispielsweise für

- die Einschätzung der Persistenz,
- die organische Bedingtheit,
- die Unerklärbarkeit des Schmerzes,
- eine eher pessimistische Einschätzung therapeutischer Hilfsmöglichkeit sowie
- den „schädlichen" Einfluss von Aktivitäten auf Schmerz.

Eine bestimmte Gruppe von „beliefs", nämlich die der **selbstbezogenen Überzeugungen** spielt hier eine ganz besondere Rolle. Auf die Locus-of-control-Theorie [18] soll hier nicht weiter eingegangen werden, obwohl sich in verschiedenen Studien ein Einfluss der Attribution (external vs. internal) auf den Schmerz gezeigt hat.

Das Konstrukt der **Selbstwirksamkeitsüberzeugung** [19] gilt als einer der bedeutsamsten Moderatoren von Belastungserleben, nicht nur im Schmerzbereich. Es repräsentiert den Glauben an die eigenen Beeinflussungs- und Kontrollmöglichkeiten in Bezug auf relevante Phänomene des eigenen Lebens, wie eben auch Schmerz. Die verschiedenen Messinstrumente unterscheiden sich in der Bereichsspezifität der Selbstwirksamkeit.

Der am häufigsten genutzte deutsche Fragebogen [20] ist nicht bereichsspezifisch formuliert. Daher sollte die *schmerzbezogene* Variante von Vierhaus et al. [21] vorgezogen werden. Eine Vielzahl von Befunden zeigt die hohe Bedeutung des Konstrukts [22]. Erhöhte Selbstwirksamkeit korreliert sowohl mit einer geringeren Schwere des Schmerzes als auch mit einer niedrigeren Beeinträchtigung. Diese Befunde machen den Nutzen der Förderung von Selbstwirksamkeitsüberzeugungen nachvollziehbar, die als ein vorrangiges Ziel der Psychoedukation bei Schmerzpatienten gilt [23].

Erhöhte Selbstwirksamkeit korreliert sowohl mit einer geringeren Schwere des Schmerzes als auch mit einer niedrigeren Beeinträchtigung

Psychologische Personenmerkmale als Moderatoren

Als psychologische Merkmale, sog. „traits", bezeichnet man gewohnheitsmäßige Verarbeitungsformen, die häufig als Persönlichkeitseigenschaften bezeichnet werden, soweit sie sich auf viele verschiedene Bereiche des alltäglichen Lebens beziehen. Diese Trait-Konzepte ermöglichen allerdings nur eine eingeschränkte Vorhersage des Verhaltens und Erlebens, da immer auch der situative Kontext eine maßgebliche Rolle für das Verhalten und Erleben spielt. So reagiert ein sich im Fragebogen als „hoch ängstlich" ausweisender Mensch in vielen, aber durchaus nicht in allen Situationen mit Angst.

Trait-Konzepte ermöglichen nur eine eingeschränkte Vorhersage des Verhaltens und Erlebens

Die „traits" zeigen sich auch in habituellen Verarbeitungsstilen hinsichtlich des Umgangs mit Schmerz. Eines der am häufigsten untersuchten Merkmale ist die **Schmerzkatastrophisierung** [24, 25]. Hier ist Hilflosigkeit eine wichtige Komponente, ebenso die Übersteigerung negativer somatosensorischer Wahrnehmung und eine Grübeltendenz. In Studien ließ sich wiederholt zeigen, dass Katastrophisieren mit einer erhöhten Schmerzintensität wie auch mit verstärkter Beeinträchtigung verbunden ist. Auch bei Kindern ist Katastrophisierung intensiv untersucht worden, wobei sich ähnliche Befunde wie bei Erwachsenen ergaben [26]. Die mütterliche Katastrophisierung hat Einfluss auf die Kinder, somit liegt eine soziale Transmission vor.

„Traits" zeigen sich auch in habituellen Verarbeitungsstilen hinsichtlich des Umgangs mit Schmerz

Assoziiert mit der Katastrophisierung ist das Konstrukt der Schmerzangst. Die im englischen Sprachraum häufig eingesetzte **Pain Anxiety Symptom Scale** (PASS) wurde ins Deutsche übersetzt [27]. Die Kurzform erfasst mit 20 Items

- die emotionale Verarbeitung („Wenn ich Schmerzen spüre, habe ich Angst, dass etwas Schreckliches passiert."),
- kognitive Prozesse („Wenn ..., fällt es mir schwer, an etwas Anderes zu denken."),
- Vermeidungsverhalten („Ich versuche, Aktivitäten zu vermeiden, wenn ...") und
- physiologische Erregung („Bei Schmerzen wird mir übel.").

Mit der Katastrophisierung ist das Konstrukt der Schmerzangst assoziiert

Es wurde gezeigt, dass die Variable die Schmerzstärke vorhersagt und mit allgemeiner Angst und Depressivität korreliert.

Der **Fear of Pain Questionnaire** (FOPQ) scheint zunächst das gleiche Konstrukt zu messen wie die PASS, geht dies aber sehr unterschiedlich an [28]. Er gibt 30 verschiedene Auslösebedingungen von Schmerz vor und fragt nach der Angst, beispielsweise: „... having a heavy object hit you in the head/biting your tongue while you are eating". Hinweise auf die deutsche Übersetzung finden sich bei Kröner-Herwig et al. [29]. Es gibt keine Befunde zur differenziellen Bedeutung dieser beiden Operationalisierungen.

Ein weiterer „trait", die sog. Bewegungsangst wird von der Tampa Scale of Kinesiophobia [30] erfasst. Sie bezieht sich auf das sog. Fear-avoidance-Modell der Angst, das die Entwicklung eines chronischen Rückenschmerzsyndroms erklären will [31]. Dabei wird angenommen, dass sich nach einer akuten Rückenschädigung, die mit erheblichen Schmerzen bei Bewegung verbunden ist, aufgrund klassischer Konditionierung eine anhaltende Angst vor Bewegungen entwickelt (Kinesiophobie). Diese führt letztlich zu generalisiertem Vermeidungsverhalten. Kinesiophobie, assoziiert mit Annahmen über die gesundheitsschädigende Wirkung von Bewegungen, soll insbesondere bei Rückenschmerz die sog. „exposure therapy" indizieren [32], die aus der verhaltenstherapeutischen Konfrontationsbehandlung von Phobien und Ängsten abgeleitet wurde.

Bewegungsangst bezieht sich auf das sog. Fear-avoidance-Modell

Erwähnenswert ist ein weiteres Merkmal: die **Angstsensitivität** [33]. In diesem Zusammenhang wird davon ausgegangen, dass bestimmte Personen stark verunsichert und besorgt reagieren, wenn sie körperliche Symptome einer sympathischen Aktivierung erleben, die auch im Kontext von Angst auftreten. Sie beachten diese verstärkt und reagieren darauf mit Angst (Angst vor der Angst; [34]). In einigen Studien regierten Personen mit erhöhter Angstsensitivität auch bei Schmerz besonders stark [35].

Bis dato lässt sich nicht erkennen, mit welchen Angsterfassungsinstrumenten die Erhebung der Facetten von Angst am besten gelingt, die den größten Einfluss auf Schmerz haben. Prinzipiell ist

Die Assoziation zwischen den Facetten von Angst und Schmerz lässt sich nicht einseitig kausal interpretieren

anzumerken, dass sich die Assoziation zwischen diesen Variablen und Schmerz nicht einseitig kausal interpretieren lässt, sondern bidirektionale Wirkungen denkbar sind.

Konzept der Bewältigung

Die Wirkung psychologischer Faktoren wird häufig im Zusammenhang mit Theorien zum **„pain coping"** bzw. der Schmerzbewältigung diskutiert. Coping bezeichnet ein Konstrukt [36], das sich auf die Verarbeitung bzw. den Umgang mit Stressoren oder Belastungen jedweder Art, also auch Schmerz, bezieht. Die wichtigste Aussage des Modells ist, dass Situationen erst zu Stressoren werden, wenn das Individuum sie als bedrohlich interpretiert und auf dysfunktionale Weise mit ihnen umgeht. Der determinierende Faktor von Belastungsreaktionen ist also nicht unbedingt die Situation selbst (der externe Stressor). Zu welchen Konsequenzen es kommt, bestimmt die Verarbeitung durch das Individuum. Der innere Prozess beinhaltet einerseits die Einschätzung der Bedrohlichkeit einer Situation, die individuell sehr unterschiedlich ausfallen kann. So können unklare Schmerzempfindungen von einem Individuum als Auswirkung von Überanstrengung bewertet, also als nur vorübergehend eingestuft werden oder als Anzeichen einer ernsthaften Erkrankung. Weiterhin bestimmend für die Reaktion des Individuums ist die Überzeugung, dass es geeignete Maßnahmen zur Bewältigung der Stresssituation gäbe sowie dass diese ihm selbst in der konkreten Situation zur Verfügung stehen oder eben nicht. Diese Prozesse werden von Lazarus u. Folkman [36] als „appraisal" bezeichnet, wobei sich das Erstere auf den Charakter der Situation bezieht, das Zweite dagegen mehr auf das Selbst und seine Fähigkeiten im Umgang mit schwierigen Situationen. So lässt sich die Einschätzung, Arbeit sei eine Bedrohung der Gesundheit, als „appraisal" erster Art bezeichnen und die Selbstwirksamkeitsüberzeugung als „appraisal" der zweiten Art. Der Verarbeitungsstil der Katastrophisierung enthält mit der Übersteigerung des Schmerzes und der Hilflosigkeit Komponenten beider Prozesse. Das letztlich gewählte Bewältigungsverhalten wird durch dieses „appraisal" geprägt.

Der innere Prozess beinhaltet die Einschätzung der Bedrohlichkeit einer Situation

Der aufmerksame Leser wird erkannt haben, dass diese Sachverhalte schon in den Abschnitten zu Erwartungen und Überzeugungen diskutiert wurden und hier nur unter dem Dache einer gemeinsamen Theorie dargestellt werden. Der Prozess des Copings umfasst das konkrete Handeln der Person im Dienste der Problembewältigung. So setzt sich die Einschätzung einer geringen Bedrohlichkeit einer Verletzung, gekoppelt mit der Überzeugung, selbst etwas Hilfreiches tun zu können, in konkretes Verhalten um. Dies ist nicht nur als aktionales Eingreifen zu verstehen, sondern kann auch als funktionale Veränderung von „appraisal" definiert werden. Den Schmerz nicht mehr als „todsicheres" Zeichen einer gefährlichen Krankheit zu interpretieren, sondern andere Sichtweisen zuzulassen, stellt eine gelungene Bewältigung dar, die Stress reduziert, ebenso wie ausdauerndes Muskeltraining zur Stabilisierung des schmerzenden Rückens führt. Insgesamt beeinflusst günstiges Coping weitgehend das Ausmaß des Leidens und damit auch den Grad der Schmerzen und der Beeinträchtigung. Nach Ergebnissen der Coping-Forschung werden 10–30% der Varianz durch diese Faktoren bestimmt.

Der Prozess des Copings umfasst das konkrete Handeln der Person im Dienste der Problembewältigung

Insgesamt beeinflusst günstiges Coping weitgehend das Ausmaß des Leidens und damit auch den Grad der Schmerzen und der Beeinträchtigung

Deutsche Verfahren zur multidimensionalen Schmerzerfassung, wie das Kieler Schmerz Inventar (KSI; [37]) und der Fragebogen zur Erfassung der Schmerzverarbeitung (FESV; [3]), enthalten Subskalen zur Bewältigung. Geissner [3] konzipiert Coping als **kognitive Schmerzbewältigung** mit 3 verschiedenen Skalen. Das KSI erfasst verhaltensbezogenes und kognitives Coping und differenziert diese Formen nach verschiedenen Verarbeitungsstrategien. Es zeigte sich beispielsweise, dass sog. Durchhalter mit depressiven Reaktionsanteilen besonders negative Verläufe nach Rückenoperationen aufweisen.

Das KSI erfasst verhaltensbezogenes und kognitives Coping und differenziert diese Formen nach verschiedenen Verarbeitungsstrategien

Van Damme et al. [38] fassen in Übersichtsbeiträgen die Bedeutung von Coping für die Anpassung an Schmerz zusammen. Dabei wird insgesamt deutlich, dass insbesondere passive, vermeidende oder auch emotional gesteuerte Bewältigungsstrategien ungünstigen Einfluss auf den Schmerz haben.

Zum Schluss sei auf ein weiteres Konzept hingewiesen, das meist im Kontext anderer Theorien abgehandelt wird, aber auch aus der Stressbewältigungsperspektive betrachtet werden kann: die **Schmerzakzeptanz**. Ihr widmet sich ein Fragebogen, der die Bereitschaft zum Engagement in Aktivitäten und der Weiterverfolgung eigener Ziele (trotz Schmerz) und die Bereitschaft, sich auf den Schmerz einzulassen und ihn nicht zu bekämpfen, erfasst. Ebenso gehört die verbesserte **Achtsamkeit** zu diesem Konzept [39]. Diese Konzeption von Bewältigung basiert auf der Acceptance-and-commitment-Therapie, die wiederum auf buddhistisch geprägten Annahmen beruht. Die Haltung der Schmerzakzeptanz geht einher mit weniger Belastung durch Schmerz, weniger Angst und

Vermeidung sowie geringerer negativer Affektivität und Behinderung. Durch geeignete Therapien kann sie gefördert werden [40].

Fazit für die Praxis

Die psychologische Schmerzforschung hat gezeigt, dass kognitive Prozesse und Verarbeitungsmerkmale erheblichen Einfluss auf die Wahrnehmung des Schmerzes und der damit gekoppelten Behinderung haben.
Erwartungen können sich direkt in Phänomene einer „self-fulfilling prophecy" umwandeln. Überraschend große Placebo- und Noceboeffekte verdeutlichen dies.
„Pain beliefs" sind kognitive Schemata, die die Schmerzwahrnehmung prägen. Sie können sich positiv in einer Erhöhung der Schmerztoleranz und negativ in deutlich erhöhter Schmerzsensitivität und verstärkter Beeinträchtigung manifestieren. Besonders einflussreich sind Überzeugungen, die sich auf die Selbstkontrollmöglichkeiten beziehen: Ein Gefühl von Hilflosigkeit verstärkt das Leiden. Das Gefühl, selbst Einfluss zu haben, verbessert das Befinden und reduziert den Schmerz.
Katastrophisierung, Schmerzangst, Bewegungsangst und Angstsensitivität auf der einen Seite ebenso wie Schmerzakzeptanz und Selbstkontrolle auf der anderen Seite haben sich in der psychologischen Forschung als hoch bedeutsam erwiesen. In der Schmerzdiagnostik sollte die individuelle Ausstattung des Patienten hinsichtlich dieser Merkmale ermittelt werden. Erst dann ist eine besondere Berücksichtigung dieser Risiko- oder aber Protektionsfaktoren in der Therapie möglich.

Korrespondenzadresse

Prof. Dr. B. Kröner-Herwig
Georg-Elias-Müller-Institut für Psychologie, Abteilung Klinische Psychologie und Psychotherapie
Goßlerstr. 14, 37073 Göttingen
bkroene@uni-goettingen.de

Einhaltung ethischer Richtlinien

Interessenkonflikt. B. Kröner-Herwig gibt an, dass kein Interessenkonflikt besteht.

Dieser Beitrag beinhaltet keine Studien an Menschen oder Tieren.

Literatur

1. Basler H-D, Franz C, Kröner-Herwig B et al (Hrsg) (1990) Psychologische Schmerztherapie. Grundlagen, Diagnostik, Krankheitsbilder, Behandlung. Springer, Berlin
2. Kröner-Herwig B, Lautenbacher S (2011) Schmerzmessung und klinische Diagnostik. In: Kröner-Herwig B, Frettlöh J, Klinger R, Nilges P (Hrsg) Schmerzpsychotherapie. Springer, Berlin, S 295–318
3. Geissner E (2000) Fragebogen zur Erfassung der Schmerzverarbeitung. Hogrefe, Göttingen
4. Dillmann U, Nilges P, Saile H, Gerbershagen HU (1994) Behinderungseinschätzung bei chronischen Schmerzpatienten. Schmerz 8:100–110
5. Kohlmann T, Raspe HH (1996) Der Funktionsfragebogen Hannover zur alltagsnahen Diagnostik der Funktionsbeeinträchtigung durch Rückenschmerzen (FFbH-R). Rehabilitation 35:1–8
6. Klasen B, Hallner D, Schaub C, Hasenbring M (2004) Validation and reliability of the German version of the chronic pain grade questionnaire in primary care back pain patients. Psychosoc Med 1:Doc07
7. Mainzer Stadienmodell (MPSS) http://www.drktg.de/mz/pdf/downloads/mpss_deu.pdf. Zugegriffen: 8. April 2014
8. Klinger R, Schedlowski M, Enck P (2011) Placeboeffekte in Schmerztherapie und -forschung. In: Kröner-Herwig B, Frettlöh J, Klinger R, Nilges P (Hrsg) Schmerzpsychotherapie – Grundlagen, Diagnostik, Krankheitsbilder, Behandlung. Springer, Berlin, S 155–164
9. Pollo A, Carlino E, Benedetti F (2011) Placebo mechanism across different conditions: from the clinical setting to physical performance. Philos Trans R Soc Lond B Biol Sci 366:1790–1798
10. Benedetti F, Pollo A, Lopiano L et al (2003) Conscious expectation and unconscious conditioning in analgesic, motor and hormonal placebo/nocebo responses. J Neurosci 23:4315–4323
11. Colloca L, Klinger R, Flor H, Bingel U (2013) Placebo analgesia: psychological and neurobiological mechanisms. Pain 154:511–514
12. Pfingsten M, Leibing E, Harter W et al (2001) Fear-avoidance behavior and anticipation of pain in patients with chronic low back pain: a randomized controlled study. Pain Med 2:259–266
13. Vowles KE, Gross RT (2003) Work-related beliefs about injury and physical capability for work in individuals with chronic pain. Pain 101:291–298
14. Williams DA, Robinson ME, Geisser ME (1994) Pain beliefs: assessment and utility. Pain 59:71–78

15. Kröner-Herwig B, Greis R, Schilkowsky G (1993) Kausal- und Kontrollattribution bei chronischen Schmerzpatienten: Entwicklung und Evaluation eines Inventars (KAUKON). Diagnostica 39:120–137
16. Baird AJ, Haslam RA (2013) Exploring differences in pain beliefs within and between a large nonclinical (Workplace) population and a clinical (chronic low back pain) population using the pain beliefs questionnaire. Phys Ther 93:1615–1624
17. Miro J, Huguet A, Jenson MP (2014) Pain beliefs predict pain intensity and pain status in children: usefulness of the pediatric version of the survey of pain attitudes. Pain Med 15:887–897
18. Rotter JB (1966) Generalized expectancies for internal versus external control of reinforcement. Psychol Monogr 33:300–303
19. Bandura A (1997) Self-efficacy: the exercise of control. Freeman, New York
20. Schwarzer R, Jerusalem M (1995) Generalized self-efficacy scale. In: Weinman J, Wright S, Johnston M (Hrsg) Measures in health psychology: a user's portfolio. Causal and control beliefs. NFER Nelson, Windsor, S 35–37
21. Vierhaus M, Lohaus A, Schmitz A-K (2011) Sex, gender, coping, and self-efficacy: mediation of sex differences in pain perception in children and adolescents. Eur J Pain 15:621.e1–621.e8
22. Busch H, Göransson S, Melin B (2007) Self-efficacy beliefs predict sustained long-term sick absenteeism in individuals with chronic musculoskeletal pain. Pain Pract 7:234–240
23. Kröner-Herwig B, Frettlöh J (2011) Behandlung chronischer Schmerzsyndrome: Plädoyer für einen interdisziplinären Therapieansatz. In: Kröner-Herwig B, Frettlöh J, Klinger R, Nilges P (Hrsg) Schmerzpsychotherapie. Springer, Berlin, S 541–564
24. Sullivan MJL, Thorn B, Haythornthwaite JA et al (2001) Theoretical perspectives on the relation between catastrophizing and pain. Clin J Pain 17:52–64
25. Meyer K, Sprott H, Mannion AF (2008) Cross-cultural adaption, reliability and validity of the German version of the Pain Catastrophizing Scale. J Psychosom Res 64:469–547
26. Kröner-Herwig B, Maas J (2013) The German Pain Catastrophizing Scale for Children (PCS-C) – psychometric analysis and evaluation of the construct. Psychosoc Med 10:Doc07
27. Quint S (2007) Faktoranalytische Untersuchung der Pain Anxiety Symptom Scale an älteren Patienten mit chronischem Rückenschmerz. Z Med Psychol 16:1–7
28. McNeil DW, Rainwater AJ (1998) Development of the fear of pain questionnaire – III. J Behav Med 21:389–410
29. Kröner-Herwig B, Gaßmann J, Tromsdorf M, Zahrend E (2012) The effects of sex and gender role on response to pressure pain. Psychosoc Med 9: Doc01
30. Barke A, Baudewig J, Schmidt-Samoa C et al (2012) Neural correlates of fear of movement in high and low fear-avoidant chronic low back pain patients: an event-related fMRI study. Pain 153:540–552
31. Waddell G (2004) The back pain revolution. Churchill Livingstone, Oxford
32. Vlayen JW, Jong J de, Sieben J, Crombez G (2002) Graded exposure in vivo for pain-related fear. In: Turk DC, Gatchel RJ (Hrsg) Psychosocial approaches to pain management: a practitioner's handbook, 2. Aufl. Guilford Press, New York, S 210–233
33. Kemper CJ, Ziegler M, Taylor S (2009) Überprüfung der psychometrischen Qualität der deutschen Version des Angstsensitivitätsindex-3. Diagnostica 55:223–233
34. Ocanez KL, McHugh RK, Otto MW (2010) A meta-analytic review of the association between anxiety sensitivity and pain. Depress Anxiety 27:760–767
35. Archer KR, Abraham CM, Song Y, Obremskey WT (2011) Cognitive-behavioral determinants of pain and disability 2 years after traumatic injury: a cross-sectional survey study. J Trauma 72:473–479
36. Lazarus RS, Folkman S (1984) Stress, appraisal and coping. Springer, New York
37. Hasenbring M (1994) Das Kieler Schmerz Inventar. Manual. Hans Huber, Bern
38. Van Damme S, Crombez G, Christoph E (2008) Coping with pain: a motivational perspective. Pain 139:1–4
39. Nilges P, Köster B, Schmidt CO (2007) Schmerzakzeptanz – Konzept und Überprüfung einer deutschen Fassung des Chronic Pain Acceptance Questionnaire. Schmerz 21:57–67
40. McCracken LM, Vowles KE (2014) Acceptance and commitment therapy and mindfulness for chronic pain. Am Psychol 69:178–187

Schmerz 2014 · 28:635–648
DOI 10.1007/s00482-014-1485-4
Online publiziert: 19. November 2014

M. Mücke[1,2] · H. Cuhls[2] · L. Radbruch[2] · R. Baron[3] · C. Maier[4] · T. Tölle[5] · R.-D. Treede[6] · R. Rolke[7]
[1] Institut für Hausarztmedizin, Universitätsklinikum Bonn
[2] Klinik für Palliativmedizin, Universitätsklinikum Bonn
[3] Klinik für Neurologie, Universitätsklinikum Schleswig-Holstein, Campus Kiel
[4] Abteilung für Schmerztherapie, Klinik für Anästhesiologie, Intensiv-, Palliativ- und Schmerzmedizin, Berufsgenossenschaftliches Universitätsklinikum Bergmannsheil GmbH, Bochum
[5] Klinik für Neurologie, Klinikum rechts der Isar, Technische Universität München
[6] Lehrstuhl für Neurophysiologie, CBTM, Medizinische Fakultät Mannheim, Universität Heidelberg, Mannheim
[7] Klinik für Palliativmedizin, Uniklinik RWTH Aachen

Quantitative sensorische Testung

Zusammenfassung

Die quantitative sensorische Testung (QST) ist eine standardisierte und formalisierte klinische Sensibilitätsprüfung. Bei dem subjektiven (psychophysischen) Verfahren kommt es auf die Mitarbeit der zu untersuchenden Person an. Mit kalibrierten Reizen werden Wahrnehmungs- und Schmerzschwellen erfasst, die Auskunft über das Vorhandensein sensibler Plus- oder Minuszeichen geben. Die vorgestellte QST-Batterie imitiert natürliche thermische oder mechanische Reize. Ziel ist die Erfassung von Symptommustern eines sensiblen Funktionsdefizits sowie einer Funktionszunahme bei gleichzeitiger Erfassung der Oberflächen- sowie Tiefensensibilität. Die meisten getesteten QST-Parameter sind erst nach Logarithmierung normalverteilt (sekundäre Normalverteilung). Ein vollständiges QST-Profil kann innerhalb einer Stunde gemessen werden. Die QST eignet sich für klinische Studien, aber auch in der Praxis als diagnostisches Verfahren zur Charakterisierung der Funktion des somatosensorischen Systems.

Schlüsselwörter

Sensibilitätsprüfung · Schmerzschwelle · Wahrnehmungsschwelle · Somatosensorisches Nervensystem · Hyperalgesie

R. Baron, C. Maier, T. Tölle und R.-D. Treede sind Vorstandsmitglieder des Deutschen Forschungsverbunds Neuropathischer Schmerz (DFNS).

CME

Lernziele

Nach Lektüre dieses Beitrags

- **verstehen Sie das Verfahren der quantitativen sensorischen Testung (QST).**
- **überblicken Sie die benötigten Materialien und deren Verwendung.**
- **haben Sie eine Vorstellung, wie QST-Daten korrekt analysiert werden.**
- **verstehen Sie die Stärken und Schwächen der QST sowie ihre praktische Anwendbarkeit.**

Hintergrund

Bei der QST wird mit kalibrierten Reizen und subjektiven Empfindungsangaben der Funktionszustand des somatosensorischen Systems untersucht

Die quantitative sensorische Testung (QST) ist ein **psychophysisches Testverfahren**. Mithilfe kalibrierter Reize und subjektiver Empfindungsangaben wird der Funktionszustand des somatosensorischen Systems eines Probanden oder Patienten hinsichtlich der Ausprägung klinischer Zeichen untersucht [1]. Die hier vorgestellte Testbatterie umfasst ein validiertes Kurzprotokoll zur Erfassung des vollständigen somatosensorischen Phänotyps [2]. Die standardisierte Testdurchführung durch geschulte Untersucher, exakte mündliche Instruktionen an die Probanden für jede durchzuführende Testprozedur und das Vorliegen multizentrisch erhobener Normwerte des Deutschen Forschungsverbunds Neuropathischer Schmerz (DFNS) erlauben eine gute Vergleichbarkeit der erhobenen Daten und eine vertretbare Dauer der klinischen Untersuchung.

Die Testung erlaubt eine Bewertung der Funktion von marklosen C-Fasern, Aδ-Fasern und Aβ-Fasern

Basierend auf internationalen Studien wurden bei der QST-Entwicklung Testverfahren ausgewählt, die die Erfassung aller relevanten somatosensorischen Submodalitäten ermöglichen. Die Testung erlaubt eine Bewertung der Funktion von marklosen C-Fasern, dünn myelinisierten Aδ-Fasern sowie dick myelinisierten Aβ-Fasern mit deren Projektionswegen ins Gehirn.

Historischer Überblick

Als von-Frey-Filamente werden heute Nylonfilamente oder Glasfaserkabel eingesetzt

Bereits 1835 etablierte Weber die **Zweipunktdiskrimination** als standardisierte Methode zur Prüfung der Fähigkeit, zwei taktile Reize räumlich voneinander zu unterscheiden. Heute hat sich dieses Verfahren als Teil der Sensibilitätsprüfung innerhalb der klinisch-neurologischen Untersuchung etabliert [3]. Im Jahr 1896 war es von Frey, der Pferde- und Wildschweinhaare verschiedener Steifheit und Länge einsetzte, um beim Menschen die Berührungsempfindung zu bestimmen [4]. Im Rahmen der QST werden heute Nylonfilamente oder Glasfaserkabel als von-Frey-Filamente eingesetzt. Die Arbeitsgruppe um P.J. Dyck stellte 1978 eine automatisierte Methode zur Quantifizierung von Druck, Temperaturempfindung, Vibration und Berührung vor [5]. Dies führte zur Entwicklung weiterer Prozeduren und Instrumente, z. B. eines **Thermotesters** und **Druckalgometers** zur Bestimmung thermischer bzw. mechanischer Wahrnehmungs- und Schmerzschwellen. Nachfolgend wird

Quantitative sensory testing

Abstract

Quantitative sensory testing (QST) is a standardized and formalized set of clinical sensitivity tests based on subjective (psychophysical) methods, which depends on the cooperation of the subject being investigated. Calibrated stimuli are used to measure the perception and pain thresholds, which provide information on the presence of sensory plus or minus signs. The QST equipment presented mimics natural thermal or mechanical stimuli. The rationale is to test for patterns of functional sensory loss or gain by simultaneous assessment of both cutaneous and deep pain sensitivity. The majority of QST parameters are normally distributed only after logarithmic transformation (i.e. secondary normalization). With QST a complete somatosensory profile can be obtained within 1 h. The QST is a suitable method for characterizing the function of the somatosensory system in clinical trials and also in clinical practice as a diagnostic procedure.

Keywords

Sensory testing · Pain threshold · Perception threshold · Nervous system, somatosensory · Hyperalgesia

Tab. 1 Klinische Zeichen, quantitative sensorische Testung und mögliche neurobiologische Mechanismen. (Modifiziert nach [8, 9, 10])

Klinische Zeichen	Definition	Quantitative sensorische Testung	Möglicherweise beteiligte neurobiologische Mechanismen		
		Prüfung auf Vorhandensein von Plus- oder Minuszeichen (getestete periphere Fasertypen)	Deafferenzierung	Periphere Sensibilisierung	Zentrale Sensibilisierung
			Empfindlichkeit gegenüber Testreizen		
Pluszeichen					
Hyperalgesie	Erhöhte Schmerzempfindlichkeit[a]				
– Für Hitze	... der Haut	Hitzereiz mittels Thermotester (C, Aδ)	↓	↑↑	→?
– Für Kälte	... der Haut	Kältereiz mittels Thermotester (C, Aδ)	↓	→	↑?
– Für Nadelreize	... der Haut	Kalibrierte Nadelreize (Pinprick; C, Aδ)	↓	↑?	↑↑
– Für stumpfen Druck	... tieferer Gewebe	Druckalgometer (C, Aδ)	↓	↑?	→?
Allodynie[b]	Schmerz als Antwort auf nichtnozizeptiven Reiz[a]	Pinsel, Wattebausch, Wattestäbchen (Aβ) zum Bestreichen der Haut	→	→	↑
Minuszeichen					
Hypästhesie (thermisch/mechanisch/andere)	Verminderte Empfindlichkeit für nichtschmerzhafte Reize	Leichter Kaltreiz mittels Thermotester (Aδ), leichter Warmreiz mittels Thermotester (C), von-Frey-Filamente (Aβ), kalibrierte Stimmgabel (64 Hz, Rydel-Seiffer; Aβ)	↓	→	→, ↓[c]
Hypalgesie (thermisch/mechanisch/andere)	Verminderte Empfindlichkeit für schmerzhafte Reize	Kälte-/Hitzereiz mittels Thermotester (C, Aδ), kalibrierte Nadelreize (Pinprick; C, Aδ), Druckalgometer (C, Aδ)	↓	→	→

↑ Erhöhte Empfindlichkeit gegenüber Testreiz bei klinisch-neurologischer Untersuchung; ↓ verminderte Empfindlichkeit; → Empfindlichkeit unverändert oder Phänomen nicht untersuchbar; *?* nicht ausreichend untersucht oder im Rahmen von Studien beschrieben bzw. noch nicht allgemein akzeptiert.[a] Neue IASP-Definition [11].[b] Dieser Ausdruck sollte nur verwendet werden, wenn bekannt ist, dass der Testreiz keine Nozizeptoren aktiviert. Gemeint ist hier die dynamische taktile Allodynie für leichte bewegte Berührungsreize. Ein leichtes Bestreichen der Haut ist das einzige etablierte Beispiel [11].[c] Eine sekundäre taktile Hypästhesie wurde auch im Rahmen einer zentralen Sensibilisierung beobachtet [12].
IASP International Association for the Study of Pain.

eine QST-Batterie sensorischer Tests vorgestellt, die im Rahmen des DFNS entwickelt wurde und seit 2002 in Deutschland und weltweit eingesetzt wird.

Funktionsprinzip

Nach dem Protokoll des DFNS handelt es sich bei der QST um eine standardisierte Testbatterie, die aus 7 Einzeltests besteht. Während der Testdurchführung werden insgesamt 13 Einzelparameter erfasst, um die Funktion des somatosensorischen Nervensystems zu bestimmen und zu quantifizieren [6]. Mithilfe dieser Untersuchungsmethode können die Eigenschaften nozizeptiver und nichtnozizeptiver Submodalitäten verschiedener Gruppen afferenter Nervenfasern und zentraler Bahnen ermittelt werden [7]. Das Testverfahren ist so konzipiert, dass innerhalb von einer Stunde ein vollständiges sensorisches Profil erstellt werden kann, also eine Übersicht über das Vorhandensein sensibler **Plus- oder Minuszeichen** wie einer Hyperalgesie oder Hypästhesie (■ **Tab. 1**). Das Vorgehen ist in allen geschulten Zentren standardisiert. Stets werden in gleicher Testreihenfolge die gleichen, kalibrierten thermischen und mechanischen Testreize gesetzt.

Nach dem DFNS-Protokoll wird anhand von 13 Einzelparametern die Funktion des somatosensorischen Nervensystems bestimmt

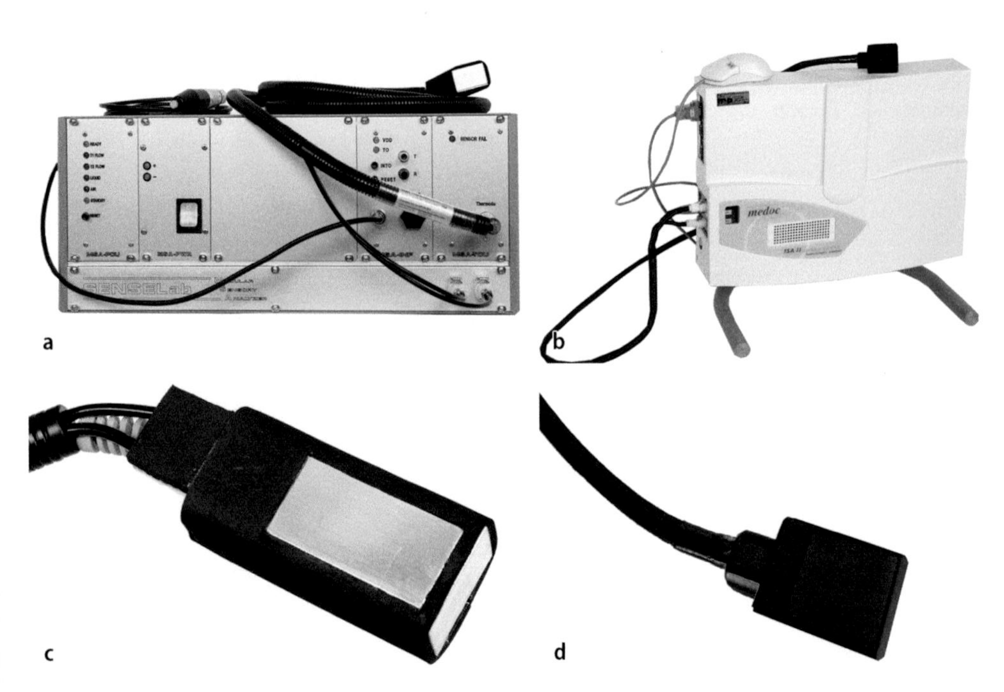

Abb. 1 ▲ Thermische Testung: **a** Modular Sensory Analyzer (MSA). **b** Thermal Sensory Analyzer (TSA-II). Die wasserdurchströmten Thermoden (**c, d**) werden mit der Peltier-Element-Seite auf dem Testareal fixiert, was je nach Ansteuerung zu einer Abkühlung oder Erwärmung der Haut führt. Der Thermotester wird über eine Schnittstelle mit einem Computer verbunden, der das Gerät ansteuert und die gefundenen Schwellenwerte aufzeichnet

Zunächst sollte ein klinisch oder experimentell nicht betroffenes Körperareal spiegelbildlich zum Schmerz- oder Testareal geprüft werden

Bei der Untersuchung sollte zunächst ein klinisch oder experimentell nicht betroffenes Körperareal spiegelbildlich zum Schmerz- oder Testareal geprüft werden. Im Anschluss folgt das Schmerz- bzw. Testareal selbst.

Einsatz psychophysischer Testmethoden

Um die Empfindlichkeit eines Patienten oder einer Testperson gegenüber definierten Testreizen im Rahmen der QST zu bestimmen, können Wahrnehmungs- und Schmerzschwellen quantifiziert werden. Als Testmethoden stehen die „Levels-" sowie „Limits-Methode" zur Verfügung – jeweils mit unterschiedlichen Vor- und Nachteilen.

Levels-Methode

Bei der Levels-Methode wird wiederholt unterhalb und dann oberhalb der Wahrnehmungs- oder Schmerzschwellen gereizt

Die Levels-Methode ist ein sensorisches Testverfahren, bei dem wiederholt unterhalb und dann oberhalb der Wahrnehmungs- oder Schmerzschwellen gereizt wird. Nach dem Aufbringen der Testreize werden die Testpersonen nach der Wahrnehmung bzw. Schmerzhaftigkeit des Reizes befragt, konkret, ob diese entweder als solche wahrgenommen werden oder nicht. Die Schwellenbestimmung orientiert sich an der Reizstärke, bei der 50% der Reize erkannt werden. Nachteil dieser genauen Methode ist die lange Untersuchungsdauer bis zur Bestimmung einer Schwelle, auch können gerade bei der Bestimmung von Schmerzreizen zahlreiche Messwiederholungen knapp unter- bzw. oberhalb der jeweiligen Schwelle zur Entwicklung von **Sensibilisierungsphänomenen** führen.

Limits-Methode

Mit der Limits-Methode werden die Wahrnehmungs- und Schmerzschwelle als erster festgestellter Reiz im Rahmen ansteigender Reizstärken erfasst

Ein weiteres psychophysisches Verfahren ist die Limits-Methode. Bei diesem Verfahren werden die Wahrnehmungs- und Schmerzschwelle als erster festgestellter Reiz im Rahmen ansteigender Reizstärken erfasst. Im Unterschied zur Levels-Methode wird die eigentliche Schwelle überschätzt, da die getestete Schwelle ein **Reaktionszeitartefakt** beinhaltet. Die untersuchte Person muss nach Erreichen der Schwelle noch eine Rückmeldung geben, während die Reizstärke in der Reaktionszeit noch weiter ansteigt. Vorteil dieser Methode ist die kurze Dauer der Schwellenbestimmung.

Tab. 2 Kraftausübung der Stimuli

Stimulus	Kraftausübung	Applikationsart
Von-Frey-Filamente	0,25–512 mN	Punktförmig
Nadelreizstimulatoren	8–512 mN	Punktuell
Wattestäbchen mit Plastikhalter	100 mN	Streichende Bewegung
Weicher Pinsel	200–400 mN	Streichende Bewegung
Wattebausch	3 mN	Streichende Bewegung

Thermische Testung

Die thermische Testung erfasst die Funktionalität dünn myelinisierter Aδ-Fasern und unmyelinisierter C-Fasern. Sie kann mit verschiedenen computergestützten Thermotestern (◘ **Abb. 1a,b**) erfolgen. Die meisten Tests werden wissenschaftlich mit dem Thermal Sensory Analyzer II (TSA 2001-II, Medoc, Israel) und dem MSA Thermal Stimulator (Somedic AB, Schweden) durchgeführt.

Die thermische Testung erfasst die Funktionalität dünn myelinisierter Aδ-Fasern und unmyelinisierter C-Fasern

Eine Thermode mit Peltier-Element und Kühlwasserversorgung (◘ **Abb. 1c,d**) wird auf die Haut aufgelegt. Dann werden mit der Limits-Methode folgende Parameter ermittelt:
- Kaltschwellen
- Warmschwellen
- Thermische Unterschiedsschwellen zur Erfassung paradoxer Hitzeempfindungen
- Kälteschmerz- und Hitzeschmerzschwellen

Die Kontaktfläche der jeweiligen Thermoden beträgt dabei 9,0 cm^2 (TSA II) bzw. 12,5 cm^2 (MSA). Durch Drücken eines Stoppschalters, der mit einer Computereinheit verbunden ist, kann nach kontinuierlicher auf- oder absteigender Temperatur der Thermodenkontaktfläche ausgehend von einer Basistemperatur von 32°C eine Schwellenwertbestimmung vorgenommen werden. Die Temperatur ändert sich mit einer Geschwindigkeit von 1°C/s. Zur Gewährleistung der Sicherheitsrichtlinien schaltet sich das Gerät bei Erreichen einer Temperatur von 0°C oder 50°C automatisch ab und kehrt zur Ausgangstemperatur von 32°C zurück. So werden Hautirritationen vermieden. Die eigentliche Schmerzschwelle ist der arithmetische Mittelwert von 3 aufeinanderfolgenden Einzelwerten.

Mechanische Detektionsschwelle

Zur Erfassung der mechanischen Detektionsschwelle wird im DFNS-QST-Protokoll ein Set aus standardisierten von-Frey-Filamenten (OptiHair$_2$-Set, Marstock Nervtest, Deutschland) empfohlen. Als von-Frey-Filamente (◘ **Abb. 2c**) werden hier Glasfaserfilamente mit unterschiedlichem Durchmesser und variierender Länge sowie mit einer kugelförmigen Kontaktfläche von etwa 0,5 mm Durchmesser (◘ **Abb. 2d**) verwendet [13]. Um eine exakte Testung der Detektionsschwelle zu gewährleisten, werden die Filamente immer auf die gleiche Weise aufgesetzt, bis sich das Filament s-förmig durchbiegt. Das zur Testung eingesetzte Set (◘ **Abb. 2c**) besteht aus Filamenten mit den Stärken 0,25, 0,5, 1, 2, 4, 8, 16, 32, 64, 128, 256 und 512 mN.

Zur Erfassung der mechanischen Detektionsschwelle werden Glasfaserfilamente mit unterschiedlichem Durchmesser und variierender Länge verwendet

Die Kontaktzeit auf der Hautoberfläche soll bei der Testung etwa 2 s betragen. Aufgrund der runden Beschaffenheit der Filamentspitze werden bevorzugt niederschwellige Mechanorezeptoren aktiviert, die die Wahrnehmung einer Berührung über Aβ-Fasern vermitteln. Zur Bestimmung der taktilen Detektionsschwelle wird mithilfe einer modifizierten Levels-Methode der geometrische Mittelwert aus 5 gerade über- und unterschwelligen Reizstärken ermittelt.

Aufgrund der runden Beschaffenheit der Filamentspitze werden bevorzugt niederschwellige Mechanorezeptoren aktiviert

Mechanische Schmerzschwelle

Zur Bestimmung der mechanischen Schmerzschwelle werden Nadelreizstimulatoren (Pinprick, MRC Systems GmbH, Deutschland) eingesetzt. Die verwendeten Modelle bestehen aus stumpfen Nadeln (◘ **Abb. 2b**) mit einer festen Stimulationsintensität von 8, 16, 32, 64, 128, 256 und 512 mN sowie einer stumpfen, kreisförmigen Hautkontaktfläche mit einem Durchmesser von 0,25 mm. Die stets gleichen Nadelspitzen sind in Stahlhülsen untergebracht, in denen sich verschieden große Gewichte befinden, die für die jeweils applizierte Gewichtskraft verantwortlich sind. Die einzelnen Nadelreizgeräte (Pinpricks) sollen in 5 Serien auf- und absteigender Stimulusintensität mit einer Hautkontakt-

Zur Bestimmung der mechanischen Schmerzschwelle werden Nadelreizstimulatoren eingesetzt

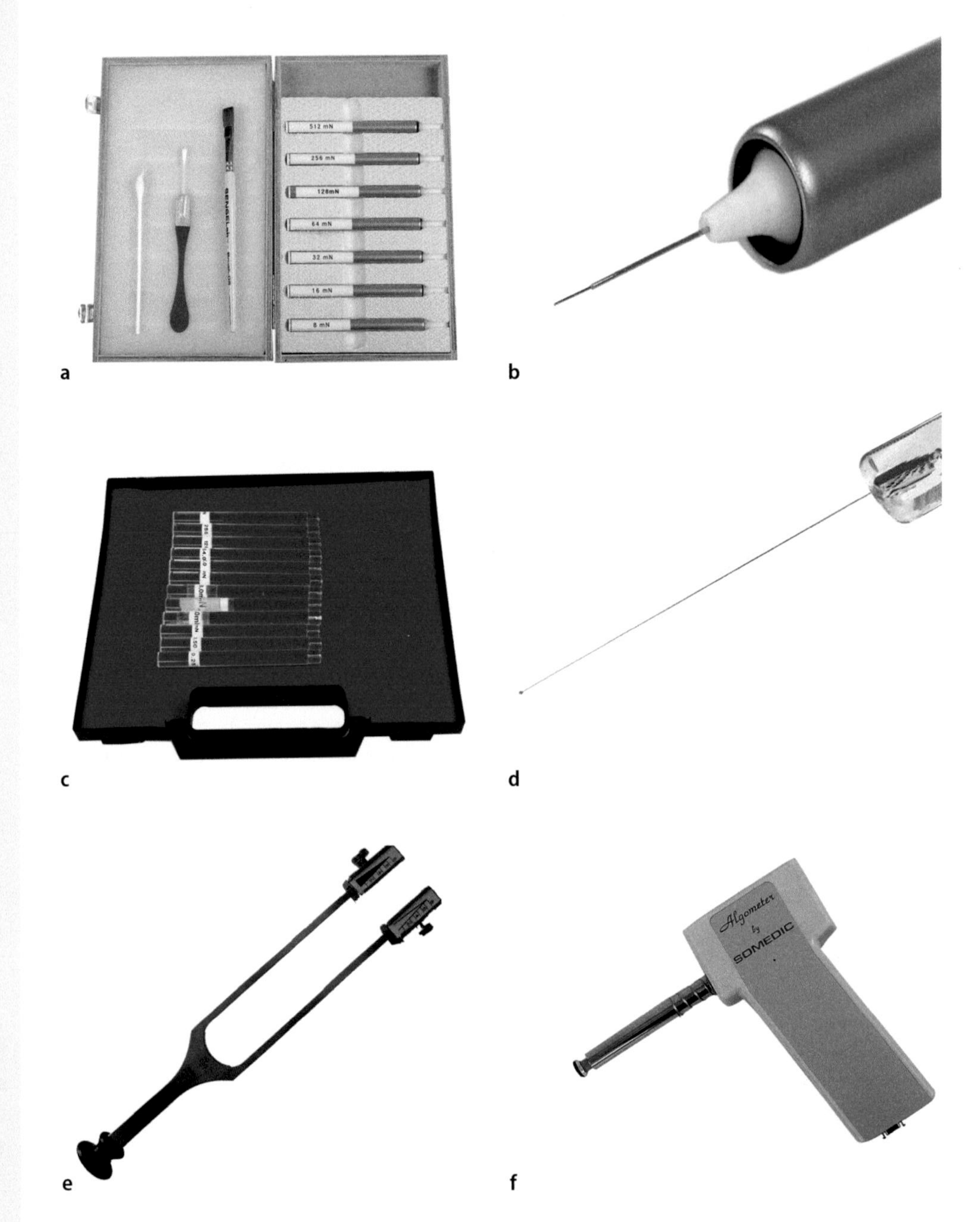

Abb. 2 ▲ Mechanische Testung: Set zur Überprüfung der mechanischen Schmerzsensitivität. **a** Nadelreizstimulatoren (Pinpricks) verschiedener Intensität sowie Wattestäbchen, Wattebausch und Pinsel. **b** Nadelreizstimulator. **c** Von-Frey-Filamente zur Überprüfung der mechanischen Detektionsschwelle. **d** Filamente: Glasfaserkabel mit abgerundeter Spitze. **e** Neurologische 64-Hz-Stimmgabel mit 8/8-Skala (Rydel-Seiffer) zur Überprüfung der Vibrationsschwelle. **f** Digitales Druckalgometer zur Bestimmung der Druckschmerzschwelle

zeit von etwa 1–2 s in einem senkrechten Winkel zur Haut aufgebracht werden. Auch bei diesem Test wird die eigentliche mechanische Schmerzschwelle nach der Levels-Methode als geometrischer Mittelwert 5 gerade oberschwelliger und 5 gerade unterschwelliger Reizstärken berechnet.

Reiz-Antwort-Funktionen

Zur Ermittlung der mechanischen Schmerzsensitivität der Haut und zur Detektion einer eventuell vorliegenden dynamischen mechanischen Allodynie bei leichten Berührungsreizen wird ein Set bestehend aus den zuvor beschriebenen Nadelreizstimulatoren, einem Wattestäbchen, einem weichen Pinsel und einem Wattebausch (◘ **Abb. 2a**) verwendet. Das Verfahren lässt eine Aussage über das

Reiz-Antwort-Verhalten nach Nadelreizen und primär nichtschmerzhaften, leichten Berührungsreizen zu. Die Reize werden in balancierter Reihenfolge gesetzt (◘ **Tab. 2**).

Die Versuchspersonen werden aufgefordert, die Wahrnehmung des Reizes auf einer numerischen Schätzskala von 0 bis 100 zu bewerten (0= kein Schmerz; 100= stärkster vorstellbarer Schmerz). Im gleichen Testablauf wird zusätzlich das Ausmaß einer eventuellen dynamischen mechanischen Allodynie ermittelt. Mit den Geräten, die der Allodynieerfassung dienen (◘ **Abb. 2a**), werden geringe Kräfte auf die Haut ausgeübt: Wattebausch (3 mN), Wattestäbchen (100 mN) und standardisierter Pinsel (Somedic, Schweden; 200–400 mN). Diese 3 taktilen Stimuli werden vom Untersucher für etwa 2 s mindestens 2 cm weit über die Haut der Testperson gestrichen (◘ **Tab. 2**). Auch hier bewerten die Testpersonen den Reiz auf einer numerischen Skala von 0 bis 100.

Die leichten Berührungsreize werden in einer balancierten Testreihenfolge eingestreut und zwischen den oben beschriebenen Nadelreizen appliziert. Die Reize sollten im Testareal in 5 pseudorandomisierten Sequenzen aufgebracht werden, die jeweils aus den 3 leichten Berührungsreizen und 7 Nadelreizen bestehen. Insgesamt umfasst der Testablauf 50 Reize (15 leichte Berührungs- und 35 Nadelreize). Alle Reize sollten mit einem Interstimulusintervall von 10 s gesetzt werden, sodass die kritische Frequenz für ein mögliches Wind-up-Phänomen nicht erreicht werden kann.

Die mechanische Schmerzsensitivität wird als geometrischer Mittelwert aller numerischen Einzelwerte für Nadelreize errechnet. Die dynamische mechanische Allodynie wird als geometrischer Mittelwert aller numerischen Einzelwerte für die leichten Berührungsreize bestimmt.

Wind-up-Phänomen

Zur Bestimmung des Wind-up-Phänomens werden Nadelreizstimulatoren mit einer Intensität von 256 mN verwendet. Über der empfindlichen Haut des Gesichts sollte nur ein 128-mN-Pinprick eingesetzt werden. Bei der Wind-up-Bestimmung wird im Testgebiet die Empfindlichkeit der Haut auf einen Einzelreiz mit der auf eine Reizserie (10 Nadelreize) verglichen. Die Stimulation erfolgt mit einer Reizfrequenz von 1 Hz. Um diese Frequenz möglichst genau einzuhalten, empfiehlt sich der Einsatz eines Metronoms. Die Testperson bewertet auf einer numerischen Schmerzskala die applizierten Reize, also den Einzelreiz und die gesamte Reizserie. Das Aufbringen des Einzelreizes gefolgt von der Reizserie wird 5-mal wiederholt.

Über der empfindlichen Haut des Gesichts sollte nur ein 128-mN-Pinprick eingesetzt werden

Der Wind-up-Quotient berechnet sich aus dem Verhältnis der empfundenen Schmerzstärke über die Reizserien geteilt durch die Schmerzstärke nach den Einzelreizen [14]. Im Rückenmark ist das „wind-up" ein Phänomen zeitlicher Summation, das spezifisch bei Wide-dynamic-range-Neuronen auftritt, wenn deren C-Faser-Eingänge >1-mal in 3 s gereizt werden.

Der Wind-up-Quotient ist das Verhältnis der empfundenen Schmerzstärke über die Reizserien geteilt durch die Schmerzstärke nach Einzelreizen

Vibrationsschwelle

Zur Ermittlung der Vibrationsschwelle wird eine Rydel-Seiffer-Stimmgabel (◘ **Abb. 2e**) mit einer Vibrationsfrequenz von 64 Hz und einer 8/8-Skala empfohlen. Die Gewichte an den Backen der Stimmgabel reduzieren die Vibrationsfrequenz von 128 Hz (Stimmgabel ohne Backen) auf 64 Hz und erlauben ein Ablesen der 8/8-Skala während der Untersuchung. Zur Überprüfung der Schwellenwerte wird die angeschlagene und schwingende Stimmgabel auf das Testareal aufgesetzt, möglichst über einem knöchernen Aufsatzpunkt wie etwa dem Fußknöchel. Die Versuchsperson gibt an, wann sie die Schwingungen der Stimmgabel nicht mehr spürt. Für diesen Zeitpunkt wird die Reizintensität auf der Skala der Stimmgabel erfasst. Nach 3-maliger Bestimmung der Vibrationsschwelle kann der arithmetische Mittelwert der Schwellenwerte errechnet werden.

Die Vibrationsschwelle ist der einzige Test im gesamten QST-Verfahren, bei dem eine „Verschwindeschwelle" bestimmt wird. Bei allen anderen Parametern geht es um die Wahrnehmung eines schmerzhaften oder nichtschmerzhaften Reizes.

Die Vibrationsschwelle ist der einzige Test im gesamten QST-Verfahren zur Bestimmung einer „Verschwindeschwelle"

Druckschmerzschwelle

Die Bestimmung der Druckschmerzschwelle erfolgt mithilfe eines Druckalgometers (beispielsweise Somedic, Schweden; [15]). Das Druckalgometer (◘ **Abb. 2f**) besitzt eine stumpfe gummierte Kontaktfläche von etwa 1 cm^2, mit der ein Druck von 0 bis 2000 kPa aufgebracht werden kann. Die Messgenauigkeit beträgt je nach Gerätetyp etwa ±3%. Der Druck wird stufenweise mit 0,5 $kg/cm^2 \cdot s$

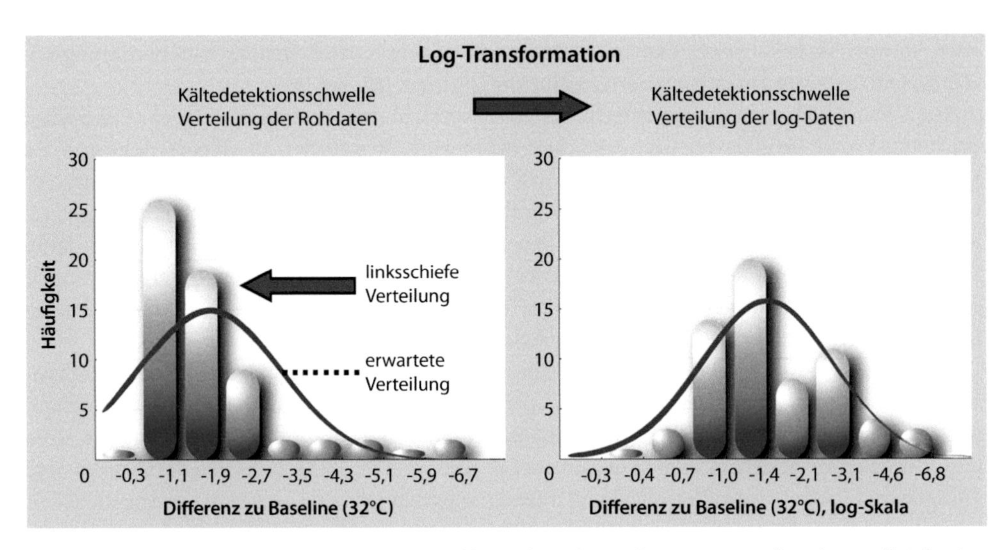

Abb. 3 ▲ Kältedetektionsschwellen als Rohdaten und logarithmisch transformierte Daten, hier dargestellt in log-Intervallen (x-Achse). Im *linken* Teilbild zeigt sich eine linksschiefe Verteilung (nicht parametrisch). Nach log-Transformation zeigt sich *rechts* eine sekundäre Normalverteilung. (Adaptiert nach [17])

An der Druckschmerzschwelle geht die Wahrnehmung der Druckqualität erstmals in einen schmerzhaften Sinneseindruck über

(50 kPa/s) aufgebaut [1]. Dokumentiert wird die Druckschmerzschwelle als Wert in Kilopascal, bei dem die Wahrnehmung der Druckqualität erstmals in einen schmerzhaften Sinneseindruck übergeht. Die Druckschmerzschwelle wird als arithmetischer Mittelwert nach 3 Wiederholungsmessungen berechnet.

Datenanalyse

Die meisten QST-Parameter müssen durch logarithmische Transformation in eine Normalverteilung überführt werden

Für die meisten QST-Parameter zeigen sich linksschiefe Verteilungen. Da QST-Parameter meist logarithmisch normalverteilt sind [2], können sie erst durch logarithmische Transformation in eine Normalverteilung überführt werden. Bei den Schmerzschätzungen, z. B. im Rahmen der Reiz-Antwort-Funktion, für Nadelreize und leichte Berührungsreize tritt häufiger auch der Wert „0" auf, der sich nicht logarithmisch transformieren lässt. Daher sollte zu allen Schmerzschätzungen vor der log-Transformation noch eine kleine Konstante addiert werden (+0,1). Dieses statistische Manöver wird auch als **Bartlett-Prozedur** bezeichnet. Es dient dem Ziel, keine Nullwerte für die Auswertung logarithmierter Werte zu verlieren [16].

Mit Ausnahme der Anzahl paradoxer Hitzeempfindungen, der Kälte- und Hitzeschmerzschwellen sowie der Vibrationsdetektionsschwelle sollten alle QST-Parameter logarithmisch transformiert und dann beispielsweise mit den Post-hoc-Tests ANOVA und LSD analysiert werden (◻ **Abb. 3**).

Paradoxe Hitzeempfindungen und die dynamische mechanische Allodynie sind in der Regel als pathologisch zu werten

Die im Einzelfall erhobenen Befunde können mit multizentrisch gewonnenen Normwerten verglichen werden, die nach Alter, Geschlecht und Reizort stratifiziert sind. Werte außerhalb des 95%-Konfidenzintervalls gesunder Probanden gelten als pathologisch. Da paradoxe Hitzeempfindungen und die dynamische mechanische Allodynie in den meisten Altersgruppen bei Gesunden nicht vorkommen, ist ihr Auftreten in der Regel als pathologisch zu werten.

Regional- und gewebespezifische Schwellenwerte

Fast alle Parameter weisen regionale Unterschiede in verschiedenen Körperbereichen auf

Vergleicht man Studien, so fällt auf, dass sich die meisten QST-Parameter je nach untersuchter Körperregion deutlich unterscheiden. Regionale Unterschiede in verschiedenen Körperbereichen treten fast bei allen Parametern auf. Beispielsweise ergeben sich für die Druckschmerzschwelle (◻ **Abb. 4**) generell über dem Gesicht die niedrigsten Werte. Danach folgen Hand und Fuß.

In der Literatur finden sich für das hier vorgestellte QST-Protokoll Referenzwerte für Gesicht, Hand, Fuß sowie den Rumpf. Von Bedeutung sind sie v. a. in der Beurteilung sensorischer Veränderungen, z. B. bei einer postherpetischen Neuralgie [18].

Die Gewebespezifität beeinflusst die einzelnen QST-Parameter

Auch die Gewebespezifität spielt für die Erfassung der einzelnen QST-Parameter eine Rolle. So gibt es etwa für die Druckschmerzschwelle deutliche gewebespezifische Unterschiede. Möglicherweise ist dafür die variierende Innervationsdichte der Gewebe ausschlaggebend. Weiche Gewebe wie

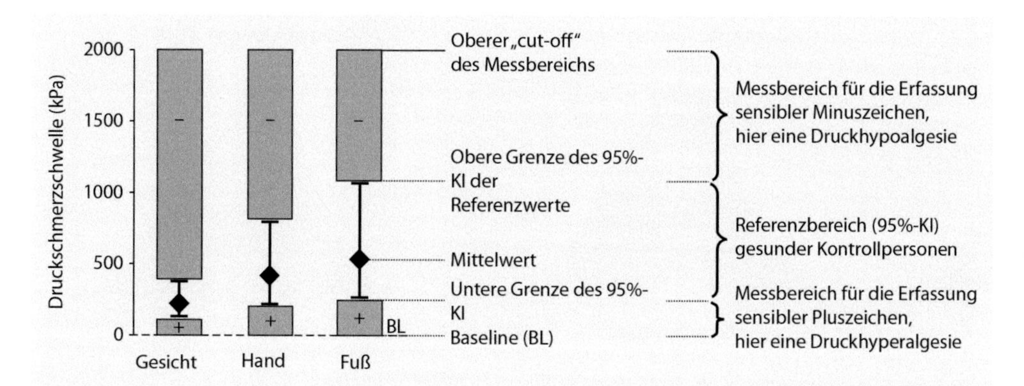

Abb. 4 ▲ Die mittleren Druckschmerzschwellen unterscheiden sich über Gesicht, Hand und Fuß. Abgebildet sind hier die Mittelwerte ±1,96 Standardabweichungen entsprechend den oberen und unteren Grenzen eines 95%-KI (Referenzbereich) gesunder Kontrollpersonen. Mittelwerte und Referenzbereiche nehmen mit der Länge der Nervenbahnen zum Gehirn hin zu. Da die Datenanalyse hier mit logarithmisch transformierten Werten erfolgte, resultieren nach Retransformation asymmetrische Verteilungen der Referenzbereiche. *KI* Konfidenzintervall. (Adaptiert nach [1], mit freundl. Genehmigung des Elsevier-Verlags)

die Muskulatur weisen im Vergleich zu harten, z. B. Knochen, eine eher niedrige Schmerzschwelle auf [19].

Schmerzsensitivität von Frauen und Männern

QST-Referenzwerte gesunder Probanden dienen als Grundlage für die Beurteilung pathologischer Veränderungen. Von großer Bedeutung für die Erstellung ist die Geschlechtsspezifität, wie sie auch in anderen Bereichen der Medizin fest etabliert ist, z. B. bei der Bestimmung des Hämoglobingehalts im Blut. In einer deutschlandweiten Multicenterstudie im Rahmen des DFNS wurden mehr als 180 gesunde Männer und Frauen untersucht. Dabei wurden in einer jüngeren und älteren Altersgruppe 13 verschiedene QST-Parameter über Gesicht, Hand und Fuß beidseits erfasst. Wie ◘ **Abb. 5** zeigt, unterscheiden sich Männer und Frauen bezüglich ihrer Schmerzempfindlichkeit. Frauen sind bezogen auf die Schmerzschwelle signifikant empfindlicher – ein Befund, dessen genaue Ursachen noch nicht aufgeklärt wurden.

Frauen sind bezogen auf die Schmerzschwelle signifikant empfindlicher

QST-Parameter im Seitenvergleich

Zwischen der rechten und linken Körperseite finden sich für keinen QST-Parameter signifikante Unterschiede (◘ **Abb. 6**). Der intraindividuelle Vergleich der rechten und linken Körperseite zeigt für alle hier vorgestellten QST-Parameter hohe Korrelationskoeffizienten ($r=0{,}78$–$0{,}97$, alle p-Werte $<0{,}001$). Die r^2-Werte liegen zwischen 0,61 und 0,94 und zeigen, dass systematische intraindividuelle Differenzen bezogen auf den Vergleich beider Körperseiten zwischen 61 und 94% der Gesamtvarianz dieser QST-Parameter ausmachen. QST-Werte zeigen also beim Vergleich der rechten und linken Körperseite eines Menschen eine hohe Stabilität.

QST-Werte zeigen also beim Vergleich der rechten und linken Körperseite eines Menschen eine hohe Stabilität

Effekte des Alters auf die Somatosensorik

Bei Gesunden sind nahezu alle untersuchten QST-Parameter altersabhängig. So zeigen Studien, dass es mit zunehmendem Alter zu einer Erhöhung der Wahrnehmungs- und Schmerzschwelle kommt. Die größten altersabhängigen Effekte konnten für die Kälteschmerzschwelle gefolgt von der Vibrationsschwelle und Hitzeschmerzschwelle nachgewiesen werden.

Am stärksten wirkt sich das Alter auf die Kälteschmerzschwelle aus

Stärken und Schwächen der Methode

Eine Interpretation von QST-Befunden im Sinne neurobiologischer Mechanismen ist bisher nicht allgemein akzeptiert

Das Konzept einer mechanismenbasierten Schmerzdiagnostik mittels QST geht von der Hypothese aus, dass die Erniedrigung oder Erhöhung von Wahrnehmungs- und Schmerzschwellen indirekt auf zugrunde liegende neurobiologische Mechanismen hinweist (◘ **Tab. 1**). Allerdings ist eine derartige

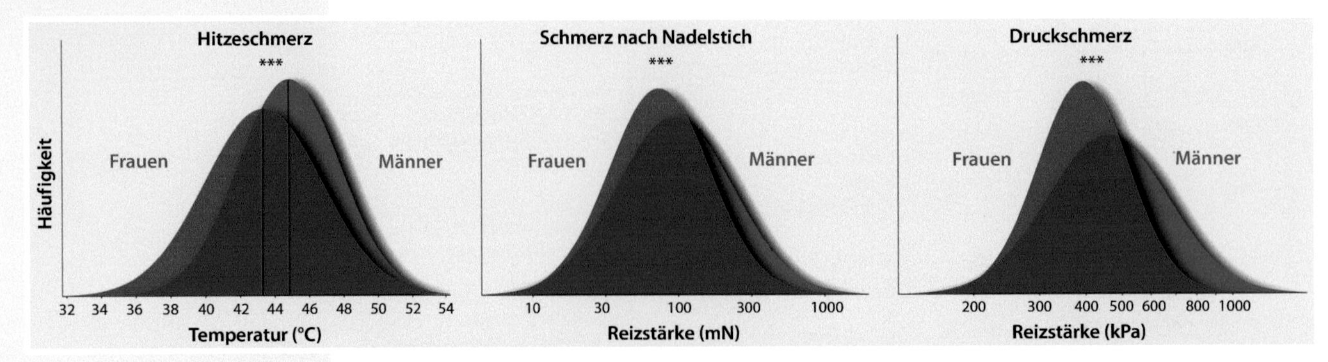

Abb. 5 ▲ Exemplarisch sind hier die angepassten Verteilungen für die Schmerzempfindlichkeit von Frauen (*rote Verteilungskurven*) und Männern (*blaue Verteilungskurven*) für 3 ausgewählte Schmerzreize gezeigt. Frauen sind für alle Schmerzreize signifikant empfindlicher [Hitzeschmerzschwelle, mechanische Schmerzschwelle für Nadelreize (Pinprick) sowie Druckschmerzschwelle hoch signifikant; ANOVA; $p<0{,}001$]. (Adaptiert nach [17])

Interpretation von QST-Befunden bisher nicht allgemein akzeptiert, da unklar ist, ob nicht dasselbe klinische Zeichen, z. B. eine Hitzehyperalgesie, durch verschiedene Mechanismen ausgelöst wird oder ein einzelner Mechanismus mehrere klinische Zeichen hervorrufen kann [8]. Tierexperimentelle Forschung und Ergebnisse aus humanen Surrogatmodellen (z. B. durch intrakutane Injektionen geringer Mengen Capsaicin) belegen am besten den Zusammenhang zwischen einer Hyperalgesie für spitze mechanische Reize (Pinprick-Hyperalgesie) und einer zentralen nozizeptiven Sensibilisierung [20]. Das Phänomen einer dynamischen mechanischen Allodynie (Schmerz nach leichter Berührung) kann ebenfalls auf eine zentrale Sensibilisierung hinweisen, während Hitze- und Druckhyperalgesien eher im Rahmen einer peripheren Sensibilisierung von Nozizeptoren zu beobachten sind [1, 9].

Das Phänomen einer dynamischen mechanischen Allodynie kann auf eine zentrale Sensibilisierung hinweisen

Einsatzbereiche der QST

Die Erfassung des vollständigen somatosensorischen Phänotyps ist in einem klinisch vertretbaren Zeitrahmen von etwa einer halben Stunde je Testareal [1, 21] möglich. Dabei werden Schmerz- und Temperaturreize über den spinothalamischen Trakt weitergeleitet, während Berührungs- und Vibrationsreize über die Hinterstränge des Rückenmarks ins Gehirn projiziert werden. Entsprechend erlaubt die QST in gewissem Umfang auch topodiagnostische Aussagen, zu denen man aber im Rahmen einer klinischen Untersuchung auf einfachere Weise gelangt. Nach aktuellem Stand eignet sich die QST v. a. für die Durchführung klinischer Studien. An Zentren im DFNS (http://www.neuro.med.tu-muenchen.de/dfns/uns/verein.html) sowie auch international wird die QST aber auch umfangreich in der klinischen Praxis eingesetzt. Krankheitsbilder, bei denen die QST als diagnostisches Instrument sinnvoll sein kann, sind u. a.

Nach aktuellem Stand eignet sich die QST v. a. für die Durchführung klinischer Studien

- neuropathische Schmerzen bei Polyneuropathie (z. B. diabetische Polyneuropathie oder chemotherapieinduzierte Neuropathie),
- eine postherpetische Neuralgie,
- Schmerzen nach peripherer Nervenläsion,
- das komplexe regionale Schmerzsyndrom (CRPS),
- Schmerzen bei Tumorerkrankung,
- Rückenschmerzen und
- Fibromyalgie.

Eine klinische QST-Domäne ist die nichtinvasive Diagnostik einer Small-fiber-Neuropathie. In spezialisierten Abteilungen kann ergänzend auch eine Hautbiopsie durchgeführt werden, um die diagnostische Sicherheit weiter zu erhöhen [22]. Auch in der Frühdiagnostik kann die QST eine wichtige Rolle spielen, beispielsweise zur Abklärung der diabetischen Neuropathie im Kindes- und Jugendalter [23]. Zur vereinfachten Auswertung der Untersuchungen mit Darstellung der QST-Werte als „normal" oder „pathologisch" steht mit EQUISTA ein datenbankbasiertes Tool zur Verfügung. Eine Zertifizierung als QST-Zentrum kann aus Gründen der Qualitätssicherung empfohlen werden, wenn das Verfahren regelmäßig klinisch oder zu Forschungszwecken eingesetzt wird [24, 25].

Eine klinische QST-Domäne ist die nichtinvasive Diagnostik einer Small-fiber-Neuropathie

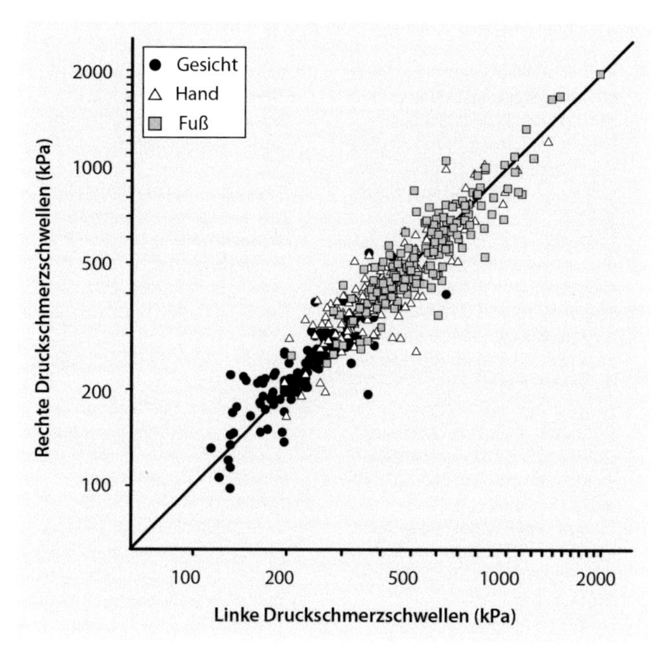

Abb. 6 ◀ Seitenvergleich (*rechts vs. links*) für das Beispiel der Druckschmerzschwellen über Gesicht, Hand und Fuß. Die Druckschmerzschwellen über der rechten und linken Körperseite zeigen eine große Ähnlichkeit, während sich die Werte über Gesicht, Hand und Fuß deutlich unterscheiden. (Aus [17])

Die QST hat nicht nur klinische und experimentelle Relevanz, sondern kann auch als Methode für Gutachten genutzt werden. Hier ist allerdings zu beachten, dass es sich um ein „subjektives Verfahren" handelt und somit die Mitarbeit des Patienten eine entscheidende Rolle spielt. Die QST-Ergebnisse können plausibel andere objektive Verfahren wie eine Neurographie, somatosensibel evozierte Potenziale (SEP), laserevozierte Potenziale (LEP) oder Hautbiopsien ergänzen, sollten aber nicht die alleinige Basis für gutachterliche Empfehlungen sein.

Die QST kann auch als Methode für Gutachten genutzt werden

Fazit für die Praxis

- **Die QST ist eine formalisierte und standardisierte klinische Sensibilitätsprüfung mit kalibrierten Reizen [24].**
- **Die Testung erlaubt die Erfassung sensibler Plus- und Minuszeichen, z. B. einer Hypästhesie oder Hyperalgesie. Im Gegensatz dazu bleibt die konventionelle Elektrophysiologie, beispielsweise eine Neurographie im somatosensorischen System, im Wesentlichen auf die Erfassung eines Funktionsdefizits beschränkt.**
- **Das getestete Körperareal, nicht aber die gemessene Körperseite, hat signifikanten Einfluss auf die gemessenen Schwellenwerte.**

Korrespondenzadresse

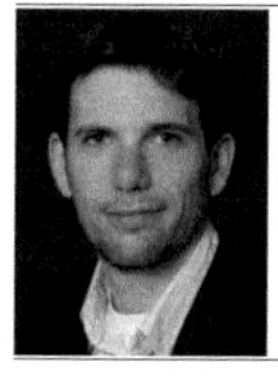

M. Mücke
Klinik für Palliativmedizin, Universitätsklinikum Bonn
Sigmund-Freud-Str. 25, 53127 Bonn
martin.muecke@ukb.uni-bonn.de

Danksagung. Unser Dank gilt den Probanden und Patienten, die sich für die Erfassung der hier vorgestellten Daten zur Verfügung gestellt haben.

Einhaltung ethischer Richtlinien

Interessenkonflikt. M. Mücke, H. Cuhls, L. Radbruch, R. Baron, C. Maier, T. Tölle, R.-D. Treede und R. Rolke geben an, dass kein Interessenkonflikt besteht.

Dieser Beitrag enthält keine Studien an Menschen oder Tieren.

Literatur

1. Rolke R, Baron R, Maier C et al (2006) Quantitative sensory testing in the German Research Network on Neuropathic Pain (DFNS): standardized protocol and reference values. Pain 123(3):231–243
2. Mücke M, Cuhls H, Radbruch L et al (2014) Evidence of heterosynaptic LTD in the human nociceptive system: superficial skin neuromodulation using a matrix electrode reduces deep pain sensitivity. PLoS One 9(9):e107718
3. Weber EH (2012) Der Tastsinn und das Gemeingefühl. Tredition Classics
4. Von Frey M (1923) Über die Beziehungen zwischen Kitzel-, Berührungs- und Druckempfindung. Skand Arch Physiol 43(1):93–100
5. Dyck PJ, Zimmerman IR, O'Brien PC et al (1978) Introduction of automated systems to evaluate touch-pressure, vibration, and thermal cutaneous sensation in man. Ann Neurol 4(6):502–510
6. Zaslansky R, Yarnitsky D (1998) Clinical applications of quantitative sensory testing (QST). J Neurol Sci 153(2):215–238
7. Baron R, Förster M, Binder A (2012) Subgrouping of patients with neuropathic pain according to pain-related sensory abnormalities: a first step to a stratified treatment approach. Lancet Neurol 11(11):999–1005
8. Hansson P, Backonja M, Bouhassira D (2007) Usefulness and limitations of quantitative sensory testing: clinical and research application in neuropathic pain states. Pain 129(3):256–259
9. Woolf CJ, Mannion RJ (1999) Neuropathic pain: aetiology, symptoms, mechanisms, and management. Lancet 353(9168):1959–1964
10. Rolke R (2009) Diagnostischer „Work-up" neuropathischer Schmerzen in der klinischen Praxis: Quantitative sensorische Testung als komplementäres Verfahren zur konventionellen Elektrophysiologie. Klin Neurophysiol 40(03):177–182
11. Loeser JD, Treede R-D (2008) The Kyoto protocol of IASP basic pain terminology. Pain 137(3):473–477
12. Magerl W, Treede R-D (2004) Secondary tactile hypoesthesia: a novel type of pain-induced somatosensory plasticity in human subjects. Neurosci Lett 361(1–3):136–139
13. Fruhstorfer H, Gross W, Selbmann O (2001) von Frey hairs: new materials for a new design. Eur J Pain 5(3):341–342
14. Van den Berg F (2008) Angewandte Physiologie 4, Schmerzen verstehen und beeinflussen: 43 Tabellen. Thieme, Stuttgart
15. Rolke R, Campbell KA, Magerl W, Treede R-D (2005) Deep pain thresholds in the distal limbs of healthy human subjects. Eur J Pain 9(1):39–48
16. Olson CL (1976) On choosing a test statistic in multivariate analysis of variance. Psychol Bull 83(4):579–586
17. Rolke R (2010) Quantitative sensorische Testung: Mechanismen-basierte Diagnostik chronischer Schmerzsyndrome. Habilitationsschrift, Eigenverlag, Mainz
18. Pfau DB, Krumova EK, Treede R-D et al (2014) Quantitative sensory testing in the German Research Network on Neuropathic Pain (DFNS): reference data for the trunk and application in patients with chronic postherpetic neuralgia. Pain 155(5):1002–1015
19. Rolke R, Campbell KA, Magerl W, Treede R-D (2005) Deep pain thresholds in the distal limbs of healthy human subjects. Eur J Pain 9(1):39–48
20. Treede R-D, Magerl W (2000) Multiple mechanisms of secondary hyperalgesia. In: Sandkuhler J, Bromm B, Gebhart GF (Hrsg) Progress in brain research [Internet]. Elsevier, S 331–341. http://www.sciencedirect.com/science/article/pii/S0079612300290250. Zugegriffen: 20. März 2014
21. Rolke R, Magerl W, Campbell KA et al (2006) Quantitative sensory testing: a comprehensive protocol for clinical trials. Eur J Pain 10(1):77–88
22. Scherens A, Maier C, Haussleiter IS et al (2009) Painful or painless lower limb dysesthesias are highly predictive of peripheral neuropathy: comparison of different diagnostic modalities. Eur J Pain 13(7):711–718
23. Blankenburg M, Kraemer N, Hirschfeld G et al (2012) Childhood diabetic neuropathy: functional impairment and non-invasive screening assessment. Diabet Med 29(11):1425–1432
24. Backonja MM, Attal N, Baron R et al (2013) Value of quantitative sensory testing in neurological and pain disorders: NeuPSIG consensus. Pain 154(9):1807–1819
25. Geber C, Scherens A, Pfau D et al (2009) Procedure for certification of QST laboratories. Schmerz 23(1):65–69

Printed in the United States
by Baker & Taylor Publisher Services